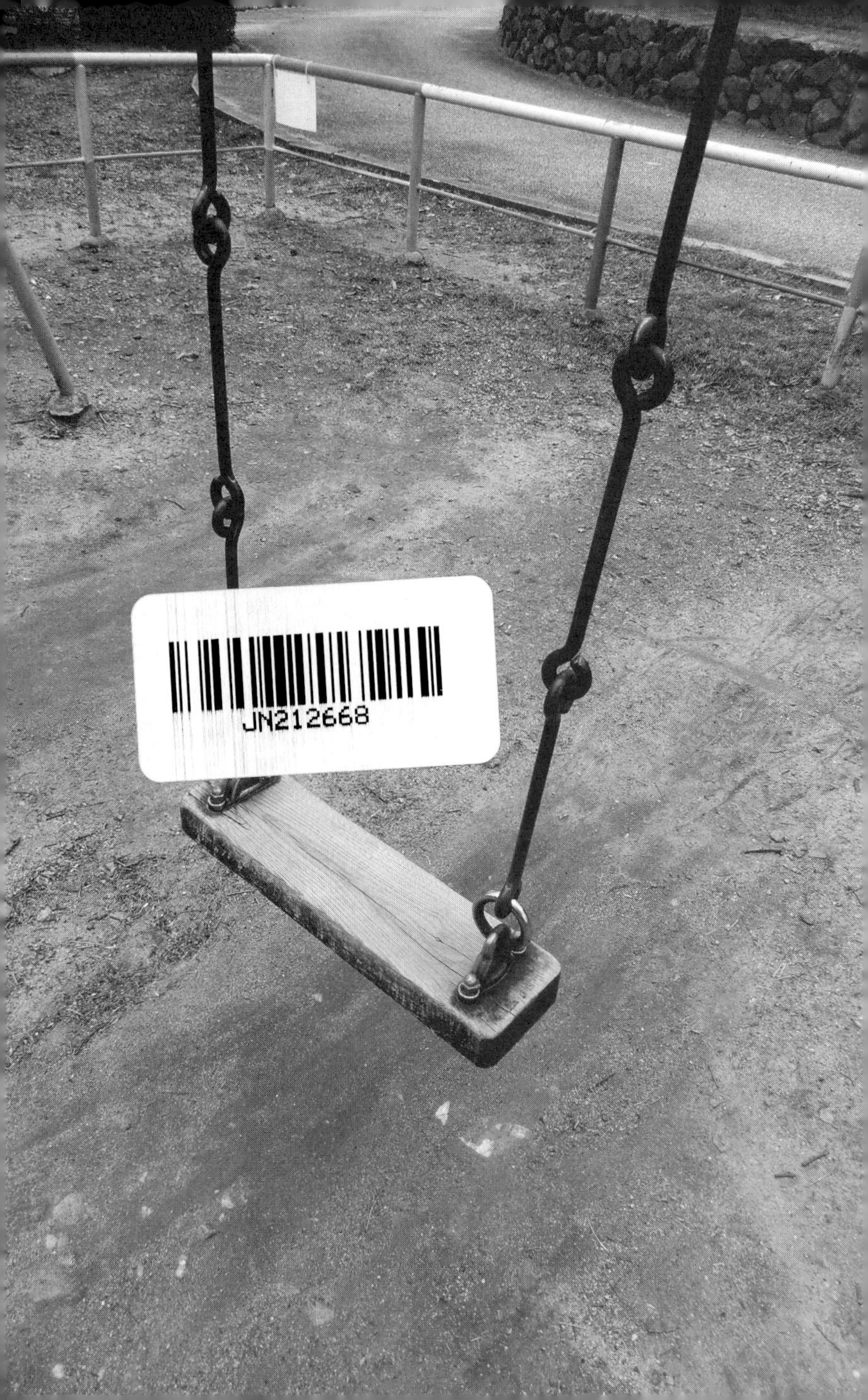

A History of Neonatal Screening in Japan:

Focus on Genetic Disorders

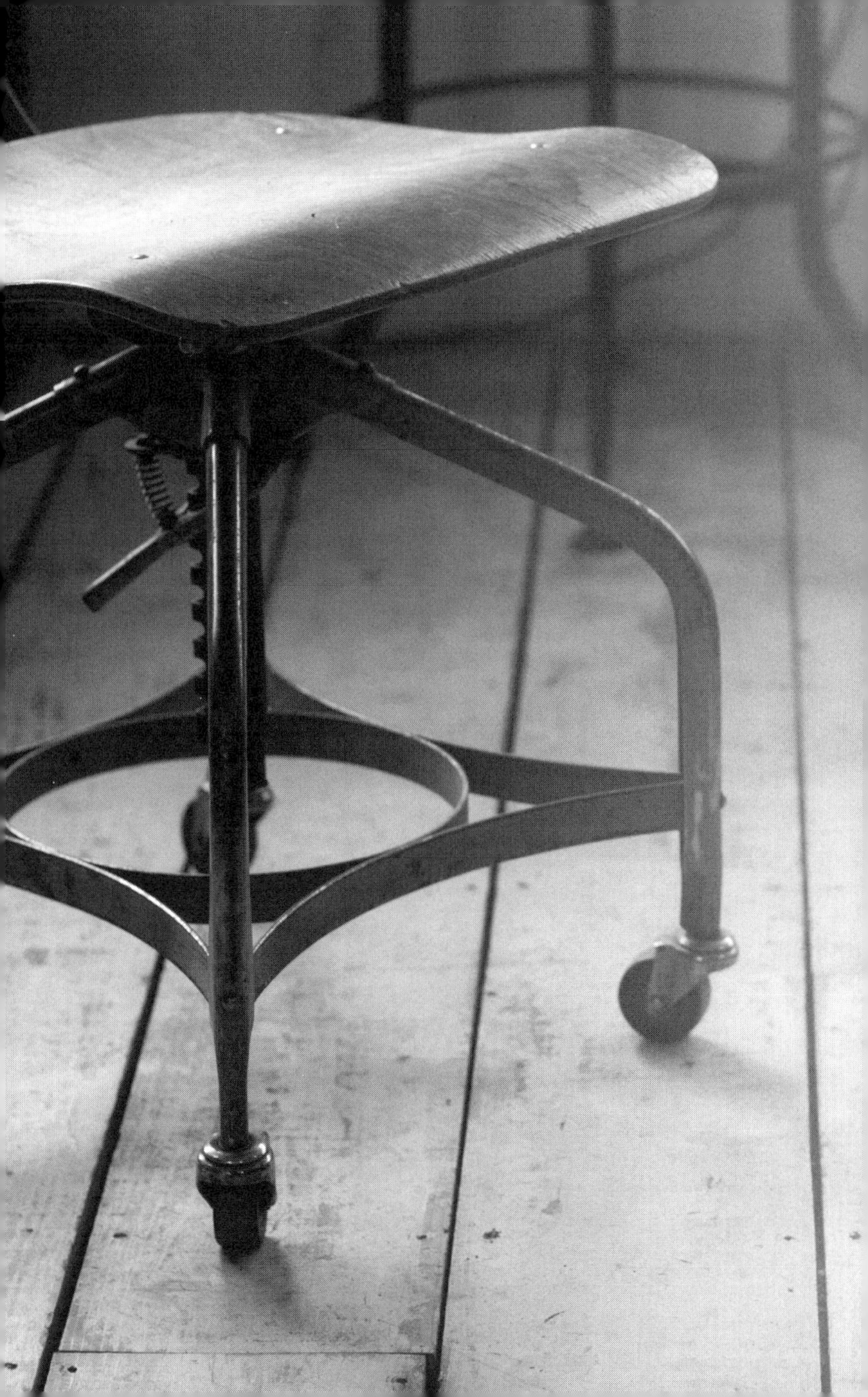

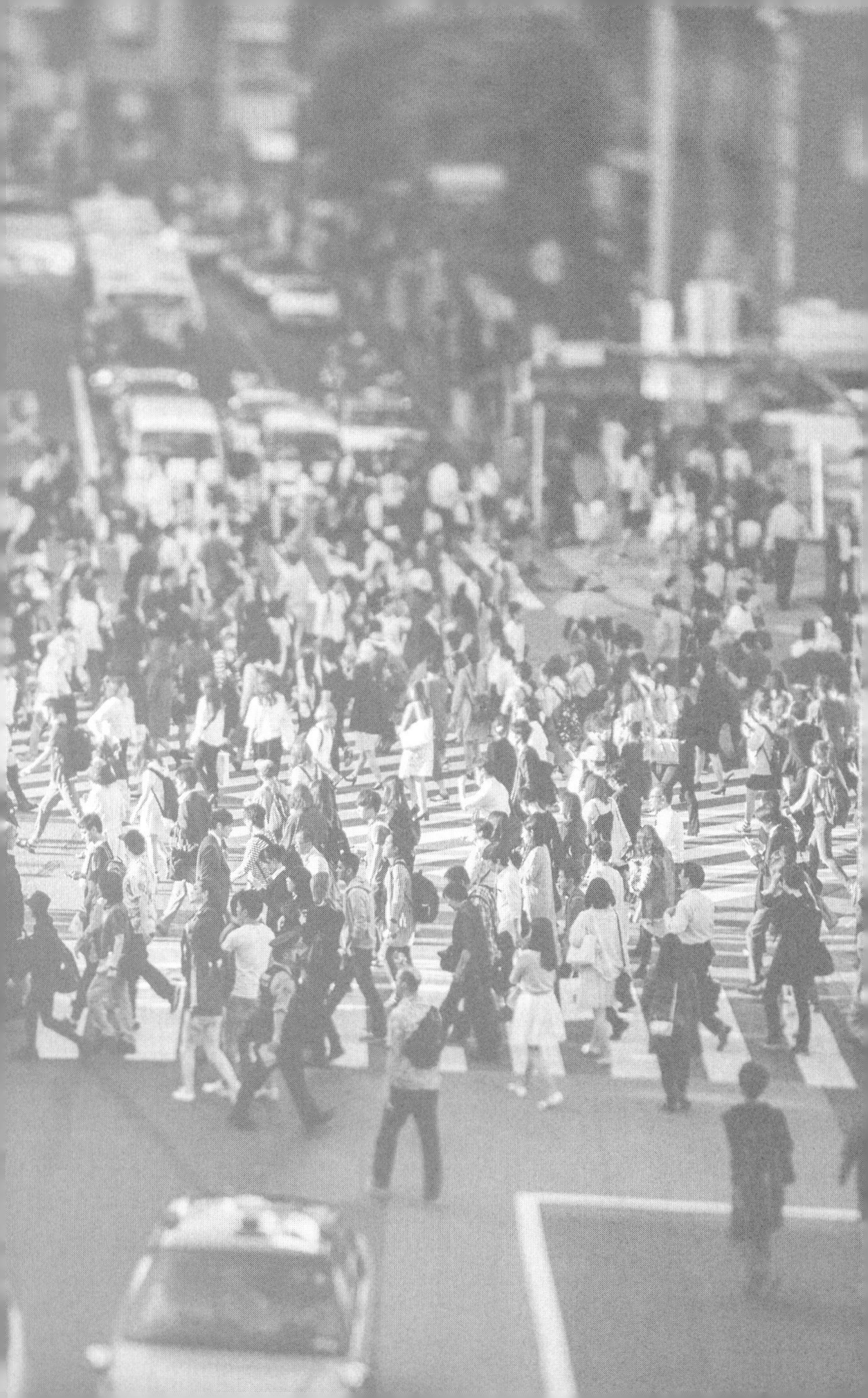

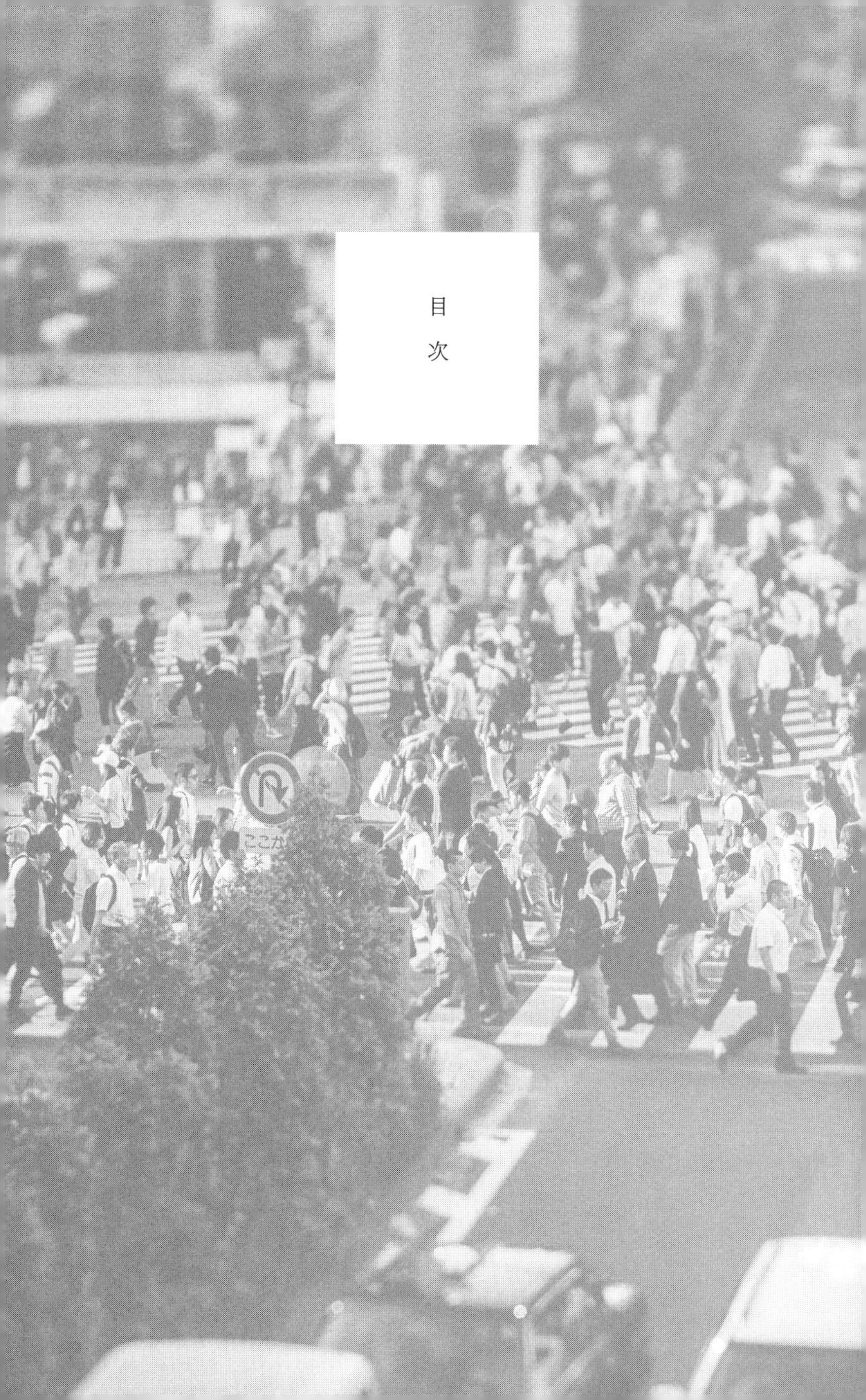

目次

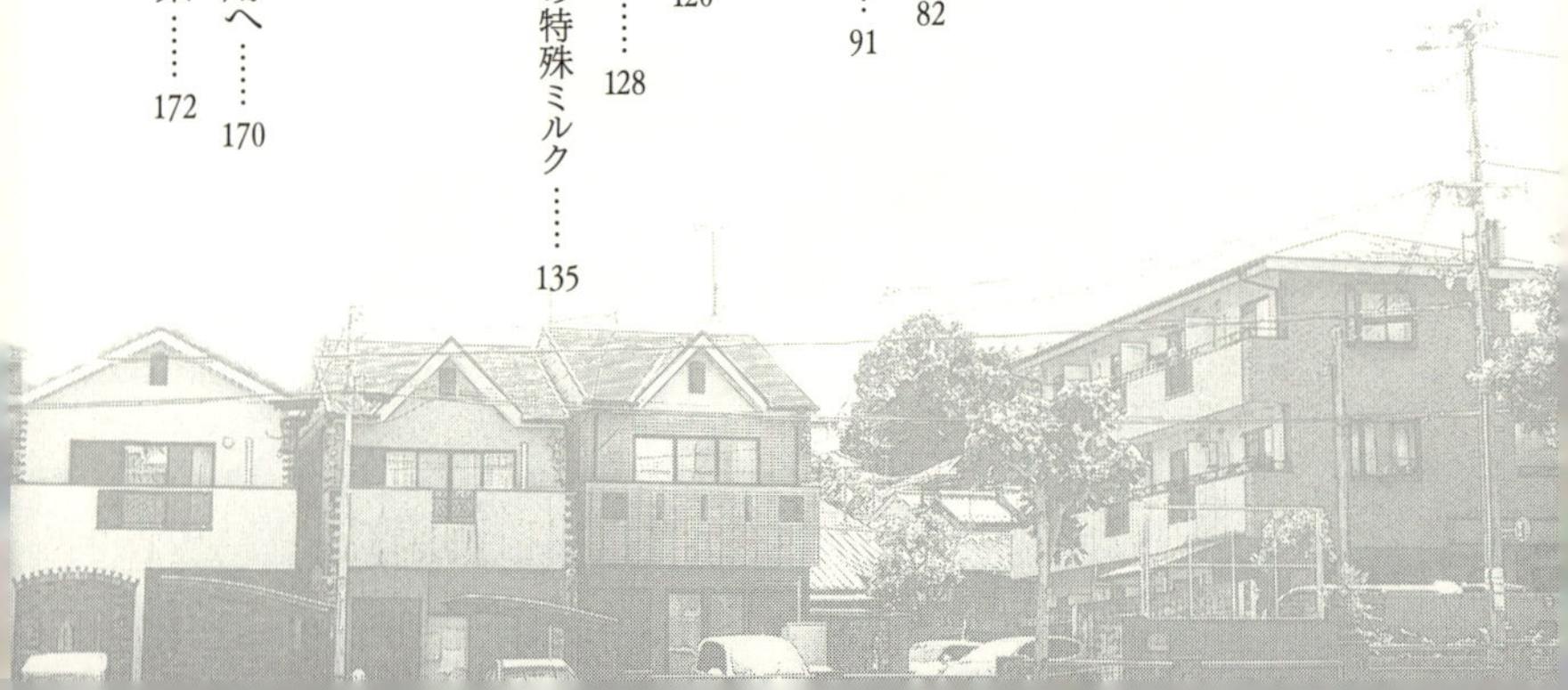

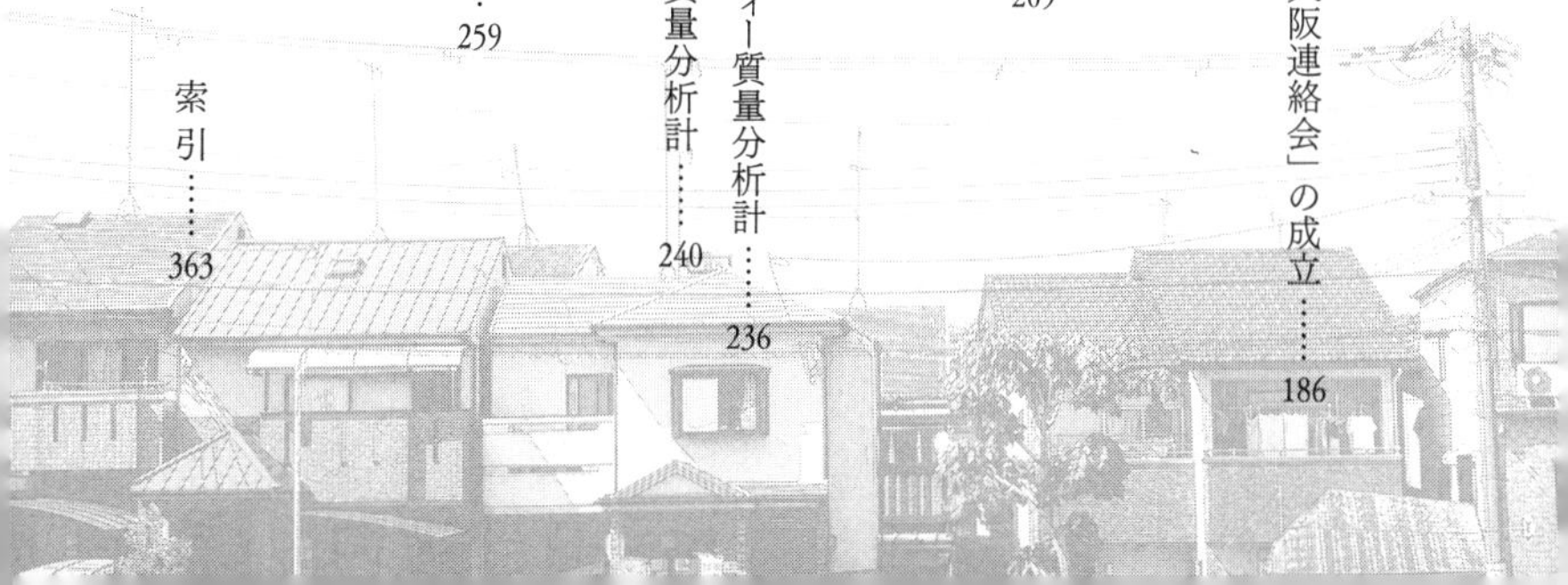

凡例

●［➡99頁］は、「本書の99ページ以下を参照」を意味します。そのページ以下に、用語や人物についての言及があることを示しています。本書・巻末の「索引《さくいん》」からも知ることができます。

●本文中の▼が付いている、医療や法律や行政制度などの専門用語については、その紹介文を、左ページの端《はし》に掲載しております。また、本文中の〔　〕内にも、簡単な紹介文を挿入《そうにゅう》しています。はば広い読者に、本書がむかえられることを意図しました。

●引用または参照文献は、巻末の「参考文献」のページに、その詳しい書誌《しょし》情報を記しました。

●引用文中に「ママ」というルビを付けている箇所は、原文そのままであることを意味します。

●こんにちでは差別的と思われる表現も、歴史的資料として、そのまま引用しました。

●資料・文献からの引用部での〔…〕は「中略」を示します。また、引用文中の〔　〕内の言葉は、著者・笹谷による補足や補註の挿入です。語の意味や文の前後関係がわかりにくい箇所に適宜《てきぎ》、説明を入れました。

●人名の敬称《けいしょう》は略しました。

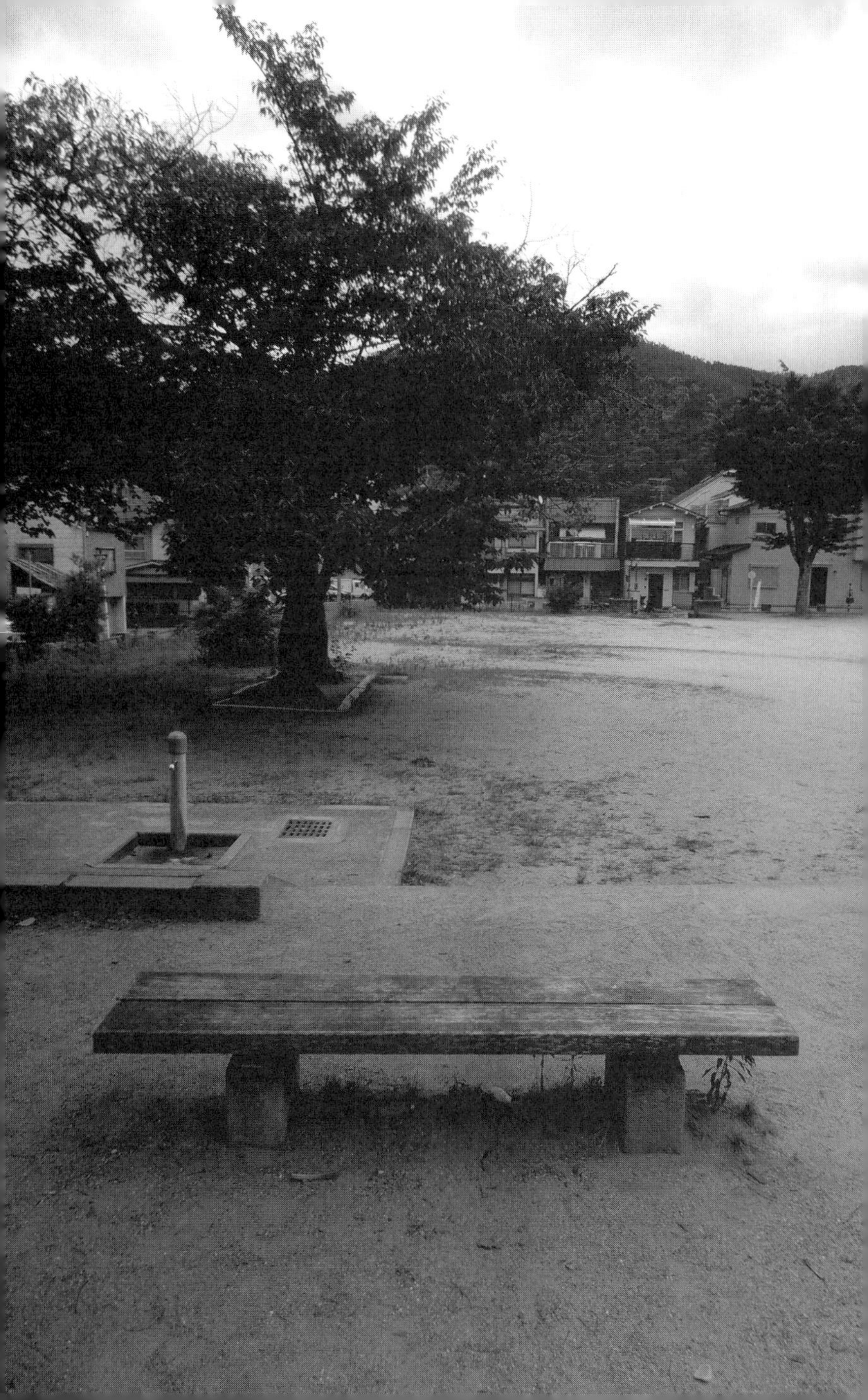

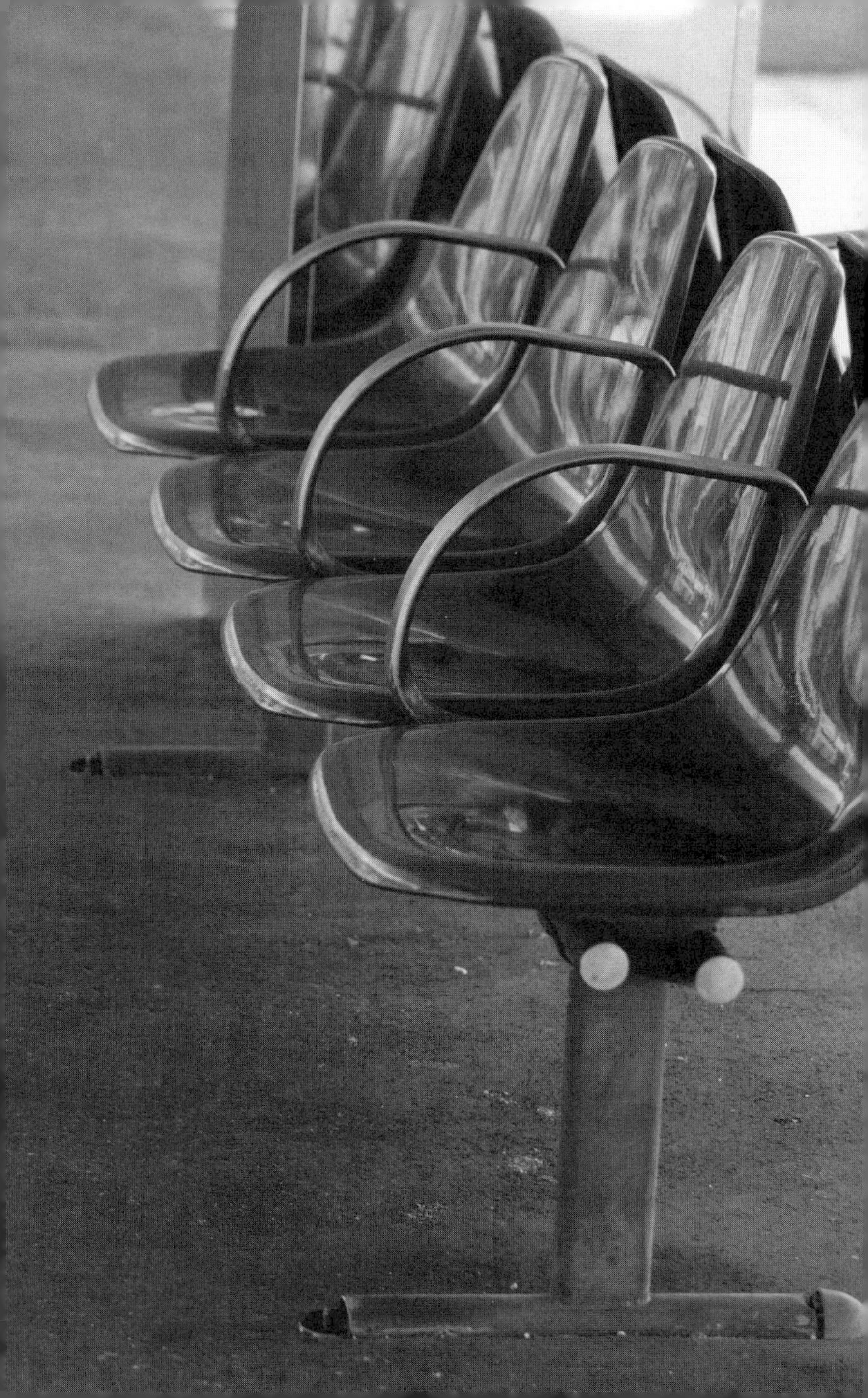

新生児マス・スクリーニングの歴史

笹谷絵里
Sasatani Eri

洛北出版

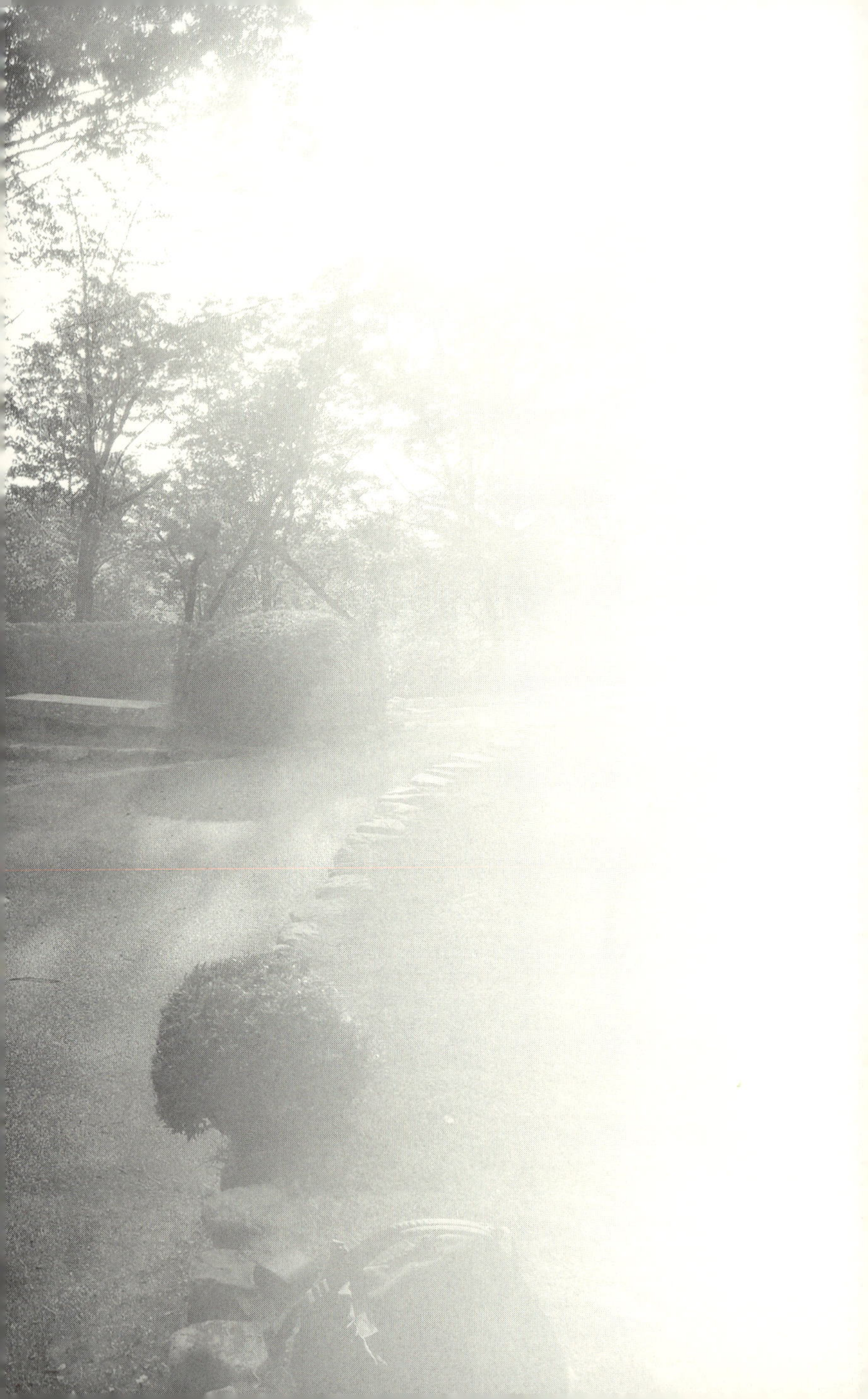

序章

この本について、背景について

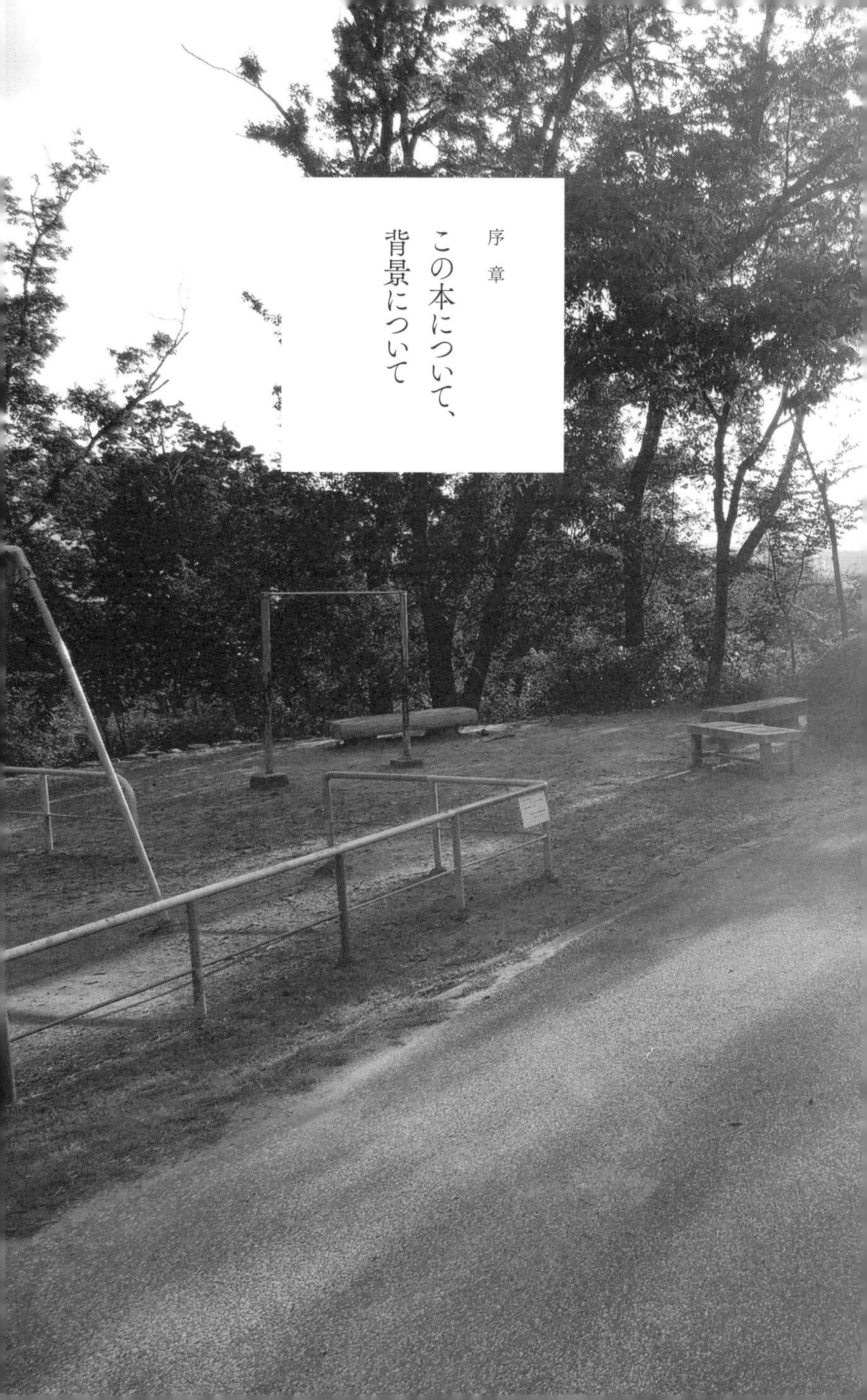

なぜこの研究をするのか

これからお話ししていくのは、日本における「新生児《しんせいじ》マス・スクリーニング（Newborn Screening :NBS neonatal screening）」（先天性代謝異常等検査《せんてんせいたいしゃいじょうとうけんさ》）▼をめぐる歴史です。新生児マス・スクリーニングという言葉を聞いたことがあったり、知っていたりする方《かた》は、いったいどのくらい、いらっしゃるでしょうか。聞いたことがあるという方の多くは、おそらく、よく知らないけれど、かねてから気になっていたり、検査で何か気になることを言われたりしたことがあったのかもしれません。この本を読んでくださることで、その気がかりをすこしでも解《と》きほぐすことができれば、さらには深い興味をもっていただけるきっかけになればと、そう願っています。

まず、新生児マス・スクリーニングの歩みと、その診断技術にかかわる用語のいくつかについて、ごく簡単に紹介します。あくまで、本書を読みすすめていただくための補助線にすぎませんので、単純化した説明をあえてしているところもあります。新生児マス・スクリーニングをめぐる事情に詳しい方は、読み飛ばして第1章からご覧《らん》くださってもかまいません。

新生児マス・スクリーニングとは、新生児（生まれてきた子ども）にある生まれつきの（先天的な）疾患《しっかん》――その疾患があることを知らずに治療をしないままにすると、やがて神経の障害や命にかかわる障害につながる可能性のある先天性代謝異常症《せんてんせいたいしゃいじょうしょう》など――を治療することで、新生児が障害をもつことを予防する事業のことです。[1] 現在、日本の新生児のほぼ全員が、この検査を受けています。[2] ここでいう「新生児」とは、産まれてから二八日間までの児（赤ちゃん）を指します。「新生児」は、「母子保健法」という法律（一九六五年施行）で定義されている、乳児《にゅうじ》の期間でもあります。また、「先天性代謝異常症▼（inborn errors of metabolism）」は、遺伝的な原因によって、身体《からだ》に生化学《せいかがく》的な異常が現われることを特徴としていますが、検査で発見できる疾患にかぎっても、さまざまなタイプがあるため、健康問題を引き起こす疾患群《ぐん》を総称《そうしょう》する用語として、日本だけでなく他の国々においても使用されています。[3]

▼**新生児マス・スクリーニング**（先天性代謝異常等検査）――生まれた赤ちゃんが、生まれつきの病気をもっているか／もっていないかを、生まれてすぐに検査して、もしも病気があることがわかれば、すぐに治療するための検査です。病気をもつことを知らないまま過ごすと、のちに障害が出てくる病気もあります。そのため、検査で病気がわかることで、知的な障害や発達の障害を予防したり、重い症状が出ないように注意したりしながら、日常生活をおくることができるとされています。日本では、一九七七年から、五つの疾患を対象として検査が始まりました。

日本では、母子保健政策の一環として、一九七七年に、厚生省児童家庭局長通知《つうち》「先天性代謝異常検査等の実施について」と、厚生省児童家庭局母子衛生課長通知「先天性代謝異常検査等の実施について」とが出されました（通知であって法律ではありません）。最初の通知は、各都道府県・各指定都市の母子衛生主管部（局）長あての通知でした。後の通知は、各都道府県知事・各指定都市の市長あての通知です。これらの通知が出されたことで、新生児マス・スクリーニングが正式に開始されたのです。

この検査は、新生児の血液を検査することによって、フェニルケトン尿症、メープルシロップ尿症、ヒスチジン血症、ホモシスチン尿症、ガラクトース血症、これら五つの疾患《しっかん》▼を、見つけだすことを目的にしていました。▼[4] 厚生省の通知では、「フェニルケトン尿症等の先天性代謝異常は無《む》治療でいると知的障害等の症状をきたすため、異常を早期に発見し治療することで障害を予防する」と、その趣旨《しゅし》が書かれています。当時、疾患を見つける検査方法としては、ガスリー法が使われていました。ガスリー法は、測定する血液ろ紙《し》に含まれるアミノ酸の濃度を測定する方法です（ガスリー法については第1章と第5章で詳しく紹介しますので、ここは、さらっとページを読みすすめていってください）。

二〇一四年からは、ガスリー法にかわって、一回の検査で数十種類の疾患を測定できる、タンデムマス法による検査が始まりました（タンデムマス法については第5章で紹介します）。タンデムマス法の導入には、厚生労働省雇用均等・児童家庭局母子保健課長通知「先天性代謝異常の新

▼先天性代謝異常症——先天性代謝異常症とは、「先天性」の、ひろい意味では、生まれる前から、ある病気が存在していることを示す言葉です。せまい意味では、遺伝性の病気で、遺伝子に病気の原因になる部分があることをいいます。さらに、「代謝《たいしゃ》異常症」というのは、身体をつくる成分である、アミノ酸、蛋白《タンパク》質、糖質、脂質といった代謝機能（エネルギーをつくるなど）が機能しなくなっている、あるいは機能しにくくなって状態のことです。アミノ酸などを身体に必要な物質に変えたり、エネルギーをつくりだすことを「代謝《たいしゃ》」といいます。この代謝には、酵素《こうそ》が重要な役割を果たしていますが、先天代謝異常症では、この酵素をつくる遺伝子に異常があり、疾患につながっているとされています。ですが、代謝の仕組みは複雑であり、いまだに解明されていない部分もあります。

▼フェニルケトン尿症（phenylketonuria: PKU）——フェニルアラニンの代謝経路《けいろ》の障害によって引き起こされる疾患群であり、先天性アミノ酸代謝《たいしゃ》異常症の一種です。

▼メープルシロップ尿症（maple syrup urine disease: MSUD）——分枝鎖《ぶんしさ》ケト酸脱水素《だっすいそ》酵素《こうそ》の異常によって、バリン、ロイシン、イソロイシン由来の分枝鎖ケト酸の代謝が障害される疾患です。

▼ホモシスチン尿症——メチオニンの代謝産物であるホモシステインが蓄積することで発症する疾患です。

▼ガラクトース血症——代謝経路の先天的な欠損や活性の低下によって、ガラクトース、ガラクトース-1-リン酸の蓄積が生じる疾患です。

▼ヒスチジン血症——ヒスチジンをウロカニン酸に代謝する酵素《こうそ》の先天的な欠乏によって代謝物が蓄積し、知能障害や言語障害、けいれんなどの臨床症状を呈《てい》すると見なされていました。しかし、検査で検出された症例の多くが、明らかな症状を持たず、そのため一九九二年に、ヒスチジン血症が検査の対象から外されました。

　他の疾患としては、一九七九年に、新生児マス・スクリーニングに、先天性甲状腺機能低下症（クレチン症）が検査対象として導入され、一九八九年には、先天性副腎《ふくじん》過形成症も、検査対象として導入されています。

しい検査法（タンデムマス法）の実施にあたって」が出されました。▼[5] タンデムマス法では、一回の検査で数種の疾患を調べることができるため、▼[6] それまで検査されていた六つの疾患に加えて、一六以上の疾患を検査できるようになりました。さらに二〇一七年七月にもう一つ疾患が検査項目に追加され、現在では一七以上の疾患をタンデムマス法で検査できるようになっています。▼[7]

そして、もし子どもの検査結果が陽性《ようせい》だった場合には、さらに専門医を受診して、必要に応じた対応を受けることができます。▼[8] この検査と受診によって疾患が判明・確定すると、すぐに治療が開始されます。疾患の治療方法には、身体に残る代謝物《たいしゃぶつ》の除去、減量を行なう食事療法、薬物治療、移植などがあります。いずれの方法を採《と》るにしても、まず、スクリーニング▼によって疾患を検出することが、治療や指導の前提となっています。新生児マス・スクリーニングのこの前提条件は、先天的な（生まれつきの）疾患がもたらす障害を発生させないために、治療や指導によって環境要因に介入する必要があるためです。▼[9]

日本以外の多くの国々においても、新生児マス・スクリーニングは実施されています。ただし、その実施の内容・状況は、各国で異なっています。

アメリカ、カナダでは、タンデムマス法はすべてのスクリーニングプログラムに含まれています。また、検査の責任は国ではなく、各州や準州地域が担う体制にあります。▼[10] 欧米では、先天性甲状腺機能低下症（クレチン症）▼が最も多くスクリーニングされている疾患で、フェニルケトン尿症がその次に多く検出されています。タンデムマス法が利用できる国や地域では、中鎖《ちゅうさ》アシル－CoA脱水素酵素（MCAD）欠損症▼が最も多く検査されています。フランス、マルタ、スペインでは、血友病▼のスクリーニングも実施されています（その理由としては、国内に移民が多く、疾患の罹患《りかん》率が高いためとされています）。[11]

アジア太平洋地域では、日本のように、公的資金による新生児マス・スクリーニングを行なう国は少なく、タンデムマス法で検査を受けるためには、追加料金の支払いが必要になる国が多い状況です。なかでも台湾は、検査で検出されても、現状では治療方法が確立されていない、ポンペ病▼や重症複合型免疫不全症▼も検査対象に含まれる唯一の国（地域）となっています。[12]

▼**スクリーニング**――健康な人も含めた集団から、目的とする疾患に関する発症者や発症が予測される人を選別し、ふるいわけする医学的手法がスクリーニングです。モニタリングとの違いは、第4章で述べます。

▼**先天性甲状腺機能低下症**（クレチン症）――生まれつき甲状腺の機能が弱く、甲状腺ホルモンが不足する疾患です。軽症や一時的なものもあり、治療が必要なケースは、主に薬物療法が行なわれます。

▼**中鎖アシル－CoA脱水素酵素欠損症**――新生児期、乳幼児期に発症する疾患で、乳幼児突然死症候群の一因として知られています。欧米白人では頻度が高く、タンデムマスを用いた新生児マス・スクリーニングの対象疾患となっており、スクリーニングで発見されれば、食事指導などで発症予防を行ないます。

▼**血友病**――血を固めるための血液凝固《ぎょうこ》因子が不足あるいは欠乏している遺伝性の疾患です。多くの場合は、男児のみが発症します。

新生児マス・スクリーニングは、子どもの疾患（先天性代謝異常症など）を早期に発見して早期に治療することで、障害を予防する検査として、国内外で広く認識されてきました。繰り返し述べますが、この検査によって検出される疾患は、先天性代謝異常症です。現在の医学研究では、その多くが遺伝性疾患と考えられています。

先天性代謝異常症の一般的な遺伝形式は、常染色体劣性遺伝形式《じょうせんしょくたいれっせいいでんけいしき》か、またはX連鎖劣性遺伝《れんされっせいいでん》形式《けいしき》をとっています（図1）。そして、常染色体劣性遺伝で子どもに疾患が見つかった場合、親は保因者《ほいんしゃ》となります。保因者の両親から遺伝情報を引き継いだ子どもが、疾患を発症する確率は、四分の一（25％）です。両親と同じく保因者になる確率は、二分の一（50％）です。保因者とならない（非保因者）確率は、四分の一（25％）です。他に常染色体劣性遺伝の代表的な疾患としては、白皮症《はくひしょう》▼、嚢胞性線維症《のうほうせいせんいしょう》▼などがあげられます。

常染色体劣性遺伝形式とは異なる遺伝形式であるX連鎖《れんさ》劣性遺伝では、X染色体を受け継ぐ男児が発症し、女児は通常の場合、その保因者となります。保因者の女児は、一般的には発症しません。保因者の女性から生まれた子どもは、男児が二分の一の確率で疾患をもつ患者となり、二分の一は患者にはなりません。女児の場合は、二分の一の確率で保因者となります。他の代表的な疾患としては、血友病《けつゆうびょう》やデュシャンヌ型筋《きん》ジストロフィー▼などがあります。

X連鎖劣性遺伝の場合は、母親が保因者の場合と突然変異の場合とがあります。▼[13] 先天性代謝

図1

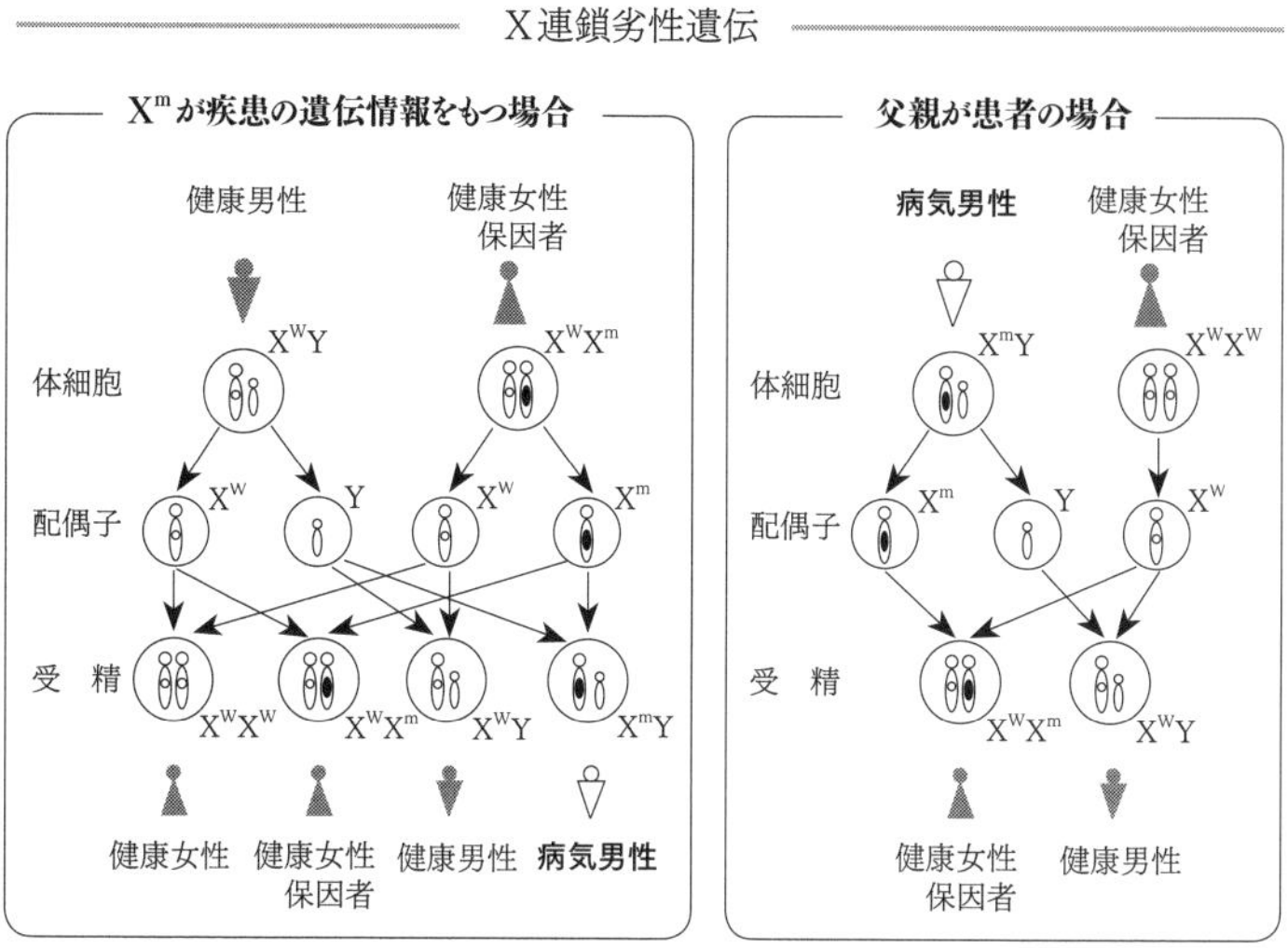

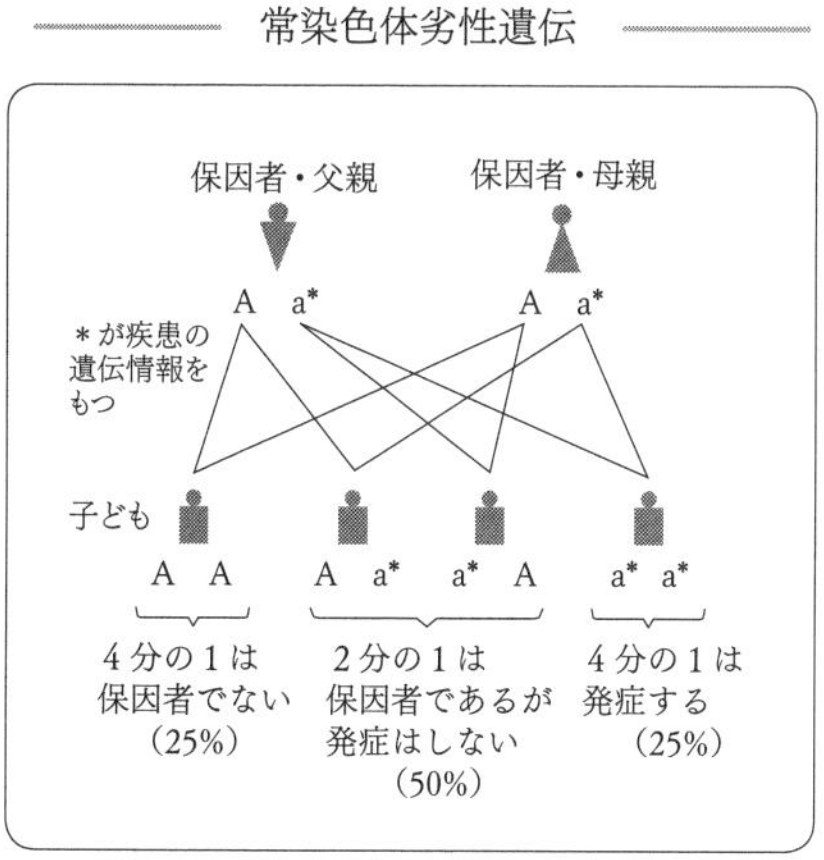

雌雄《しゅう》の性を決定する性染色体以外の染色体を「常染色体」といい、この常染色体のなかの劣性遺伝子による遺伝を「常染色体劣性遺伝」と呼びます。劣性遺伝の「劣性」とは、「劣った性質」という意味ではなく、「遺伝的な性質が表《あら》われやすいかどうか」という意味であり、二〇一七年に日本遺伝学会は、ひろく世間にむけて、「優性遺伝」を「顕性《けんせい》遺伝」に、「劣性遺伝」を「潜性《せんせい》遺伝」に用語変更する提案をしています。

異常症には、このように、常染色体劣性遺伝形式とX連鎖劣性遺伝形式がありますが、新生児マス・スクリーニングで検出される疾患の多くは、常染色体劣性遺伝形式の疾患です。そのため、子どもに疾患があることがわかったとき、多くの場合、その親は、疾患の遺伝情報の保因者となります。

日本医学会の「医療における遺伝学的検査・診断に関するガイドライン」[14]で、新生児マス・スクリーニングは遺伝学的検査として位置づけられており、それゆえ、インフォームド・コンセント▼の対象になっています。

ここまで述べてきましたことをまとめると、新生児マス・スクリーニングとは、子どもを対象とした、その疾患の早期発見・早期治療を目的とする医療事業・制度であると、ひとまずはいえるかもしれません。また、新生児マス・スクリーニングについての従来からの一般的認識も、これと大きく違ったものではないでしょう。

しかし、この本では、この一般的認識に対して、疾患の遺伝子情報をもつ保因者である親を検出し特定する検査（遺伝学的検査）という視点から、新生児マス・スクリーニングの内実をあらためて考察します。この遺伝学的検査という、いわば今までは影であった部分に照明をあてることによって、別の現実を、ほんのわずかかもしれませんが、追体験することができるのではないかと思っています――つまり、検査で子どもに疾患があると分かった場合、その親は、疾患の遺伝情報の保因者として、疾患をもつ子どもをふたたび産む「恐れ（リスク）のある」存在とみなされるという現実です。新生児マス・スクリーニングの進展と普及は、子どもの検査とされながらも、同時に、親の遺伝情報の検査としても機能してきた歴史でもあります。その歩みの一端を、本書において、遺伝学的検査としての新生児マス・スクリーニングという視点から少しでも明らかにできればと、強く思っています。

この本で着目する「遺伝医療《いでんいりょう》」は、遺伝性疾患の患者の治療を目的とした医療だけを意味するのではなく、遺伝学の知識が役立てられるすべての医療をも指す用語として使います。
従来の遺伝学は、まれで重篤《じゅうとく》な単一遺伝子疾患や染色体《せんしょくたい》異常を対象として研究され、医療の

▼**ポンペ病**——グリコーゲンの分解に必要な酵素《こうそ》が先天的に不足しているために、筋力低下、運動障害、呼吸不全などの症状が現われます。酵素補充療法などが行なわれます。

▼**重症複合型免疫不全症**——乳児期早期に発症することの多い免疫不全の疾患です。骨髄《こつずい》幹細胞移植、酵素補充療法などが可能であれば、これを行ないます。

▼**白皮症**（先天性）——先天的に皮膚、毛、眼などの色素が欠乏している遺伝性の疾患です。

▼**嚢胞性線維症**——たんぱく質の遺伝子の異常によって、呼吸器や消化器などに障害が起きる疾患です。

▼**デュシャンヌ型筋ジストロフィー**——幼児期から筋力低下が始まり、歩行が困難になったり呼吸障害をおこしたりする遺伝性の疾患で、通常は男児のみ発症するとされています。

▼**インフォームド・コンセント**（Informed consent: IC）——医療にあたって、医師による適切な説明のもとに、患者の理解と同意を得る行為を指します。

目的も、診断や情報提供が中心でした。しかし、一九九〇年代からヒトゲノム解析研究や遺伝医学研究が進展したことによって、遺伝医療は、まれな疾患の患者だけでなく、ほぼすべての疾患と、その患者と家族を対象としており、実質的に、すべての人々がかかわらざるをえない医療分野となっています。▼[15] つまり、遺伝医療は、いまや、遺伝情報をもつすべての人々を対象とした医療になっているのです。

こんにちの新生児マス・スクリーニングもまた、遺伝医療のひとつとして位置づけられるといえるでしょう。この遺伝医療をめぐる問題について、保因者の把握や遺伝性疾患をもつ可能性のある次子《じし》の出生予防という観点から考察をすすめていきますので、優生学史▼という文脈も考慮していかなくてはなりません。そのため、本書のなかで、優生学史も概観《がいかん》していきます。

なお、この本のなかでは、先天性代謝異常等検査、拡大スクリーニング、タンデムマス・スクリーニングについて、統一して、「新生児マス・スクリーニング」と呼ぶことにします。また、「マス・スクリーニング」と「マススクリーニング」は同じ意味として取り扱い、引用文以外は、「マス・スクリーニング」という表記で統一いたします。

先行研究について

新生児マス・スクリーニングの歴史を、医学史、医療史、優生学史の観点から扱った研究は、これまでのところ、日本ではほとんど存在していませんでした。先行研究の多くは、制度の導入に実際に関係した医師や、患者の治療に関与した医師によって書かれた文献が占めています。[16] ほかには、新生児マス・スクリーニングの検査技術を、その制度管理の歴史という観点から研究した文献があるくらいで、[17] 遺伝医療の歴史という観点から研究された文献は、探してみたか

▼**優生学**――「人間の性質を規定するものとして遺伝的要因があることに着目し、その因果関係を利用したりそこに介入することによって、人間の性質・性能の劣化を防ごうとする、あるいは積極的にその質を改良しようとする学問的立場、社会的・政治的実践。eugenicsの語は一八八三年にイギリスのF・ゴルトン Francis Galton が初めて使った。ギリシャ語で「よいタネ」を意味する。一九世紀後半から二〇世紀にかけて、全世界で大きな動きとなり、強制的な不妊手術なども行われた。施設への隔離収容をこの流れの中に捉えることもできる。現在では遺伝子技術の進展との関連でも問題とされる。」（「用語解説」、立岩真也「常識と脱・非常識の社会学」、『社会学』、安立清史・杉岡直人編、ミネルヴァ書房より引用）

ぎり見あたりませんでした。これは、遺伝と医療の歴史について書かれている研究書の多くが、優生学史にもとづいて執筆されているからだともいえます。

優生学史では、遺伝と医療の関係に言及する研究が、たくさんあります。アメリカの研究者のダイアン・B・ポール(Diane B. Paul)は、新生児マス・スクリーニングの導入と展開の歴史について、フェニルケトン尿症への対策を中心に調査と考察を行なっています。日本よりも先に新生児マス・スクリーニングが導入されたアメリカでは、フェニルケトン尿症は、疾患の早期発見と特殊ミルク(特殊ミルクについては第2章で詳しく紹介します)の使用とによって、知的な障害を予防できる疾患として、つまり、障害を予防するために環境への介入が有効とされる疾患として見なされてきました。フェニルケトン尿症に対するこの考え方は、優生学に批判的な人たちにも受け入れられ、環境に介入することで遺伝性疾患を克服できるという認識が、徐々に人々に浸透していきました。この歴史研究によって彼女は、受容にいたった経緯を緻密に考察しています。そして、長期的に見た場合の治療結果に関する調査が欠落していることや、生涯にわたって疾患をコントロールしていくことの困難さを、歴史的なアプローチから明らかにしています。[18]

また、彼女は小児科医のジェフリー・P・ブロスコ(Jeffrey P. Brosco)との共著において、フェニルケトン尿症の存在がようやく知られるようになった一九六〇年代初頭にはすでに、当時の医師や研究者たちが、その疾患をもった子どもの治療だけでなく、子どもの両親を、疾患の遺伝情報の保因者として特定しターゲット化してきた歴史を、さまざまな資料から明らかにしています。ともに優れた歴史家と小児科医によるこの共著は、フェニルケトン尿症の新生児スクリーニングが優生学と関係してきた事実を指摘するとともに、DNA診断による出生前診断▼とフェニルケトン尿症との関係にも言及しています。ただし、この本のなかでは、マターナルフェニルケトン尿症▼や出生後の子どもに焦点が絞《しぼ》られているため、フェニルケトン尿症の患者の出生防止が、新生児マス・スクリーニングとどのように関係していたかについては、詳しくは書かれていません（『*A Short History of a Genetic Disease*』というサブタイトルからいっても、ページ数に限りがあったのかもしれません）[▼19]。

社会学者のレイチェル・グローブ（Rachel Grob）もまた、アメリカにおいて新生児マス・スクリーニングの対象疾患が拡大していく政策過程を、法的・倫理的観点から批判的に検討しています。

▼**出生前診断／検査**——胎児の診断のために、妊婦に行なう検査のことで、さまざまな検査法があり、出生前の遺伝子検査も含みます。超音波検査（エコー）による検査が最も一般的ですが、その他として、母体血清マーカー検査、絨毛《じゅうもう》採取、羊水検査、そして「新型出生前診断」などと呼称される検査などがあります。

▼**マターナルフェニルケトン尿症**——フェニルケトン尿症の女性の妊娠を指します。通常、胎児はフェニルケトン尿症ではありませんが、母親である妊婦のフェニルケトン尿症の影響で流産しやすくなったり、胎児に影響が生じる場合がありますが、妊娠前からの食事療法などを行なうことによって胎児への影響を防ぐことが可能とされています。

特に彼女が危惧《きぐ》しているのは、新生児マス・スクリーニングによる疾患の検出と検査結果とが、親子関係に与える深い影響です。さらには、検査が強制的に実施されるうえに、検査結果も一方的に告知されるという非対称《ひたいしょう》的な関係性を問うています。彼女の研究は、遺伝学的検査が一人ひとりの関係者に与える具体的な影響について、詳細に分析しています。▼[20]

日本の新生児マス・スクリーニングのほうは、母子保健政策として開始されました。母子保健政策の歴史をめぐる研究としては、松原洋子（科学技術史、生命倫理学）、松永真純（障害学、生命倫理学）、土屋敦（医療社会学、科学技術史）による優生学史の視点からの、「不幸な子どもの生まれない運動」▼に関する成果があります。これらの重要な研究では、出生前診断のひとつである羊水《ようすい》診断▼などによって障害児の出生を防止する方策と、優生学との関連が、綿密《めんみつ》に明らかにされています。しかし、同時期に導入が検討されていた新生児マス・スクリーニングについては、ひとつの治療手段として捉えられていて、出生前診断や出生防止との関係は、考察の対象から外されているようです。▼[21]

また、受精卵《じゅせいらん》診断（着床前《ちゃくしょう》診断）▼と出生前診断をめぐる論争を分析した利光恵子（科学技術史の研究者であり薬剤師でもある）は、出生前診断の対象のなかに、先天性代謝異常症も含まれていた歴史を、詳細に明らかにしています。ですが、新生児マス・スクリーニングの対象疾患が出生前診断の対象にも含まれていたことについてまでは、言い尽くしていません。むしろ、遺伝ではなく、ダウン症候群を中心とした染色体異常症へと、出生前診断や受精卵診断の対象が変化していく過程にページが割かれ、精緻《せいち》に描かれています。[22]

以上の他にも日本では、出生前診断や、二〇一三年に臨床研究に導入された新型出生前診断（non-invasive prenatal genetic testing: NIPT）▼をめぐる考察や議論が行なわれてきました。[23] また、出生前診断をめぐる女性（または妊婦）の意思決定、さらには検査と診断をめぐる彼女たちの経験についての研究も行なわれています。[24] これらの研究では、遺伝について書かれてはいるものの、主に染色体《せんしょくたい》異常によるダウン症候群▼に焦点が絞られています。つまり、これらの研究において問題となる意思決定の対象は、「いま、お腹《なか》にいる子」であり、遺伝そのものを対象とした決定

▼**「不幸な子どもの生まれない運動」**――一九六六年から七四年にかけて、兵庫県衛生部が中心となって始めた施策です。障害児や遺伝性疾患をもつ子を「不幸な子ども」と位置づけ、妊婦の強制不妊手術や出生前診断（羊水検査）による「出生予防」を推進しました。

▼**羊水診断／検査**――羊水は子宮内で胎児を取り囲んでいる液体のことです。妊娠中の子宮に長い注射針に似た針を刺して吸引した、羊水中の胎児細胞をもとに、染色体や遺伝子の異常の有無を調べます。

▼**受精卵診断**（着床前診断）――母親から採取した卵子と父親から採取した精子とを体外で受精させ（体外受精）、細胞がいくつかに分裂した段階で、その遺伝子や染色体の異常を調べる検査法のことです。着床前診断は、妊娠の前に、受精卵の状態を確認する技術であり、出生前診断は、妊娠の後に、胎児の状態を確認する技術です。着床前診断は、体外受精の技術が確立された後に始まった技術なので、その歴史はまだ浅いといえます。

ではありません。となると、どうしても研究対象は女性に偏《かたよ》りがちになり、疾患の遺伝情報の保因者として男性が女性と同じ責任をもつ存在であることが伝わりにくい描き方に終始しています。新生児マス・スクリーニングが対象としている疾患の多くは遺伝性の疾患なので、子どもに疾患が見つかった場合、子どもの両親は多くの場合、ともに等しく保因者となります。つまり、子どもの親は、男女ともに同じ遺伝的な重みをもっています。さらに、親の選択によっては、「次の子ども」が出生前診断の対象となる可能性もあります。これらの問題をめぐる記述が、これまでの研究においては弱かったといえるかもしれません。

障害学や社会学の研究者である立岩真也や森岡正博は、優生学と出生前診断について、障害者運動や女性運動と関連づけながら研究をしています。[25] これらの研究では、優生学と出生前診断の結びつきを深く掘り下げて論じていますが、現状でほぼすべての新生児が受けている新生児マス・スクリーニングと、障害児の出生予防や出生前診断との結びつきについては、いまのところ、紙幅《しふく》を割いて論じてはいません。障害学の研究者の矢吹康夫は、遺伝学史の文脈に置かれているアルビノ（白子症）を優生学の視点から捉え返しながら、常染色体劣性遺伝であるアルビノの存在者を社会学の視点から詳しく分析しています。また、アルビノだけにとどまらず、フェニルケトン尿症についても述べているのですが、それらの疾患が出生予防の対象と見なされてきた、特定の歴史については言及していません。[26]

また、日本の優生学の動向を通史的に扱った研究書も著されています。歴史学や科学技術論の研究者である横山尊は、二〇世紀初頭における、進化論と優生学が受容されていく初期の状況から、現代の新優生学(new eugenics)▼と新型出生前診断に至る歴史とを丁寧に描いています。そのなかで、一九六〇年代以降の日本母性保護医協会と優生学の関係を分析し、一九八〇年代までの、少なからぬ産婦人科医が、概《がい》して優生思想を正しいものと認識していた状況を析出《せきしゅつ》しています。▼27 このように、第二次世界大戦後の日本の優生学が、母子保健政策の文脈で考えられてきた背景を考えても、産婦人科医だけでなく、小児科医の存在も無視することはできないでしょう(そこで本書では、医師のなかでも特に小児科医に焦点を絞って考察していきます)。

日本では、一九四八年に優生保護法が制定されました(一九九六年の法改正により、法律名称は母体保護法になりました)。歴史学者の藤目ゆきは、優生保護法は、不良な子孫を排除することを

▼新型出生前診断——新型出生前診断は、出生前遺伝学的検査や無侵襲《しんしゅう》的出生前遺伝学的検査(non-invasive prenatal testing NIPT)、母体血胎児染色体検査とも呼ばれ、妊婦の血液中に含まれる胎児のDNAを分析することで、胎児の染色体について調べることができる検査です。検査の対象となる胎児の染色体疾患は、ダウン症候群21トリソミー、18トリソミー、13トリソミーの三つです。胎児の染色体疾患の約七割をこの三つのトリソミーが占めているとされます。新型出生前診断は、それだけでは結果が確定しない非確定的検査のため、結果が陽性の場合には、確定的検査が必要となります。

▼ダウン症候群——体細胞の21番・染色体の異常であり、身体的発育の遅れ、関節の弛緩《しかん》、軽度の知的障害などが症状として現われます。症状や年齢に応じて、治療やケアや教育プログラムなどの方法は異なってきます。

許可して、堕胎罪▼を補《おぎな》う法であり、優生思想にもとづいて生殖《せいしょく》を統制する制度であると看破《かんぱ》していています。また、「不良な子孫」について、強姦・暴行・売春によって生まれた子どもとして、すなわち「日本民族」の純潔なる血を汚す存在として見なされてきた歴史を抉《えぐ》り出すことで、優生思想のもつナショナリズムや排外主義の側面に焦点をあてています。しかし、この「不良な子孫」という言葉が該当する対象者をあまりに狭くとらえてしまっているため、「悪質なる遺伝疾患の素質者《そしつしゃ》」としての、女性・男性の「保因者」の身に起きた人工妊娠中絶については、残念ながら研究主題の外に置かれています。[28]

一九七〇年代には、優生保護法の胎児条項▼への批判がありました。そして母体保護法▼が制定されるまで、子どもを「産む／産まない」の選択には、選択的人工妊娠中絶を含む文脈のなかで、親の「自己決定」が尊重されてきたといえます。このような個人化の経緯を、歴史家のダニエル・J・ケブルス（Daniel J. Kevles）はアメリカを例に、そして金森修は現代科学論の視点から、桜井徹は法哲学の視点から、それぞれ分析しており、集団を対象とする優生政策から、個人の選択に委《ゆだ》ねる新優生学、リベラル優生学への変化として考察しています。[29]

本書が対象としている期間は、日本で新生児マス・スクリーニングが取り入れられてから、タンデムマス法（第5章で詳しく紹介します）によるスクリーニングが全国で実施される二〇一四年頃までです。新生児マス・スクリーニングは、疾患の早期発見による治療で、障害の発生を

▼新優生学――「「新優生学」の定義や評価もまた、論者によって様々である。例えばリフキンは、新優生学は市場の勢力と消費者の欲望によって拍車をかけられていると特徴づけ、これを「商業的優生学」と呼んで批判している（Rifkin, 1998）。またダスターは、個人の利益を優先した非強制的な出生前検査と選択的中絶を「裏口からの優生学」（eugenics by the back-door）と名付け、新しいタイプの優生学として警戒している（Duster, 1990）。これまで生まれてくる子供の質を個人本位で自由な決定により選択する行為は、「優生学ではない」としてしばしば擁護されてきた。しかしその一方で、「裏口からの優生学」をはじめ「レッセフェール優生学」（laissez-faire eugenics）、「自家製優生学」（homemade eugenics）、「自発的優生学」（voluntary eugenics）、「個人的優生学」（individual eugenics）、「私的優生学」（private eugenics）などという呼び名で、こうした行為を「優生学」の一種と認定する論者は少なくない。

多くの場合それらは批判的文脈で使われるが、中には肯定的に使う人々も出てきている。現代の遺伝医療の様相を「レッセフェール優生学」と名づけたキッチャーはその一人である。「遺伝学を知らない楽園から出てしまった以上、われわれは何らかの形の優生学から逃れられない」という覚悟のうえに、「実行可能な選択肢から最も安心をえられるものを選ぶしかない」とキッチャーはいう。彼は「レッセフェール優生学」が抱える問題点もいくつか指摘しているが、選択的中絶による遺伝性疾患の発生予防については、生まれてくる子供の苦難を未然に取り去るのはよいことだとして肯定している（Kitcher, 1996）。このように、選択的中絶を「優生学」の一種として肯定的に受け止める態度の出現は、「優生学」という言葉の脱スティグマ化を示唆している。［中略］「新優生学」を容認するにしても批判するにしても、第三者が集団の利益を優先して個人の生殖に介入する優生学（「旧優生学」）を否定する点では大筋で一致している。争点となるのは、「個人本位の自由な選択」が現実にありうるのか、またありえたとしても問題は生じないのか、という点である」。

（松原洋子、「優生学」、『現代思想 臨時増刊 現代思想のキーワード』所収、青土社、二〇〇〇年、一九六－一九九頁。なお引用文中の文献は● Rifkin, J. 1998. *The Biotech Century*, New York : J. P. Tarcher/Putnam. ● Duster, T. 1990. *Backdoor to Eugenics*, New York: Routledge. ● Kitcher, P. 1996. *The Lives to Come*, New York: Simon and Schuster.）

予防できると認識され、人々に受け入れられてきました。他方では、先天性代謝異常症の多くが遺伝性疾患でもあることから、疾患の遺伝情報の保因者としての親が、次の子の出生予防や出生前診断の対象者と見なされてきました。さらには、近年のタンデムマス法によって検出される疾患の種類が増えたことで、新たな倫理的課題も浮上しています。

　親が自分自身の遺伝情報を知ったとき、次の子どもを「産む／産まない」も含めて、いったいどのような選択ができたのでしょうか。実際にいかなる選択をしてきたのでしょうか。技術や政策・制度は、その選択に、どのような影響を与えてきたのでしょうか。新生児マス・スクリーニングのような、かつてはなかった医療技術が確立されて、公的な政策・制度として導入されるという事態と経験は、それまでは知りえなかった自身の身体《からだ》の在《あ》りようをあらわにします。それまでとは違う身体へのまなざしは、それまでとは違う身体の在りかたを作り出します。遺伝性疾患の患者が存在するということが検査によって可視化されることで、保因者である親という身体の在りかたが対象化され、誰が（私が、あなたが）患者なのかが名指しされます。「保因者」という身体が作り出されることは、社会にどのような影響を与え、いかなる意味をもつのか／もってきたのか、これらの問いを歴史的に明らかにすることが、この本のテーマです。

▼堕胎罪――刑法は、胎児の生命を保護する目的で、自己堕胎《だたい》（妊婦本人による堕胎であり、妊娠中の女性を主体とする身分犯）、同意堕胎（妊婦の依頼にもとづく堕胎）、不同意堕胎（妊婦の依頼や承諾によらずに堕胎させる行為）、業務上堕胎（医師・助産師・薬剤師などが、妊婦の依頼にもとづいて堕胎させる行為）などを処罰しています。他方で、母体保護法が、一定の条件下での人工妊娠中絶を法的に許容してもいます。つまり、刑法で女性に中絶を禁じるための堕胎罪を定めながら、その「例外」を定めたのが母体保護法なのですが、旧優生保護法においては、「不良な子孫」を残さぬために、障害者の不妊手術や人工妊娠中絶を認めてきました。以下は、優生保護法について当時の学校教科書がどのように説明していたか、という記事です。

「一九五〇年に発行された〔高校の保健体育の〕教科書は、同法〔優生保護法〕について「社会から悪い遺伝性の病気を持った人を除き、健康で明るい社会をつくるためにたいせつなもの」と記述。「悪い遺伝性の病気」がある場合は「不良な子孫が生まれないように、優生手術をうけてから結婚しなくてはならない」と説く内容だった。「凶悪犯罪者には精神病や白痴の者が少なくない」とも述べていた。」〔…〕

「六二年発行の教科書では、同法の制定に触れて「素質の著《いちじる》しく劣悪な人に優生手術を施し、子どもができないようにすることができることになった」と記述。結婚相手を選ぶ際に「次の世代の素質の向上」を考えるよう呼びかけていた。」

（『朝日新聞』、二〇一八年五月一八日の記事より抜粋）

▼優生保護法の胎児条項――障害のある子どもを妊娠する可能性が予測される場合や、妊娠中の胎児に障害がある場合、強制不妊手術や中絶を許可する条項です。「堕胎罪」も参照のこと。

▼母体保護法――「不妊手術及び人工妊娠中絶に関する事項を定めること等により、母性の生命健康を保護することを目的とする」法律（一九四八年に制定）です。この「序章」の後半、そして第4章でも詳しく紹介します。

本書の構成

この本は、序章と終章を含め七つの章から構成されています。

まず第1章では、日本でどのようにして新生児マス・スクリーニングが導入されたのかを見ていきます。一九六〇年代以前から、日本では、フェニルケトン尿症を中心に、先天性代謝異常症が研究されてきました。新生児マス・スクリーニングの導入を担った、小児科医を中心とした医師たちが、遺伝性疾患に関してどのような考えをもっていたかを、まず明らかにします。一九七七年に始まった新生児マス・スクリーニングの制度が、疾患の早期発見による治療によって、子どもの障害を予防するという目的以外に、別の目的をもって導入されたことを述べます。

第2章では、制度を導入する主な目的とされた、新生児マス・スクリーニングの「治療」に着目します。新生児マス・スクリーニングの治療にあたって、主に使用されてきたのは、特殊《とくしゅ》ミルク[30]です。この特殊ミルクがどのように開発され、医薬品になっていったのか[31]を確認していきます。少しだけ付言《ふげん》すると、特殊ミルクは、先天性代謝異常症を治療するうえで不可欠なものとして開発され、使用されてきました。新生児マス・スクリーニングの導入と特殊ミルクの関係を見ていくことで、先天性代謝異常症と治療がどのように関連していて、疾患の早期発見と早期治療がどのように実施されてきたのかを明らかにします。また、育児用調製粉乳《ふんにゅう》（粉ミルク）と特殊ミルクの関係についても言及します。

第3章では、検査の結果、子どもの疾患が明らかになったその親は、次の子どもの妊娠時に、出生予防や出生前診断の対象者となっていたことを検証します。出生前診断は、妊娠の後に、胎児の状態を確認する技術です。新生児マス・スクリーニングのほうは、生まれた子どもがもっているかもしれない疾患を、早期に発見して早期に治療することで、障害を予防する目的で導入されました。しかし、制度が導入された後も、スクリーニングで見つけられる疾患は、出生前診断の対象から外れることなく、出生前診断の検査結果によっては、人工妊娠中絶の選択が残されていた状況を明らかにします。さらに、技術の開発が進むことによって、かつては出生前診断が不可能とされていた疾患が出生前診断の対象となっていくプロセスも、この章で取り上げます。

第1章で、新生児マス・スクリーニングがどのように始まったのかを明らかにしました。そして第2章と第3章では、生まれてきた子への治療がどのように行なわれてきたのか、疾患のある子どもをもつ親は次の子どもを産むとき、どのような立場にあったのかを検証しました。

続く第4章では、視点を変えて、新生児マス・スクリーニングに対して誰も何も言ってこなかったのか、ということについて確認してみたいと思います。この章では、一九八五年の母子保健法改正をめぐる議論のなかで、「先天異常モニタリング」が議論の争点になったことに目を向けます。一九七〇年代から厚生省の研究班で実施されていた先天異常モニタリング研究は優生思想に根ざしているという反発の声が女性団体からあがりました。新生児マス・スクリーニングは、母子保健法改正をめぐる議論のなかで、先天異常モニタリングと関連づけられることで、ことの重要性が明らかになりましたが、結果として、研究も新生児マス・スクリーニングも継続されることになりました。この時に議論とならなかった問題が、次のタンデムマス法の導入と、この検査による疾患対象の増加へと、つながっていきます。これらの経緯について、この第4章で描いていきます。

次の第5章では、二〇一四年に導入されたタンデムマス法が、どのような経緯《けいい》で導入されるに至ったのかを確認します。この章は、技術的な面での専門的議論が多くを占めていて、読者の方には難しく感じられる部分も多いかと思います。第5章で取り扱う技術は新しいものです。そのため、第1章から第3章までに論じたことと第5章とでは、「何が同じで何が違っているのか」に注意しながら目を通していただければと思っています。

具体的な内容に少しだけ触れると、このタンデムマス法がどのように開発されたのか、そして、検査できる疾患の数が増加するさいに、どのような論理が用いられたのか、これらについて検討します。そのためにまず、この検査法を導入するにさいして、新生児マス・スクリーニングの実施における「費用－便益《べんえき》」の問題と、新生児突然死症候群《しょうこうぐん》（ＳＩＤＳ）▼の予防という問題とに、スポットが当てられていたことを確認します。そして、これらの問題のすべてが解決されたうえで導入されたとは決していえない現実も、明らかにします。

このタンデムマス法は、まだ始まったばかりといえます。そのため今後、新生児マス・スクリーニングの歴史をどう紡《つむ》いでいくかは、読者である皆さん次第だと思います。というのも、これまでの歴史を振り返ってみることで、個人と個人がどのように結びついてどう動いていくかがきわめて重要な課題であることを、感じていただけると思うからです。

そこで、日本における新生児マス・スクリーニングの歴史を述べていく前に、ここで少し、必要な遠回りをしておきます。それは、日本で新生児マス・スクリーニングが導入・実施されるまでのあいだに、子と親に関して、いったいどのような政策が実施されてきたのかを、概観するというものです。時期としては、明治時代から、母子保健法が成立した一九六五年までで

▼**新生児突然死症候群**——乳幼児突然死症候群（Sudden Infant Death Syndrome SIDS）は、それまでに何の予兆や既往歴もない乳幼児が死に至る、原因のわからない病気のことで、窒息などの事故とは異なるものです。新生児突然死症候群の予防方法は、現在のところ確立していませんが、(1)うつぶせ寝をせず、あおむけに寝かせる、(2)できるだけ母乳で育てる、(3)タバコを吸わない（禁煙する）の三つを守ることで、突然死の発症率が低くなるというデータがあります。この新生児突然死症候群については、第5章で詳しく紹介します。

す。ごくごく基本的な流れをまとめたものですので、詳しい方《かた》は次の節を飛ばして、第1章をご覧ください。

日本の母子政策の歴史

明治から大正まで

慈善事業としての「貧民」対策

日本で母子保健に関する取り組みが開始されたのは、明治の終わりごろからです。それまでは、一八七四年に「種痘《しゅとう》規則」が制定され、一八七七年の「虎列剌《コレラ》病予防法心得《こころえ》」や、一八七九年の「虎列剌病予防仮《かり》規則」、一八八〇年の「伝染病予防規則」が公布されるなど、国の政策は、感染症への対策に重点が置かれていました。[▼32] 明治期には、民間の施療《せりょう》機関も増えましたが、救療事業としての意味あいが強く、「貧困者」や「貧民」に対する施療が主でした。[▼33] 母子保健を目的としたものとしては、一八九一年に、病気の子どものための療養施設として、婦人共立育児会が創立されています（図2）。また同年、同志社病院にも日本最初の無料産院が民間の主導で開設されています。▼34 婦人共立育児会の活動について、ある会員は次のように述べています。

歐州《おうしゅう》にては到《いた》る所乳兒院《にゅうじいん》の設けあるのを見る。皆《みな》これ人情孤獨《こどく》を憐《あわ》れむより起《おこ》りたる事《こと》なり近似我國《わがくに》にては公衆の喜捨《きしゃ》による慈善の諸會起《おこ》り婦人にしてこれを贊《たす》けざるものは殆《ほとん》ど稀《まれ》なるべし。〔…〕此《この》趣意により病兒部《びょうじぶ》と育兒部《いくじぶ》（保育部）に分け貧民の病兒を施療《せりょう》し且《かつ》勞働者の妻が分娩《ぶんべん》して大患《たいかん》にかゝつた時足手《あしで》まとひになる乳兒《にゅうじ》を預《あず》かり育てゝゐるのです實際《じっさい》に世話する人は殆《ほとん》ど會名《かいめい》の通り婦人で女醫《じょい》、藥局、看護婦等の方々《かたがた》がやつておられます。▼35

さらに、この会員は、施設で幼児がミルクを与えられている様子も見学しています。

衛生上の知識のない親達から重病に苦しめられて泣く子供を食べねばならぬ事《こと》に逐《お》はれてこづき廻《まわ》したり罵《ののし》つたり毒々しい駄菓子《だがし》等を興《あた》へられてゐる子供達がかく手當《てあて》行き届いた世話をされるのは全く幸福と云《い》ふ外《ほか》はありません。▼36

このように、当時の母子保健事業は、育児知識のない「貧民」の親に育てられるかわいそうな

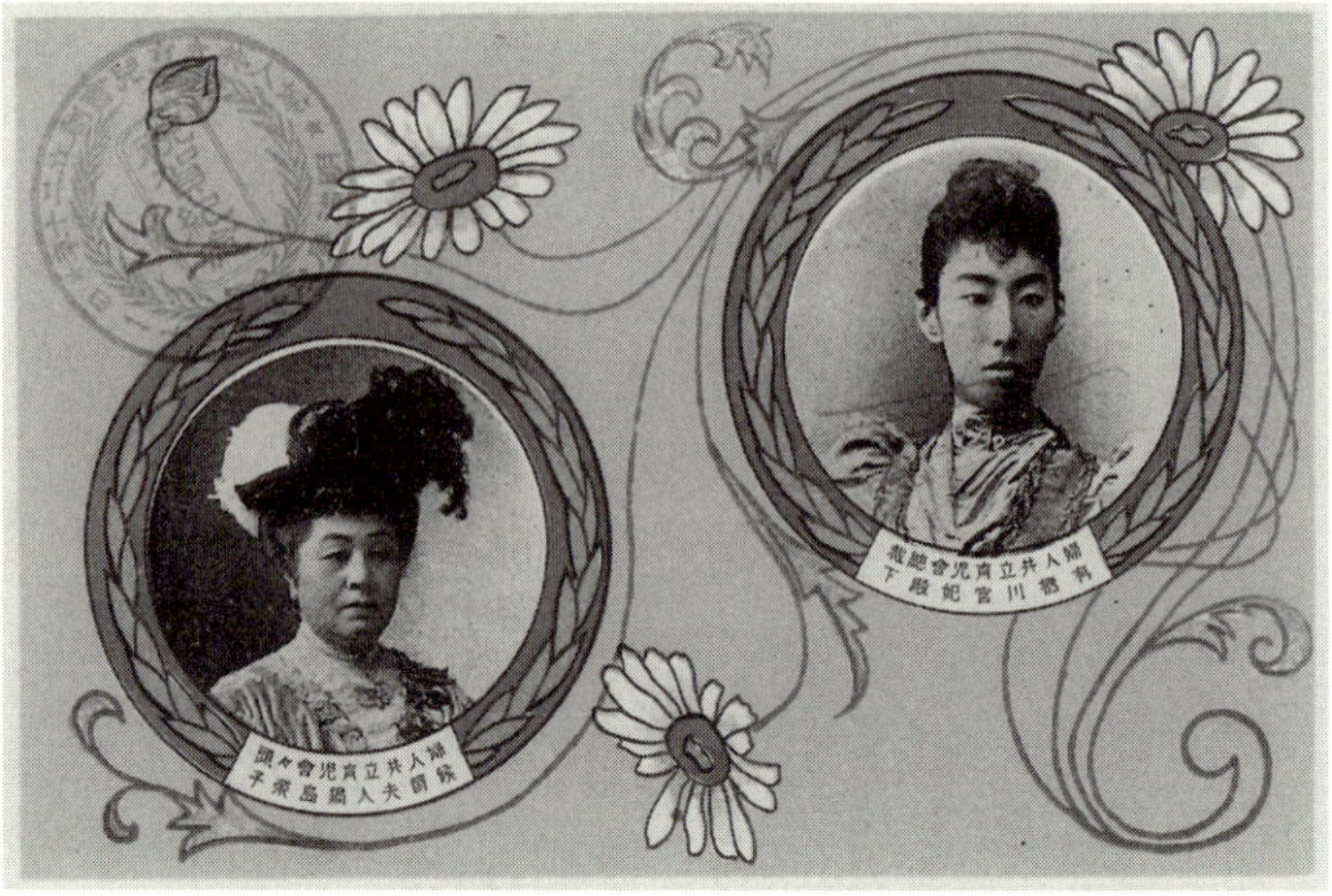
婦人共立育兒會總裁
有栖川宮妃殿下
婦人共立育兒會々頭
侯爵夫人鍋島榮子

図2　婦人共立育児会の創立

子どもを、中産階級の慈善《じぜん》事業にもとづく文援により救済する（「子どもたちがこのような手当ての行き届いた世話をされるのは、まったく幸福というほかはありません」）という意味あいが強かったといえます。[37] 同時期に設立された同志社病院も、アメリカ式の慈善事業としての性格をもっていました。[38] その後も、一九〇〇年には、滋賀県神崎郡婦人慈善会の乳幼児健康診断が開設され、また一九〇六年に設立された三井慈善病院には、後の一九一一年に、小児科が新設されています。他にも、大阪毎日新聞慈善団による貧民者への巡回診療（一九一〇年）、慈善病院の創立（一九一一年）など、民間による事業が行なわれていました。[39]

一九一一年二月一一日に、天皇による施薬救療養の勅語《ちょくご》と、一五〇万円の下附《かふ》がなされ、貧困無告者の医療保護事業を行なうようにとの指示がありました。その指示を受けて一九一一年五月には、恩賜財団済生会《さいせいかい》が設立され、一九一二年四月から事業が開始されました。済生会の設立は、窮貧《きゅうひん》層が病気になっても医療が受けられないという、過酷な現実への対応を目的としたものでしたが、施療病院の設立と施療券の配布のみが実施されて、実際の治療は、十分に行なわれていませんでした。[40]とはいえ、一九一二年に施療を受けた人は、四万二二六三人でしたが、一九二六年には、五四二万七四三二人へと激増しています。特に、一九二三年の関東大震災の後、相次ぐ恐慌（戦後恐慌、震災恐慌）とその幕間《まくあい》の不況の深刻化によって、窮貧層の数が急増しました。この急増への対応と、そして済生会の経営状態自体の悪化とによって、一九二四年からは、済生会の直営医療機関が、有償《ゆうしょう》で診療を行なう方針へと変わりました。しかも、このとき配布された施療《せりょう》券には、券の交付や券による施療に制約もありました。このような状況のため、済生会の施療は、貧困層が必要とする医療を十分に提供できる状態ではありませんでした。一九二四年には、済生会の事務が行政庁に委嘱《いしょく》され、それぞれの都道府県の知事が支部長を兼《か》ねることとなりました。[41]この時代、民間主導の慈善事業による対応には限界があり、やがて、国家主導の政策へと移り変わっていきます。

大正から戦前まで

乳児死亡率への対策と環境改善

日本の衛生行政は、伝染病に対する防疫《ぼうえき》対策から出発し、その後、管理することを目的とした警察的な取り締まりによって行なわれてきました。これらの防疫の対策によって、伝染病の脅威を緩和《かんわ》することができました。

他方、慢性《まんせい》疾患の予防、乳幼児死亡対策、国民の体格や健康に関する問題については、早期発見・早期治療による生活環境や生活内容の改善が実施されました。しかし、乳児死亡率は、諸外国と比較しても高いままになっていました。そのため、一九一六年に保健衛生調査会が設置され、国民の健康状態の把握、健康を損なう原因の特定とその除去、健康の保持・増進に取りかかりはじめました。▼42 それにもかかわらず、同年に乳幼児死亡数は増加し、一四九万人となって、しかも死亡率は二六・八%を記録しました。

その後も乳幼児死亡率は高止《たかど》まりのままでした。しかし出生数のほうは、一九二〇年に二〇〇万人を突破し、出生率は三六・二%となりました。▼43 内務省《ないむしょう》▼は、一九二〇年に保健衛生調査会の決議として、「児童及《およ》び妊産婦保健増進に関する件」をまとめました。その主たる内容は――、

(1)主要な都市に、貧困な産婦を収容する産院《さんいん》の設置、産院には、巡回産婆《さんば》や巡回看護師を付置し、収容できない妊産婦の看護にあたる。

(2)主要な都市に、育児相談所を設置し、育児相談や健康診断に応じる。

(3)主要な都市に、乳児保育所を置き、保育困難な乳児を無料または有料にて収容する。

(4)産婆のいない地方には、公設産婆を設置する。

(5)児童週間や児童衛生展覧会を開催し、保健衛生思想の普及に資《し》する。

――などでした。これらの方針に従い、内務省による啓蒙《けいもう》活動（「保健衛生思想」やその知識・技術の普及）が開始されます。▼44 また、一九二五年には、全国の主要都市に小児保健所の設置が進められました。小児保健所の設置理由は、当時は、乳幼児死亡の原因の多くが、母親の育児知識の低さや母乳栄養が不十分なことにあると考えられたためです。つまり、母親が育児指導を受けたり、人工栄養の知識を得たり、牛乳の斡旋《あっせん》によって栄養改善を図ったりすることで死亡率を減らせると、当時の官僚や医療従事者たちのあいだで考えられていたためです。▼45 このような目的のもとでの小児保健所の設置は、「貧民」に対する取り締まりから、母親への指導を中心

▼**内務省**―― 一八七三年に設置され、「官庁の中の官庁」とも呼ばれる最有力官庁でした。一九四七年にGHQの指令によって解体されます。地方行財政の監督、治安維持・警察活動、土木・建設部門、衛生・社会部門、出版・著作権部門をはじめとする、国民生活全般への監督・監視を課題としていました。

とする母子保健対策へと、政策が変化するきっかけとなりました。
同年（一九二五年）、後の昭和天皇の第一皇女の誕生を記念し、東京で、「皇孫《こうそん》御誕生記念子ども博覧会」が開催され、翌二六年には、京都でも同様の博覧会が開かれました。比較教育文化史が専門の川口仁志によると、これらの博覧会は、皇室の慶事《けいじ》を祝うという目的に加えて、あるべき子どもの教育の姿を国民に啓蒙するという目的も有していたとのことです。子どもの生育環境がいかに重要かを、博覧会というメディアを通じて、人々に喧伝《けんでん》しました。このような目的が設定された背景には、子どもが国の宝であり、「次代の国民」であると捉《とら》える認識が国にあったと、川口は指摘しています。そして、さらに時代が大正から昭和へ移ると、国家にとって有用な国民を鍛錬《たんれん》することが、明確に、教育の目標に掲《かか》げられるようになっていきます。[46]
このような、貧困対策から「次代の国民」の鍛錬へという政策変化の背景には、乳幼児死亡率、特に新生児死亡率の減少がありました。新生児死亡率は、一九二〇年にピークに達したのち、それ以降は、減少傾向となりました。新生児死亡率の低下は、農村部での地域レベルのさまざまな取り組みが日本各地でなされるようになった成果でもあるといわれています。[47] 都市部においては、政府によって乳幼児死亡率を減らすための政策が推進されると同時に、農村部においては、住民たちによる地道な取り組みが継続されていました。
では、農村部での乳幼児死亡率の低下は、戦時下では、どのような人口政策へとつながっていったのでしょうか。もう少し具体的に、農村部におけるこの取り組みの内実を見ていきたいと思います。そこで、農村部での、妊産婦保護や乳幼児保護に関する知識の普及活動を担った代表的な団体のひとつとして、恩賜《おんし》財団母子《ぼし》愛育会《あいいくかい》の活動を紹介しておきたいと思います。

社会福祉法人恩賜財団母子愛育会は、一九三四年三月一三日に、平成の明仁天皇が皇太子として誕生したのを記念し、母子保健事業を行なう恩賜財団愛育会として設立されました。そして一九三六年に、この恩賜財団愛育会によって、農漁村の乳幼児死亡率の低下を目的とした啓蒙活動が開始され、その後「愛育村」や「愛育班事業」として広がっていきます。これらの事業の目的と内容は、産婦の産褥期《さんじょくき》の栄養改善、米粉《こめこ》から牛乳への人工栄養の変更、離乳時期の早期化による乳幼児の栄養改善などであり、一定の効果があったとの報告があります。[48]

しかし、事業の基本的な性格が「教化《きょうか》」であったため、国家の責任や自治の理念がなく、天皇中心の家族主義による相互扶助《ふじょ》に頼らざるをえず、その活動には限界があったとされます。[49]とはいえ、事業対象となった愛育村には、愛育会や道府県からの継続的な指導・援助がありました。さらに戦時下にあっては、この恩賜財団が厚生省の外郭《がいかく》団体でもあるという立場を利用して、「愛育村」や「愛育班事業」の事業内容に影響力をもっていました。[50]

この恩賜財団愛育会の活動に関して、教育史が専門の吉長真子は、次のように分析しています。一九三〇年代当時の、農村に暮らす母親には、自分の身体《からだ》や子育て、衛生に気をくばるほどの生活の余裕はなく、また、医学的・教育的配慮が必要であるという観念自体も存在しなかった、そのため、恩賜財団愛育会が啓蒙《けいもう》しようとした知識は、当時は、全く新しい知識であった、と。また、そのような産育のありようの変化が後押しされ、知識が普及されたのには、子どもという存在を、「村」の子どもや「日本」の子どもとして強調した恩賜財団愛育会の団体的な性格と、国家の人口政策との結びつきがあったことも指摘しています。[51]

このように、母子保健事業は当初、民間主導でしたが、やがて行政によって行なわれるようになっていきます。それは、一九三八年の厚生省の創設にもつながる変化でもありました。その背景には、もちろん、「戦争」の影響が垣間《かいま》見えます。

そこで次に、この国家の人口政策、そしてその厚生省との関連を確認しておきます。

時代をもういちど前に戻します。一九一六年に、保健所の制定を目的に保健衛生審査会が設置されました。その後、一九一九年から三七年にかけて、大阪市立児童相談所、簡易保険健康相談所、結核予防健康相談所、小児保健所、健康保険健康相談所などの、保健指導を実施する機関が増加し、一九三七年には「保健所法」が制定されました。内務《ないむ》省の衛生局は、国民の生活水準が低くて、労働条件も劣悪で、生活環境施設の整備も不十分な社会情勢において、比較的に実現可能で効果が期待できる衛生行政として、保健指導や相談事業を重視していました。そのため、保健所法が制定されたのです。

保健所は、人口一〇万人ないし一二、三万人に一ヶ所ずつ、設置される予定でしたが、実際には、計画どおりの整備とはなりませんでした。[52] 同じく一九三七年には「母子保護法」も制定されました。一九三二年に「救護法《きゅうごほう》」が施行《しこう》されていたものの、この法律は、母子に対しては、きわめて限定的な適応に終始していました。このような法律の不備を補うため、新たに制定された母子保護法では、一三歳未満の子をもつ貧困者で、配偶者のいない母子家庭が保護の対象とされました。[53] 母子家庭が母子保護法の支援の対象とされた背景には、一九三七年に改正された「軍事扶助法《ふじょほう》」の存在があげられます。[54] 同法では、日本政府が進める戦争によって犠牲になった母子家庭への、手厚い援護《えんご》を行なうことを目標にしていました。[55] このように、それまでは恩賜財団愛育会のような民間主導だった母子保健事業が、この時期から、行政によって行なわれるようになり、翌年の厚生省の創設にもつながります。何度も言いますが、これらの動向の背景には、戦争の影響がありました。

厚生省の設立が直接的な政治的課題となったのは、徴兵検査などで、国民の体力が低下していることが明らかになったためです。一九三六年に陸軍省が、「再び衛生省設立の急務に就《つ》いて」という文章を発表し、第一次世界大戦（一九一四～一九一八年）以降、欧米諸国は衛生省を設置し、自国民の体力向上に努めているが、日本ではその対策が遅れて、国民体力の低下を招いていると指摘し、衛生行政の強化を求めました。その後、新省設置は延期されていましたが、「日《にっ》華《か》事変」（日中戦争、一九三七～一九四五年）によって、一九三七年当時においてすでに、長期戦の様相が濃厚となり、国民の体位向上を目的とする新省の創設の要求が再び高まりました。その結果、一九三七年の閣議において、保健社会省官制案および関係官制案が決定され、その後の法案修正を経て、一九三八年に、厚生省が設立されました。当時の厚生省は、体力局、衛生局、予防局、社会局、労働局の五局と保険院で構成されました。[56] 一九四〇年には、国民の体位、体力増強方策の確立が、国策の重要事項とされ、「国民体力法」が制定されました。国民体力法の制定には、日本学術振興会や日本医師会からの答申《とうしん》もありました。[57]

体育学が専門の波多野伸たちは、国民体力法の制定について、国民体力法は、軍国主義を背景にして、あくまでも国家の発展や国力の向上が前提とされており、あくまで付随《ふずい》的なものとして国民の健康管理が実施されてきたと述べています。当時は、戦時体制下であったため、全体主義的な軍国主義がそのまま健康というイデオロギーに直結して、体力の向上が国策としして実施されました。国民体力法は、国民の体力向上を目指すのみで、精神面の管理まではなされなかったのですが、遺伝上の問題として「国民優生法」が同時に制定されます。[58] このように、当時の法案では、国民個人の健康の増進という視点ではなく、国力の増強という視点にもとづいた施策が行なわれていたといえます。

この「国民優生法」は一九四〇年に制定されました。その前段階として、厚生省の創設によって、予防局に優生課が置かれ、断種《だんしゅ》法制定に向けての対策が進められていました。他にも、日本学術振興会により、優生遺伝研究会が設置されています。法案をめぐっては、一部の精神医学者・遺伝医学者たちからの反対もありましたが、国民優生法は制定されました。制定の目

的は、「不健全者の優生手術」と「健全者の産児制限防止」です。▼59

では、この「不健全者」とは、具体的に誰を指すものだったのでしょうか。土井十二の『國《こく》民《みん》優生法』（一九四一年）から、その輪郭《りんかく》を描いてみたいと思います。

> 國民優生法案の目的とする所《ところ》は國民素質《そしつ》の向上を圖《はか》り、之《これ》に依《よ》つて國家將來《しょうらい》の 發展《はってん》を期せんとするにある。此《こ》の目的を達成するため、一面に於《お》ては惡質《あくしつ》なる遺傳性《いでんせい》疾患の素質を有《ゆう》する國民の増加《ぞうか》を防遏《ぼうあつ》すると共に、他面に於《お》ては、健全なる素質を有する國民の増加を圖《はか》らんとするものである。〔…〕我が國民體力《たいりょく》の現状を見るに、近年其《そ》の低下の傾向を見受けられ、其の素質も亦《また》自然に之《これ》を放置して置く時は、次第に低下するのではないかと懸念《けねん》せられる。而《しこう》して國民《こくみん》體力の向上を期《き》せんが為《ため》には單《たん》に環境の改善による後天的素質の向上を圖《はか》るに止らず、更《さら》に進んで根本的に國民の先天的素質に就《つ》き検討《けんとう》を加へて見るに、不健全なる素質、殊《こと》に惡質なる遺傳性《いでんせい》疾患の素質を有する向《むき》が、漸次《ぜんじ》増加るす《ママ》の傾向が見える。是等《これら》の遺傳性惡疾が遺傳して、子孫に其《そ》の發病《はつびょう》を見ることは、啻《ただ》に患者又《また》は患者を有する家族の悲惨なる苦痛となるのみならず、之《これ》を國家的に見ても斯《か》くの如《ごと》き惡質なる素質が遺傳して行くならば、將來《しょうらい》國家發展《はってん》の上に、洵《まこと》に憂慮すべき事態が齎《もたら》されることに相成《あいな》らうかと存ずるのである。以上の理由を以て本法案を提出するに至《いた》つた次第である。▼60

このように、国民優生法では、「悪質」なる遺伝性疾患の素質者を「不健全者」と規定し、遺伝を防止することによって、国民の「素質」を向上させることを主な目的としていたのです。ではどのような「素質」が「悪質」とされたのでしょうか。

第三章　優生手術の對象《たいしょう》

第一項　惡質遺傳性《いでんせい》疾患の發病《はつびょう》者

この惡質遺傳性疾患の發病者として、一、遺傳性精神病者。二、遺傳性精神薄弱者。三、強度且《かつ》惡質なる遺傳性病的性格者。四、強度且《かつ》惡質なる遺傳性身體《しんたい》疾患者。五、強度なる遺傳性畸形《きけい》者の五つが列擧《れっきょ》されてゐる[61]（法第三條第一項）。

まず、発病者に関しては、「悪質」の項目として五つの特性が挙げられています。[62]では、この「悪質なる遺伝性疾患の素質者」とは、何を指していたのでしょうか。

第二項　惡質遺傳性疾患の素質者

一、前述したのは被手術者即《すなわ》ち、本人が該《その》疾患者である場合であるが、更《さら》に現在本人には何等の疾患はないが、確實に疾患の素質を有する場合にも優生手術が行い得られる。

これは第一項の例外である。即《すなわ》ち被手術者が四等親《とうしん》内の血中に前記五項の一に該當《がいとう》する病的素質を有して居り、且《かつ》その配偶者も同様の病的素質を有して居つて、その兩者《りょうしゃ》が婚姻することによつて將來が生まれる子供が、醫學《いがく》的經驗《けいけん》上同一の疾患に罹《かか》る虞《おそ》れ特に著《いちじる》しい場合に優生手術を受け得られる（法第三條第二項）。〔…〕

二、尚《なお》更に第一項の例外の一つは、夫婦兩人《りょうにん》が疾患に罹《かか》れる子どもの出生によつて、病的素質を有することが確認され、尚將來《しょうらい》出生すべき子供も同様の疾患に罹《かか》る虞《おそ》れが特に著《いちじる》しい場合にも優生手術が受け得られる▼[63]（法第三條第三項）。

第三条・第二項では、遺伝によって子どもが疾患をもつ可能性が高い場合、従兄妹《いとこ》婚が優生手術の対象とされました。また、その場合の疾患は同一の性質をもち、疾患が特定できるとものと規定しています。優生手術の対象とするには、四等親以内の血族中に一人以上、その疾患の罹患《りかん》者を有していることが条件であるとされていますが、遺伝することが確実な場合は、罹患者は一人でよいとされました。

第三条・第三項では、夫婦が出生した子どもの発病によって、「同一遺伝疾患の素質者」であることがわかり、将来に出生する子どもも同様に発病する恐れがある場合に、優生手術の対象とされました。ただし、親族中に一人の患者が発病した場合でも、軽々しく判断してはならないとも記されています。▼[64]

このように、国民優生法のなかでは、遺伝性疾患は、子世代・孫世代へ伝わるものであることが重要視されて、遺伝的な「素質者《そしつ》」、つまりは「保因者」が子どもを出産することを避けることによって、国民の「資質」を向上することが掲げ《かか》られていました。発病者は、遺伝性のみが重要視されていたわけではなかったのですが、保因者である「素質者」は、遺伝する危険性をもつ者として、対象化されていたといえます。そして、「素質者」に子どもをもたせないようにするために、人工妊娠中絶ではなく、優生手術が選ばれていたとも考えられます。

このような、国力の増強を目的とした、国民の体力と「資質」の向上が推し進められるなか、一九四一年には、「人口政策確立要綱《ようこう》」が閣議決定され、戦時における人口政策や母子政策が実施されていくことになります。

戦中から終戦まで 第二次世界大戦中における政策

日本では、一九三一年の「満州事変」、一九三七年の「日華事変」にともない、戦時体制がとられるようになりました。一九三七年の「保健所法」〔➡48頁〕の公布、一九三八年の「国家総動員法」の制定によって、国防に必要な兵力と労働力の維持・確保が喫緊《きっきん》の課題となりました。同年、この課題に応えるために厚生省が設置されたことは先に述べたとおりです〔➡49頁〕。このような、国防に必要な兵力と労働力を確保する政策は、「健兵健民《けんぺいけんみん》」政策と呼ばれるようになります。[65] たとえば、一九三九年には、愛育会〔➡47頁〕と中央社会事業協会の提案によって、「乳幼児一斉健康診査」が開始されました。[66]

一九四〇年には、「国民体力法」と「国民優生法」が制定され（第二次近衛文麿内閣）、「健兵健民」政策の内容がさらに強化されました。一九四一年一月には、「人口政策確立要綱《ようこう》」が閣議決定（同内閣）され、「産《う》めよ、殖《ふ》やせよ」、「兵力・労働力の増強」を、国民が一丸となって目指す体制が掲げられました。そして同年八月には、厚生省に人口局が設けられ、人口政策が推進されます。[67] 厚生省の人口局長を務めた武井群嗣[68]（内務省出身）は、局長に就任して「人口政策確立要綱」を熟読したさい、人口政策には実行困難な内容があることをすでに認識したと、証言しています。

> 第一は、所謂《いわゆる》東亜共榮圏の建設發展《はってん》を圖《はか》る基調を、日本民族の増強に置く點《てん》であつて、この考え方の誤れることは、特に説明を要しないであらう。第二に、この要綱は餘《あまり》にも人間を動物的に視《み》て人口を物的資源化してゐることである。昭和三十五年總《そう》人口一億を目標として、今後十年間に婚姻年齢を三年早め、一夫婦の出生數《すう》を平均五兒《じ》に引き上げる計畫《けいかく》の如《ごと》き、又《また》出生の増加を基本とし「併《あわ》せて死亡の減少を圖る」方策の如《ごと》きは、正にそれであつて、ただちに首肯《しゅこう》することができない。第三に、この要綱は「國防及び勤《きん》

労《ろう》に必要なる」素質の増強を目標として、差迫《さしせま》つた時局に對應《たいおう》しようとするものの如くであるが、斯様《そのよう》な際に「生めよ殖せよ《ママ》」の方策を高調することは、却《かえ》つて足手纏《まと》ひの不生産者層を増加する結果となりはせぬか、との疑問であつて從《したが》つて寧《むし》ろ主力を死亡の減少に注ぐべきだ、と主張するものである。[69]

つまり、この頃の人口政策は、「生めよ殖《ふや》せよ《ママ》」というように、たんに殖《ふ》やせば良いというわけではなく「素質」も重視しなければならない、国民は「健兵健民」でなければならない、という条件も追い求めていました。そして、「素質の増強」に寄与《きよ》しない「悪性遺伝」をもつ者の出生の防止が、政策に組み込まれました。

一九四二年には、「強兵の哺育《ほいく》」という国の要請にもとづく「乳幼児体力向上指導要領」によって、一、二歳児の体力検査が実施されました。乳幼児には体力手帳が交付されて、出生時から体力に関する検査結果が記録され、乳幼児死亡の減少と健全育成が目指されました。[70]同年には「妊産婦保護手帳規定」が施行され、妊娠届と引き換えに妊産婦手帳を交付して、妊娠中の診察受診の奨励《しょうれい》、必要物資や食料の特配《とくはい》を行なっています。[71]

また、一九四三年一二月には、小児保健報国会《ほうこくかい》と日本母性保護会とが、母子愛育会に合併されました。この二つの団体は、母子保健の向上のための国策に、小児科・産婦人科の医師の有志たちが協力していた全国組織でした。日本母性保護会の会則では、日本の母性の健康を増進し、健全な次世代の国民の増強を図ることによって、「民族力」を強化することが目的とされました。主な事業として、母性健康指導の促進、戦時の母性保護の強化促進、母性知識の普及宣伝、妊婦奉仕診察などがありました。組織の合併にあたって、その名称も、母子愛育会から恩賜財団大日本母子愛育会に改《あらた》められています。[72] 文字通り、子どもをもつ可能性のある男女だけでなく、出生前の胎児、出生した子どもまでをも、将来の兵力・労働力として国家に奉仕させる全面戦争と全体主義体制を、多くの人々が下支《したざさ》えしていきます。

一九四三年以降は、日本本土が戦火に包まれ、主な母子保健政策は、空襲下の妊産婦・乳幼児の保護や、疎開《そかい》先のない母子の集団疎開になりました。[73] そして一九四五年に、日本は「終戦」（敗戦）を迎えたのです。

戦後から母子保健法の成立まで

母子政策と女性への焦点化

「終戦」後の一九四五年からは、日本の人口は、急激な増加局面をむかえることになります。同年一〇月には、日本の人口は約七一〇〇万人でしたが、海外からの引揚者《ひきあげ》や復員兵《ふくいんへい》の、約七〇〇万人が加わり、その結婚や家庭への復帰によって子どもが多く出生したことで、出生率が上昇しました。一九四七年から四九年にかけての三年間で八〇六万人もの子どもが生まれ、一九五〇年までのあいだに、人口が一〇〇〇万人以上も急増することになりました。戦後、日本の占領統治《とうち》にあたったGHQ／SCAPは、当初から、日本の人口問題に強い関心を示しており、人口動態《どうたい》調査の指令を出していました。GHQが人口問題に強い関心を示したのは、まず、食糧不足による栄養失調や、飢餓状態に起因する伝染病の蔓延《まんえん》を警戒していたためです。次に、食糧危機が原因となって、占領軍に対する反感が醸成《じょうせい》されて暴動に結び付くことを懸念《けねん》したためでもあります。[74]そのためGHQは、公衆衛生政策に力を入れ、予防接種や食料の輸入配給を実施しました。

他にも、一九四六年から四七年にかけて、たとえば山梨県で、山羊《ヤギ》の飼育による山羊乳の実験的利用やたんぱく源の確保が奨励《しょうれい》されるなど、母子の栄養状況の改善が推《お》し進められました。[75]そして一九四七年に、児童の健全育成、福祉の積極的増進を目的とした「児童福祉法」が公布されます。

公布にいたるすこし前の一九四七年一月、「児童保護要綱を中心とする児童保護に関する意見書」が提出され、そこには次のように記されました。[76]

厚生省立案の児童保護法要綱を見ると、少年救護法、矯正院《きょうせい》法、児童虐待防止法等現行法規の統合と保育所制度の確立を企てていることはよくわかる、従って原案の保護対策の主な範囲は、不良少年および刑事訴追《そつい》をしない犯罪少年と被《ひ》虐待児童とであって、要するに特殊の問題児童の範囲を出ない。政府の意図されるように児童福祉のために児童局を特設して、一面行政運用にて立法以外の積極的児童福祉の増進をはかることももちろん可能であるが、同時に立法そのものに積極性を与えなければならないから、法の対象は全児童に及ぶよう構成せられるが必要である。[77]

この「意見書」をきっかけに、全児童を対象とした一般福祉の増進へと、法律の目的が変更されました。そして名称も、「児童福祉法」とされて、「次代の社会の担い手なる児童一般の健全育成、全児童の福祉の積極的増進を基本精神とする」[78]というように、児童に関する総合的な法律となりました。

また、一九四七年三月には、公衆保健局保健課と社会援護《えんご》局の事務が集結されて、児童局が創設されます。児童局には、企画課、養護課、母子衛生課の三課が設けられました。[79]児童局には、公衆衛生局の「母性、乳児及び児童の保健衛生に関する事務」が移管《いかん》されます。つまり、母子政策は、児童福祉法にもとづく、児童局母子衛生課が所管する事業と、保健所法にもとづく、公衆衛生局保健所課が所管する事業という、二つの法律のもとに二つの部署が事業を実施する体制となり、母子政策事業が、市町村の管轄《かんかつ》と都道府県の管轄とで、混在する状態となりました。しかし、このような行政上のタテ割りと曖昧《あいまい》な責任の一方で、児童福祉法では、「児童が心身ともに健《すこ》やかに生まれ、育成されるように努めること」が理念とされ、これを達成するため、妊産婦・保護者の責任のほうは、はっきりと明記されていました。▼80 そして、母子を対象とした政策は、この後も引き続いて制定されていきます。とりわけ、人口が急増した終戦直後の状況から、合計特殊出生率が低下を始める一九五〇年代にかけて、人口の「素質」が、あらためて重視されていきます。この傾向がとりわけ顕著に現われたのが、一九四八年に制定された優生保護法です。

この法律が制定された背景を、ざっと見ていきましょう。

終戦後の、食糧難や生活難の状況下で、子捨て、子殺し、堕胎《だたい》が増加しました。しかし、法律上は、「刑法」が規定する堕胎罪〔➡35頁〕、そして「国民優生法」が規定する、医学的・優生学的な目的以外での中絶の禁止〔➡35頁〕がありました。▼81 つまり、子捨て、子殺し、堕胎の増加に対して、既存の法律では、うまく対応できていなかったのです。そのため、一九四七年七月に、国民優生法の改正が必要であるとして、日本医師会が第一回の委員会を開きました。また、同年八月には、参議院議員の谷口弥太郎が、国民優生法が戦後の社会状況に適応していないという内容の意見書を提出しました。他にも、衆議院議員の太田典礼（日本社会党）や加藤シヅエ（同党）、福田昌子（同党）らによって、「優生保護法」の原案が作成されました。原案の提出の遅れもあって、審議は未了《みりょう》となりましたが、法案提出の理由は、以下のように述べられました。▼82

現行国民優生法は、産《う》めよ殖《ふ》やせ、の軍国主義的法律であり、その手続きが煩雑《はんざつ》で、実際には悪質遺伝の防止の目的を達成することがほとんどできないでいた。また、出産を強要することを目的としているために、国民を苦しめる結果を招いている。殊《こと》に第一六条における断種手術並びに妊娠中絶の届け出制に至っては、医学的な適応症に対してさえ、めんどうな届出を必要とし、必要な場合に対してもこれを妨害している。しかも実際にはあまり履行《りこう》されず有名無実になっていたのである。

殊《こと》に妊娠中絶は刑法によって禁じられているがために秘密裏《り》に行われ、あるいは素人の手にかかって母体の危険を招いている例が少なくない。母性保護の立場から、妊娠中絶の適応を拡大する必要がある。

今や人権尊重の民主主義日本建設の時代に、しかも人口過剰に悩む現状にあって、こういう悪法は一日も早く廃止し新しい優生法を制定して、母性を保護し、子孫に対する悪質遺伝の防止をたやすくし、かつ悪質者の子どもが不良な環境によりて劣悪化することも防がねばならない。▼83

従来の「国民優生法」と、このとき提出された「優生保護法」とは、両方とも優生学〔↓25頁〕に立脚していますが、国民優生法の目的は、国民利益の保護と位置づけられていました。ですが、優生保護法では、人口増加による人口の「質」に重点が置かれており、国民「素質」の低下を防止することが政策の主眼となっていました。他方で、優生学的な目的を越えて、避妊が広がることへの警戒も表明されていたことを忘れてはならないでしょう。▼84 医師の小関光尚は、優生保護法によって、断種、堕胎、避妊が認められるようになり、このなかで最も人々の異論が少ないのが避妊であるが、それがゆえに、避妊が進むことで「逆淘汰《ぎゃくとうた》」の現象が起こる恐れが大きくなる、と警告しています。

今假《か》りに知能優秀者(A)と劣悪者《れつあく》(B)とが五〇%宛《ずつ》から構成されて居《い》る國家があるとし、A群は一夫婦平均三人の子供を持ち其一世代を三三年としB群は一夫婦平均四人の子供を産み二五年の一世な結果となる。

	最初	一〇〇年後	三〇〇年後
A群	五〇%	一七・五%	〇・九%
B群	五〇%	八二・五%	九九・一%

即《すなわ》ち三〇〇年でA群は全滅し明らかに其《その》民族は完全に退化し終る事《こと》になる。▼85

このように、避妊が進むことで、「知能優秀者」の子どもが減少し、「劣悪者」の子どもが増加するという「逆淘汰」が進むと言明しています。さらに、遺伝性精神薄弱についても、以下のように警告しています。

Petersの報告に依《よ》ると両親が共に智能《ちのう》優秀である場合には其間《そのあいだ》に劣弱者が現れないと結論して居《い》る。筆者等が大阪市立恩済小学校なる智能指数七五以下の低能兒《じ》を収容せる特殊校を中心とし大阪及び京都、兵庫等の特別学級に在学して居る精神薄弱兒一五〇例の家系調査を施行したる結果は確実に生後の原因に依り発現したと考えられるものは僅《わず》かに一二%に過ぎない。残りの八八%は凡《すべ》て近親に精神薄弱者を発見した。特に両親共に薄弱者ある一二%は多く数兒《すうじ》を持って居《い》るが凡て低能者であり、父母の何《いず》れかが薄弱の時は其《その》子は普通に近いものと精神薄弱が混在して居る。

此際《このさい》父親の精神薄弱は一三%であつたのに母親のそれは三三%あつた事は注目に値する。云《い》い換えれば男性の低能者は稍《やや》結婚難であるが女性のそれは大多数結婚して居ると想像され優生学上重大なる問題を提供して居る。▼86

このように、当時は、「精神薄弱」の多くが遺伝性であると考えられていて、特に女性は、「精神薄弱」であるにもかかわらず結婚してしまい出産してしまう、という理由で問題視されていたのです。遺伝性疾患の患者や保因者については、優生手術はもちろん、妊娠中絶や避妊も認められていたのです。むしろ、国民の「質」を担保《たんぽ》するために、「悪質遺伝防止」の目的を達成するためにも、遺伝性疾患の患者や保因者が出生したり、あるいは成人後に出産したりすることを防止することが推奨《すいしょう》されていました。[87] そして、この優生保護法の人工妊娠中絶に関する改正は、一九四九年と一九五二年にも行なわれています。[88]

優生保護法の制定と改正を経たのち、一九五一年六月には、児童福祉法の一部が改正され、⑴児童の保健についての衛生思想の普及、⑵児童の健康診査、保健指導、⑶身体に障害のある児童の療育指導、⑷児童福祉施設に対する栄養改善指導等の四点が明示され、保健所が母子保健に果たす役割を定めました。[89]

その数年後の一九五六年には、経済企画庁の年次経済報告書において、もはや戦後ではない、と公言されます。[90] これは、一人当りの実質国民総生産（GNP）が戦前の水準を超えたことを根拠にしていました。この前年の一九五五年は、高度成長期の始まりでもある、神武《じんむ》景気の幕開けとなった年でもありました。家族福祉政策論が専門の上林芳夫は、戦後に行なわれた子ども政策は、戦前・戦中の「官治《かんち》・集権型」の子ども政策の復活であると分析しています。つまり、戦中期の、子どもをめぐる政策の特徴である、家族政策、学校教育政策（人的資源の確保）、治安政策（要保護児童の隔離）、相互監視（地域社会の監視体制）が、戦後も継続していたということです。

たしかに社会がいちじるしく変わっていきましたが、過去との連続性や過去の回帰もまた、けっして軽視できません。「国家のための人的資源」の確保が政策として、引き続き唱《とな》えられながらも、一九五〇年代からは、合計特殊出生率は低下していきます。ところが、このときの少子化は、問題とされませんでした。むしろ、さらなる出産の抑制が叫ばれる状況になります。というのも、敗戦直後から一九五〇年代にかけて、中卒者が「金《きん》の卵《たまご》」として経済成長を担いましたが、一九五〇年代後半には、中度から高度の労働力の確保が課題とされるようになっていった背景があります。[91] つまり、戦後の混乱期を経て、国連への再加盟（一九五六年）などの国際社会への復帰、国際市場への展開（輸出）、産業構造やエネルギー政策の転換、そして国内の高度経済成長、こういった変化の激しい状況を迎えると、より「質」の高い労働力が求められるようになっていきました。このような資本と国家からの要求に応《こた》えるために、たんなる人口の増加ではなく、人口の「素質」の向上が、戦争という戦前・戦中の文脈ではなく、経済発展という戦後の文脈において、あらためて重要視されるようになっていくのです。戦前・戦中との違いとともに、連続性（あるいは既視感）を認めることができるかもしれません。

一九六〇年には、政府による「所得倍増計画」が決定され、人的能力の開発と人口「素質」の向上とが、明確な目標となります。一九六二年五月には、「人づくり」政策が発表され、同年七月の厚生省人口問題審議会「人口資質向上対策に関する決議」において、「国民の遺伝素質の向上」が唱えられました（傍点は筆者による）。決議では、人口構成において「欠陥者」の比率を減らし、「優秀者」の比率を増やすことは、国民の総合的能力を向上するための基本的要請であると位置づけられました。[92] 人口「資質」を担保するために、幼年人口の健全育成が目指され、その一環として、早期発見による早期治療が重要視されるようになります。

実際に、一九五三年から、乳幼児の特定疾病対策が取り上げられ、一九五六年には、「乳幼児のくる病対策実施要領《ようりょう》」が示されました。翌年には、先天性股関節脱臼、脊髄性小児麻痺に関する特別対策実施要領が掲《かか》げられます。そして一九五八年には、未熟児に対する訪問指導や養育医療が実施されるようになり、一九六一年には、新生児に対する訪問指導が制度化され、翌年には、妊産婦への訪問指導が制度化されます。

分娩《ぶんべん》に関しても、一九五八年から、母子保健の拠点として、「母子保健センター」の整備補助事業が開始されました。一九六一年には、心身障害の早期発見に重点を置く、三歳児に対する総合的健康診査が開始されるようになります。さらに一九六三年には、三歳児健康診査に、精密検査が追加されます。[93]

これらの小児保健の変化を、小児科医の毛利子来は、人口「資質」の向上を政策目標に掲げることで、すべての小児にサービスを拡大し、高福祉を達成したが、その内実は、母親への責任転嫁と、対象の限定化による効率的処理とであったと指摘しています。しかも、小児保健サービスは、保健所の再編成によって形骸化した、と分析しています。[94] この時点で、母子保健は児童福祉の一部に位置づけられており、母親や妊婦に重点を置いた母子保健施策と、そのための法律の制定とが、必要になっていました。

一九六四年四月、「母子保健福祉施策の体系化と積極的な推進について」が、中央児童福祉審議会で審議され、同年一二月に中間報告が提出されました。報告書では、「母性保護」を加えた「母子保健法」を「児童福祉法」とは別に制定すべきとの提言がなされました。この提言を受け、「母子保健法案」が作成され、一九六五年八月に可決されて、「母子保健法」が成立し、一九六六年一月から施行されます。[95]

この「母子保健法」の成立は、日本の妊産婦死亡率の地域格差や乳幼児死亡率が、先進諸国に比べて高い状態にあったため、単独の法律として制定されるにいたりました。また、母子保健の事務が、都道府県から市町村に移譲《いじょう》されることになったことも、母子保健法が単独の法律として制定される要因になったと考えられます。事務移譲とともに、「母性」に関する単独法の構想も打ち出されましたが、「母子一体」の考えにもとづいた「母子保健法」という名称にするほうが、一般社会へのアピールになると考えられ、この名称になりました。[96]つまり、この法の存在は、母と子は一体と考えられるようになり、母子は一体である、との考えを浸透させる契機となったといえます。「産むことと」と「育てる」ことを一体として考える鋳型《いがた》が、法律によってかたちづくられたといえるでしょう。

このように、母子政策は、戦前の民間中心の貧困対策から政府主導の救済事業となり、やがて第二次世界大戦を契機として、国民の「質」の向上が重要視されるようになりました。その政策権力の対象は、子どものみならず、「子どもを産む／産んだ」女性にも向けられていきます。つまり、健全な子どもを産める「素質」をもった者であるかどうかの選別や、生まれた子どもがより健全に成長するための事業などの、家族への介入を前提とした政策でした。

さらに、戦後の高度経済成長期では、高度な技能をもつ人材が求められ、またしても、人口の「資質」の向上が政策として掲《かか》げられました。そのような人材を供給するために、乳幼児期に異常を発見・治療し、健全に成長するような事業を行なうことが課題となっていきます。その結果、子どもへの対応が中心であった児童福祉法では不足が生じ、親、特に、子どもを産み、育てる過程で中心的な役割を担う母親へ焦点をあてた母子保健法が成立したのです。このような歴史的な文脈のただなかにおいて、新生児マス・スクリーニングも導入されていきます。

ここで注意しておきたい点として、遺伝性疾患のうち、「劣性《れっせい》遺伝」によって遺伝する疾患の場合は、その子どもの母親はもちろん、父親も同様に遺伝情報をもつ「保因者」であるという事実があります〔➡21頁の図〕。しかしながら、これまで過去になされてきた政策論議のなかでは、この「父親」という存在については、明確に語られていないのです。

第1章 新生児マス・スクリーニングはどのように始まったのか

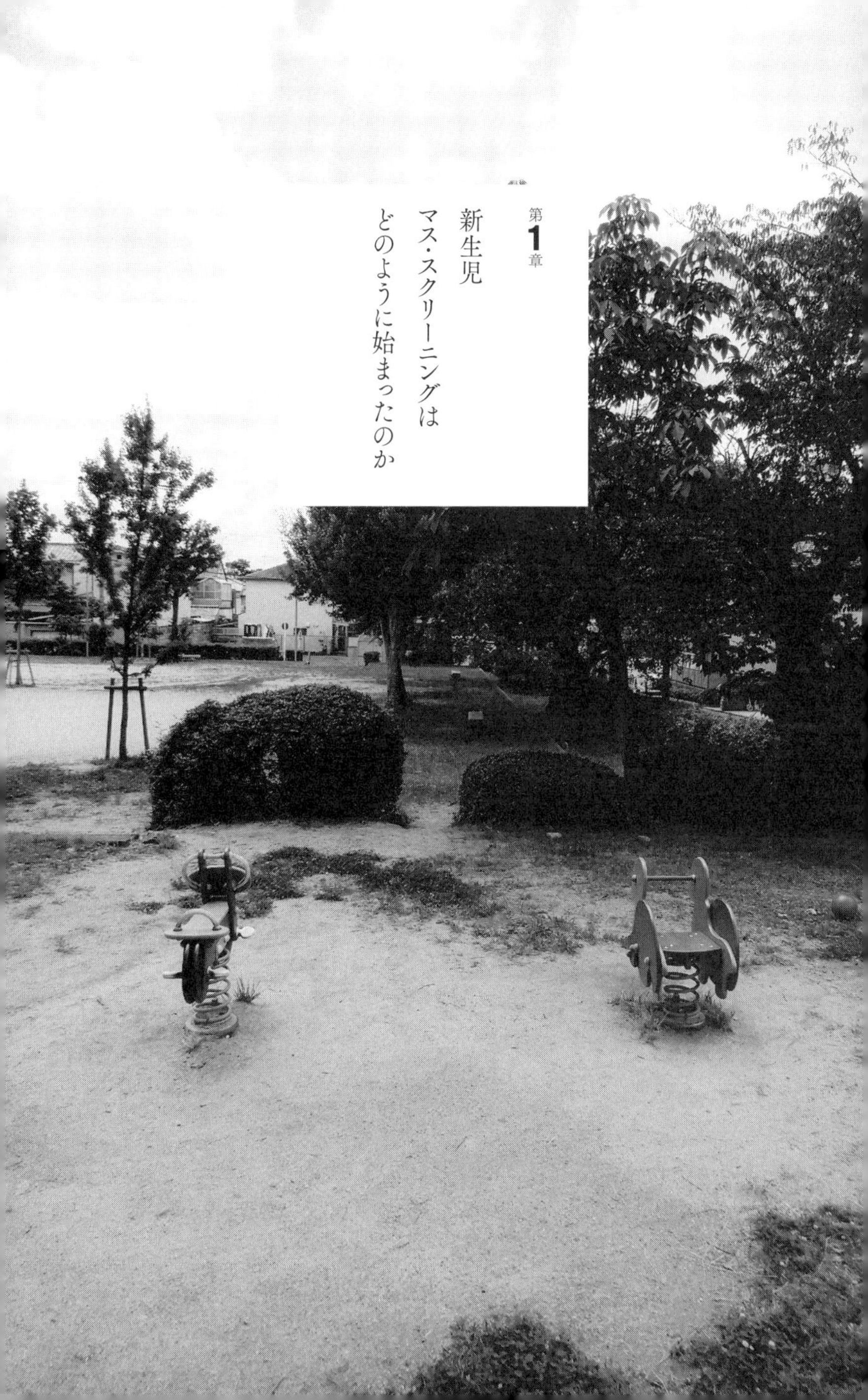

この章で主題としている先天性代謝異常症《せんてんせいたいしゃいじょうしょう》〔↓17頁〕の多くは、遺伝性疾患《しっかん》〔↓20頁〕です。なかでも、一九三四年に発見されたフェニルケトン尿症《にょうしょう》〔↓17頁〕は、食事療法《りょうほう》や治療用の特殊なミルクで「精神薄弱《はくじゃく》」を予防できる疾患として、スクリーニング〔↓19頁〕と治療の両面から、長く注目されてきました。

そこで、まずこの第1章では、フェニルケトン尿症をはじめとする先天性代謝異常症が、日本においてどのように研究され、やがて新生児マス・スクリーニング〔↓15頁〕の対象となっていったのか、また、新生児マス・スクリーニングの導入を主導《しゅどう》した医師たちは、遺伝性疾患についてどのように考えていたのかを検証いたします。そして、新生児マス・スクリーニングの導入プロセスを見ていくことで、以下の根本問題を検討していきます。

まず、疾患の早期発見による早期治療を柱とした、障害の発生予防の問題を取り上げます。これを踏まえてさらに、疾患をもった新生児（患児《かんじ》）〔↓15頁〕の発見をきっかけとして、疾患の遺伝情報の保因者《ほいんしゃ》である親が、次もふたたび患児を産む恐れのある存在として――つまり、疾患のある次の子どもが生まれないようにするという、防止（出生防止）の対象者として――見なされていった問題についても検討していきます。

先天性代謝異常症への視線

遺伝性疾患である数々の先天性代謝異常症が発見されたのは、一九六〇年代のことです。六〇年代の日本は高度経済成長の時代〔➡64頁〕で、一九六四年に東京オリンピックが開催され、東海道新幹線が開業したといえば、少しは時代状況をイメージしていただけるのではないでしょうか。昭和と平成も終わった今日からすれば、ずいぶんと遠い過去なのかもしれません。しかし、この時代の、先天性代謝異常症に関する研究にかかわった医師たちのなかには、先天性代謝異常症の保因者を見つけだすことだけでなく、疾患をもった子どもの誕生を防止すること（出生防止）を重視している者も、けっして少なくありませんでした（今日との違いと連続性については、あとの章で詳しく見ていきます）。

たとえば、有馬正高（東京大学医学部小児科）は、一九六三年の論文において、全人口（疫学《えきがく》でいう「一般人口」）のなかに、どのくらいの割合で先天性代謝異常症が存在するのかについて、遺伝性代謝疾患の発生頻度《ひんど》の観点から見解を述べています。[▼1] その結語で、生化学《せいかがく》は人間の代謝機構の理解に役立ち、治療への道を拓《ひら》く学問であると位置づけていますが、それだけでなく、「遺伝学は生化学的な探求と協力して病者の発見、さらには遺伝子頻度《ひんど》やheterozygous carrier〔保因者〕の確認により新たな患者の発生を予防するのに役立たねばならない」[2]と強調しています。また、角田朋司（福島医科大学医学部小児科）らは、フェニルケトン尿症の一事例から、「本〔この〕疾患《しっかん》のheterozygote〔保因者〕を発見することは、その後の患者の発生を予防する上《うえ》に、又《また》早期診断をする上に非常に重要である」[3]と述べています。

このように彼らは、学問上の探究というみずからの責務《せきむ》を引き受けるにとどまらず、遺伝性の疾患という観点から、研究者として、そして／あるいは医師として、新たな患者が生まれることを予防する実践をも重視していたのです。

北川照男（東京慈恵医科大学小児科）もまた、一九六六年に、新生児の代謝異常症研究の進歩について報告し、新生児期から重篤《じゅうとく》な症状をきたす可能性のある子どもについて、早期発見・早期治療の必要性を訴えています。そして北川は、多くの先天性代謝異常症を対象とした早期発見・早期治療に尽力《じんりょく》することで、症状が現われず、患児（疾患をもった新生児）に「不幸な生涯」を送らせることのないよう研究が発展することを望む、と論文の読者に呼びかけています。[4]

このように、一九六〇年代を通して、数々の先天性代謝異常症が疾患として見つかっていく動向を背景としながら、保因者を見つけだすことによる出生防止を重視する主張と、新生児の疾患を早く特定することで患児の治療につなげていこうとする主張とが、医師たちのあいだで共存していたといいえます。[5]

これ以前からすでに、先天性代謝異常症のなかでもフェニルケトン尿症は、ひときわ注目されてきました。フェニルケトン尿症は、新生児マス・スクリーニングの開始時に検査の対象とされた疾患のうちの一つです。とりわけ、特殊ミルクや治療食によって「精神薄弱」を予防できる疾患として、研究の早期から注目されてきました（研究活動と特殊ミルクの生産との関係については、第2章で詳しく述べます）。

ここで簡単に、フェニルケトン尿症をめぐる医学史を振り返ってみます。

フェニルケトン尿症は、一九三四年に、ノルウェーの医師であり生化学者のA・フェーリング（A. Følling）によって発見されました。フェーリングは、医師として診察中に、尿のなかにフェニール焦性葡萄酸《しょうせいぶどうさん》を排泄《はいせつ》する患者に遭遇《そうぐう》し、その知見をもとに、「公立の精薄《せいはく》学校」や「夫人精薄保護施設」などで尿検査を行なった結果、複数の患者を発見するにいたります。▼6

また、アメリカでは一九四〇年に、生化学および遺伝学研究者のG・A・ジャービス（G.A. Jervis）が、フェニルケトン尿症が常染色体劣性遺伝《じょうせんしょくたいれっせいいでん》〔➡20頁〕であり、患者の体内にフェニルアラニン▼が蓄積し、知能に影響を与えることを明らかにしています。▼7 そして一九五三年に、イギリスのバーミンガム大学の研究者たちの共同研究によって、フェニルケトン尿症には低フェニルアラニン食による治療が効果的であるとの論文が発表されました。▼8 さらに一九五六年には、複数の研究者によって、子どものオムツに塩化第二鉄《えんかだいにてつ》溶液を滴下《てきか》する新たな検査方法が導入され、フェニルケトン尿症の尿検査として、多くの国で採用されることになります。[9]

日本では、一九五一年に臺《うてな》弘（東京都立松澤病院）と齋藤徳次郎（東京都立梅ヶ丘病院）によって、フェニルケトン尿症に関する詳しい症例が報告されました。[10] 食事療法については、一九六一年に報告されます。[11] その翌年には、高井俊夫（大阪市立大学医学部小児科）が、大浦敏明（大阪市小児保健センター・大阪市立大学小児科）とともに、日本で初めて、フェニルケトン尿症の治療用ミルクを開発しました〔後述➡114頁〕。この高井と大浦は、一九六三年に尿によるスクリーニングを日本で開始するなど、初期のフェニルケトン尿症の早期発見・早期治療における、中心的な役割を果たしています。[12]

このように、フェニルケトン尿症の症例や治療法が急ピッチで解明されていくなか、何に重きを置くかには、奮闘《ふんとう》する医師・研究者たちのあいだでも、また専門家一個人のとる姿勢においても、微妙な違いや非《ひ》一貫性がありました。

前述の高井は、フェニルケトン尿症の早期発見・早期治療よりも、保因者を見つけだすこと（発見）と出生防止のほうに、重きを置いていました。たとえば、一九六五年六月発行の『小児科診療』の特集「先天性代謝異常」において高井は、「先天異常症について保因者を早期に発見し、さらに遺伝学的カウンセリングによって、もはや地上に一人の《ママ》このような病的保因者の影をも止《とど》めぬまでに撲滅《ぼくめつ》せんとする道は、まことに医学最終の悲願である[13]」と述べています。

さらに高井は、保因者の発見は、「㈠先天異常をまず国家の力、または権威ある医学的な集団の力でスクリーニングし、㈡ついでその家系をたどって徹底的に保因者を探求し、㈢結婚指導によって、子孫への遺伝を稀薄《きはく》にし、撲滅することである」[14]と主張しています。また、一九六七年の『化学と生物』に寄稿《きこう》した「心身障害児を日本から抹消《まっしょう》するための医学」[15]というタイトルの記事では、「心身障害児の生まれる源流を確かめ、その流れをとめる医学の手を打たぬ限り、施設に溢《あふ》れる不幸な子供たちの流れをせき止めることは困難である」[16]と力説しているように、心身障害児の出生を防ぐことを重視していました。さらにフェニルケトン尿症については、治療食を用いて正常の「知能指数」(IQ: Intelligence Quotient)を保つとともに、平素《へいそ》から保因者の検出にも努め、遺伝学的な結婚カウンセリングによって、フェニルケトン尿症を含む先天性代謝異常症を「地上から抹殺[17]」するようにと提言しています。高井はさらに話を続けます。

> 心身障害児を地上から抹消《まっしょう》したいと願う医学は、ポリオ〔小児まひ、急性灰白髄炎〕を生《なま》ワク〔生ワクチン〕服用で抹殺した予防医学に次ぐ医学最終の悲願《ひがん》であり、この医学の実践《じっせん》

▼**フェニルアラニン** (phenylalanine) ――必須アミノ酸の一種で、牛乳、卵、肉などのたんぱく質に多く含まれています。フェニルケトン尿症では、このフェニルアラニンを変化させる酵素《こうそ》の遺伝子が欠損しているため、体内にフェニルアラニンが過剰に蓄積されてしまいます。乳幼児期に蓄積すると、アミノ酸を細胞内へ運ぶ働きが阻害されることによって、知的障害 (intellectual disability) などを発症する場合があります。フェニルケトン尿症については、「序章」〔⬇17頁〕を参照ください。

によって、地上から不幸な心身障害児の姿は消え、施設は無用となる。同時に人類の素《そ》質《しつ》は純化《じゅんか》され、向上し、地上からおろかな戦火は消え、真実の平和をもたらすものである。なんとなれば、おろかな戦争も水爆《すいばく》の積み重ね競争も、所詮《しょせん》は劣った遺伝因子《いんし》や胎内性無《む》酸素症などで、もともと叡知《えいち》に充《み》たされて生まれるはずの頭脳が傷害されて生まれてきたもの同士の、ものの解《わか》らぬ不調和性によって営《いとな》まれている現象だからである。▼18

ここで高井俊夫は、「人類」という言葉を用いて、その「素質」の改善を目的にした心身障害児の発生予防を、ワクチン投与によるポリオ予防と同等に位置づけています。高井は、障害自体を発生させないことだけでなく、遺伝的因子をなくすことにも重点を置いていました。この遺伝子資質の向上こそが「人類の素質」の「鈍化」をもたらし、平和につながるとさえ主張しています。

他方で高井は、一九六八年九月発行の『科学朝日』の誌上で、患者の両親から、もう一人、子どもがほしいとの相談を受けたという、自身の経験を吐露《とろ》しています。高井は患者の両親に、遺伝相談の一環《いっかん》として、「ご両親の希望に沿うように願いながら」劣性遺伝〔➡20頁〕の方式を説明した、と読者に向けて打ち明けております。結果として、次の子どももフェニルケトン尿症だったようですが、上《うえ》の子の経験もあったことで早く発見できた、と記事をまとめています。▼19

このように高井は、媒体《メディア》によって論調を変化させていました。一方では、国の政策によって

「人類の素質」を「純化」するという「集団的な遺伝の改善」を唱えつつ、他方では、「両親の希望」で子どもを産むことが選ばれた場合のような、「個人による選択」を重視するといった、発言の使い分けがなされていました。

高井俊夫の門下で、高井の退職後にフェニルケトン尿症研究を引き継いだ大浦敏明もまた、フェニルケトン尿症家族の会の立ち上げや、新生児マス・スクリーニングの導入と実施に寄与《きよ》するなど、長年にわたり、先天性代謝異常症の早期発見・早期治療に貢献した人物です。そして、高井と同じく大浦もまた、一九六七年の論文のなかで、「本症の予防的対策には二つの方法がある。その一つは広汎《こうはん》なスクリーニングであり、他はheterozygote〔保因者〕の発見である」[20]と述べて、保因者の発見にも重点を置いていました。この点に関し大浦は、次のように言及しています。

保因者の発見は、優生学的見地から非常に大きな意義を有《ゆう》する。本症〔この症状〕は劣《れっ》性遺伝《せいいでん》による疾患であるから、その両親は通常保因者(heterozygote)である。メンデルの法則により、その子供の1／4に患者が発生するから、もし子供の生まれる前に両親のheterozygocityを診断できるならば、子供の発病の危険性を予知し、たとえ患者が生まれても早期発見が容易となる。またその子供1／2は保因者、1／4は遺伝因子を持たない正常者であるが、外見上は両者とも正常でまったく区別できない。このさいにも保因者と非保因者を区別して将来の結婚にあたつて《ママ》優生学的指導をしてやることができる。さらに同一家系中で、遺伝病ということから〝ぬれぎぬ〟をきているものの無実を証明してやることもできる。[21]

このように大浦もまた、保因者の発見に傾注し、保因者同士の結婚の回避(優生結婚指導)を促《うなが》していました。「もし子供の生まれる前に両親のheterozygocityを診断できるならば、子供の発病の危険性を予知」できるとの大浦の提言は、出生前診断のさらなる進展をも予告していたのかもしれません。実際に、一九七〇年代以降は、保因者の結婚や妊娠の回避だけでなく、出生前診断も、先天性代謝異常症の出生防止の方策として注目されるようになっていきます。そこで次の節では、その経緯《けいい》をもう少し詳しく確認していきたいと思います。

出生前診断の対象となるまで

日本では、先天性代謝異常症は、どのような経緯をたどって出生前診断の対象になっていったのでしょうか。先天性代謝異常症を出生前診断するための検査法は、一九六八年に、アメリカの小児科学研究者のH・L・ナドラー（H. L. Nadler）によって、羊水《ようすい》〔子宮内で胎児を取り囲んでいる液体〕の細胞を培養《ばいよう》することによる診断方法として発表されました。[22]

日本では一九七一年に、先天性代謝異常症についての、羊水による出生前診断が初めて報告されています。この報告では、ゴーシェ病▼およびハートナップ病▼の保因者である、二つの家族の羊水穿刺《せんし》▼を行なった事例が紹介されています。この報告で紹介された二つの家族は、この時点で出産予定であったため、胎児の診断の結果がどうなったのかについては記述されていません。しかし報告では、今後もひろく先天性代謝異常症の胎児診断が試みられるようになることを望む、とまとめられています。[23]

他の論文においても、この羊水診断技術による胎児の出生前診断について、以下のように言及されています。

> 生まれてくる子供が奇形児、あるいは心身障害児ではないかどうかは、両親、とくに妊婦にとつて《ママ》最大の不安であり、心配である。特にすでに障害児を一人《ひとり》生んだ既往《きおう》のある

▼ゴーシェ病——肝臓や脾臓《ひぞう》の肥大、タイプによっては神経症状をともなう遺伝的要因による疾患。

▼ハートナップ病——皮膚症状や神経症状をともなう遺伝的要因による疾患。

▼羊水穿刺——妊娠中の子宮に長い注射針に似た針を刺して羊水を吸引すること。羊水診断については29頁を参照。

両親の不安は、他人の想像を越える程《ほど》であろう。このような場合の従来の対処法は、次《じ》子《し》をもつことを全くあきらめるか、あるいは人類遺伝学の理論から割り出した危険率の数字に基づいて遺伝カウンセリングを行うかしかなかった。しかし近年発達した羊水診断法によって、子宮内において胎児が好ましからざる疾患の患児《かんじ》であるかどうか、少なくともある種の疾患に関しては、その可能性ではなく、ほぼ100％確実に診断できるようになり、また両親がそれを望むならば、治療的流産を施《ほどこ》して不幸な患児〔疾患をもった新生児〕の出生を未然《みぜん》に防止することも可能になってきた。[24]

この時すでに、「羊水穿刺《せんし》による遺伝性代謝異常症の出生前診断」は実施されており、技術的に可能と認定された四三の疾患の先天性代謝異常症が表《ひょう》にまとめられ、論文中に列挙されています。そのなかには、テイ－サックス病〔遺伝的要因により乳児期に発病する脳の疾患〕のような、治療法が確立されていない疾患とともに、治療方法があると見なされていたメープルシロップ尿症〔⬇17頁〕、ホモシスチン尿症〔⬇17頁〕、ガラクトース血症〔⬇17頁〕も、表のなかに含まれていました。[25]

一方、先述の、フェニルケトン尿症研究者の大浦敏明は、一九七三年の論文で、フェニルケトン尿症のように治療可能な疾患については、早期のスクリーニングと早期発見・早期治療とに力を注ぐべきだと主張していました。しかし同時に、フェニルケトン尿症の保因者診断〔保因者の特定）にもとづいた、優生結婚指導と出生防止の必要性にもこだわりをもっていました。[26]
この論文で、大浦が、保因者診断が可能と評定した先天性代謝異常症は、四八の疾患でした。[27]その疾患のなかには、治療可能とされていたメープルシロップ尿症、ホモシスチン尿症、ヒスチジン血症〔➡17頁〕、ガラクトース血症が含まれていました。フェニルケトン尿症については、フェニールアラニンの負荷《ふか》試験によって保因者に異常があるかないかを確認できる、と大浦は述べています。[28]

さらにこの論文で、胎児診断について言及していくなかで、重篤《じゅうとく》かつ致命的な疾患が診断で見つかった場合は、羊水穿刺《せんし》による診断と人工妊娠中絶が、出生防止の確実な方法であると述べています。つまり、重篤かつ致命的な疾患こそが胎児診断の対象であると条件づけているわけです。ところが、どういう理由にもとづいてなのか、治療可能な疾患であるはずの「ホモシスチン尿症」までもが、出生前診断の対象疾患として、ここでは指定されています。[29]

大浦のこの論文が発表された翌年の一九七四年には、多田啓也（東北大学医学部小児科）たちによって、フェニルケトン尿症の子どもを産んだ母親の次の妊娠時に、家族の希望によって、出生前診断として羊水穿刺を実施した事例が報告されました。出生前診断の結果、胎児のフェニルアラニンとチロジンは正常範囲であると判定されました。しかし、出生後の検査で生まれてきた子は、フェニルケトン尿症と診断されました。この診断によって、フェニルケトン尿症は出生後にアミノ酸の代謝が開始されるため、母体内の羊水に含まれるアミノ酸を分析するやり方では、出生前診断が不可能であることが実証されたのです。[30] つまり、この時点では、フェニルケトン尿症の出生前診断は、技術的に不可能だったということになります。

このように、先天性代謝異常症をめぐる、早期診断・早期治療の名目でのスクリーニングの重要性が主張されてきた経緯《けいい》をみていくと、先天性代謝異常症の遺伝情報をもつ保因者は、生後に治療可能な疾患であったとしても、技術がともなえば出生前診断の対象とみなされたり、あるいは、出生前診断が技術的に不可能だったとしても、保因者の検出・診断が優先されたりしていました。そして保因者は、診断結果によっては、人工妊娠中絶が視野に入れられる対象であったことがわかります。

新生児マス・スクリーニングと医学

ここまでは、先天性代謝異常症をめぐる、早期診断・早期治療の目的でのスクリーニングの重要性が主張されてきた研究の経緯を見てきました。ではこの経緯のなかで、マス・スクリーニングは、いったいどのように位置づけられ、そして導入されていったのでしょうか。

日本で最初にスクリーニングが実施されたのは、フェニルケトン尿症に関してでした。一九六五年に岡山県で、フェニルケトン尿症の保因者の発見を目的とした、尿によるスクリーニングが行なわれたのち、次第に全国に拡大していきました。[31] そして同年には、小児代謝研究会が設立されています。[32] この小児代謝研究会の委員長には、大阪市立大学の高井俊夫、副委員長に東北大学の荒川雅男、幹事に慈恵医科大学の国分義行が就任しています。研究会が設置された背景としては、同年十一月に、第四回国際小児科学会が東京で開催されることが決まっていたことがあります。そのため、小児科分野の専門性を細分化して、より特化する必要があったのです。そこで白羽《しらは》の矢が立ったのが、先天性代謝異常症であったといえます。同研究会の特徴が「先天性代謝異常」を中心に研究を進めることと位置づけられた点からも、その注目の高さがうかがえます。[33]

同時期には、産婦人科医の動きもありました。一九六五年に日本母性保護医協会は、フェニルケトン尿症の発見を目的として、先天性代謝異常研究会を、小児代謝研究会とは別に設立しています。そして翌年には、日本母性保護医協会が、尿によるフェニルケトン尿症のスクリーニングを奨励《しょうれい》することになります。[34] 尿によるフェニルケトン尿症のスクリーニングは、小児医療を含む総合的な母子保健対策として位置づけられていた「不幸な子どもの生まれない運動」〔➡29頁〕の一環《いっかん》としても、実施されています。[35] 一九七〇年には、国の厚生行政予算に、尿によるフェニルケトン尿症のスクリーニングに関する補助予算が計上されることになりました。

このような状況のなか、小児科医である高井と大浦は、すでに一九六三年から尿によるフェニルケトン尿症のスクリーニングを実施していましたが、そのうえでさらに、より検査精度《せいど》の高いガスリー検査の必要性を唱えていました。尿検査によるスクリーニングは、実際のところ、発見漏《も》れが多く、その検査方法も統一されてはいなかったため、たくさんの人の尿をスクリーニングするには不適当な方法だったのです。[36] ここで、血液を使用するこのガスリー検査について簡単に説明しておきます。

ガスリー検査とは、一九六三年にアメリカの細菌学・医学者のロバート・ガスリー(R. Guthrie)たちによって開発された検査方法です。具体的には、新生児期に採血し、子どもの血中のフェニルアラニンを測定することで、フェニルケトン尿症かどうかを判断します。[37] この方法について、日本では、一九六七年に厚生省の医療研究補助金を受けて、「フェニルケトン尿症の診断と治療に関する研究班」が設置されました。そして翌年も引き続いて「フェニールケトン尿症の血液スクリーニング方法と早期治療に関する研究班」が設置されます。[38] 研究班の班長は、産婦人科医の森山豊(東芝中央病院院長)が務めることになりました。その理由として考えられるのが、ガスリー検査の実施方法があげられます。ガスリー検査は原則、生後五~七日の新生児から血液を採取する必要があります。そのために、産婦人科医の力を借りてスクリーニングを実施することは、小児科医のみでスクリーニングを実施するよりも現実的であったといえます。[39]

一九六七年の研究班が立ち上がった後、ガスリー検査は急速に全国に普及していきました。具体的に見ると、同年に国立衛生研究所で成瀬浩が開始し、一九六八年には、大阪地区で高井・大浦らが実施し、ついで、北海道大学で松田一郎・荒島真一郎、高知県立中央病院の本森良治たちが、次々とガスリー検査を実施していきました。タンデムマス法の導入まで、新生児マス・スクリーニングそのものが、「ガスリー法」や「ガスリー検査」などと呼ばれたほど、この検査方法は普及していきました。つまりは、血液によるスクリーニングが普及していったわけです。スクリーニングが普及していくこの文脈を踏まえたうえで、先ほどまで述べてきた小児代謝研究会について、さらに詳しく見ていく必要があります。話を戻します。

　この小児代謝研究会の活動をうかがい知ることができる資料として、一九七一年十一月に出版された『フェニールケトン尿症――スクリーニングから治療まで』という著作があります。小児代謝研究会メンバーが中心になって執筆した書物です。[▼40] 小児科医として先天性代謝異常症の中心的研究者である、大浦敏明〔➡74・77頁〕、多田啓也〔➡81頁〕、北川照男〔➡72頁〕が、同書の「編集」となっています（「編者」や「監修者」ではなく「編集」という位置づけになっています）。

　この書物は八つの章で構成されていて、臨床症状、スクリーニング、病因、治療について体系的にまとめられています。この本は、スクリーニングから治療まで、という副題が付けられていますが、フェニルケトン尿症の早期発見・早期治療だけでなく、保因者をどのように見

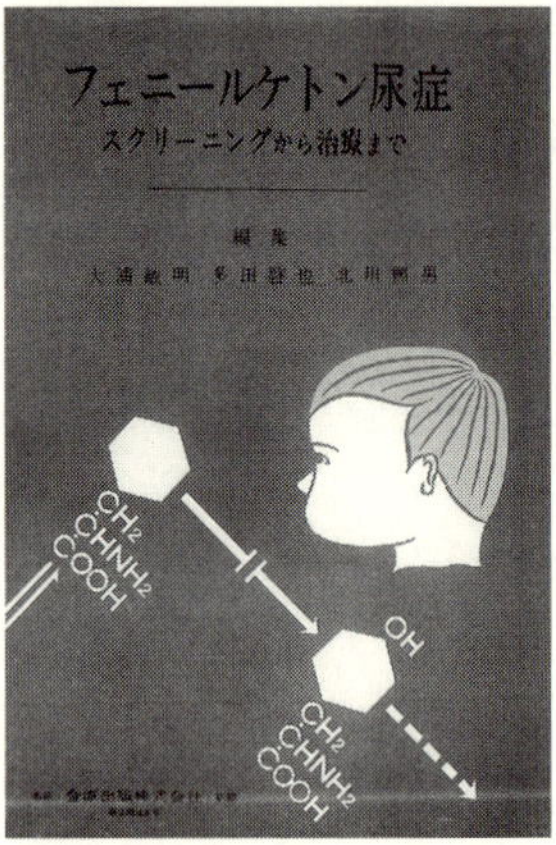

図3『フェニールケトン尿症――スクリーニングから治療まで』一九七一年

つけるか（保因者検索《けんさく》）にもページが割かれています。フェニルケトン尿症の代表的な治療方法である、低《てい》フェニルアラニン食《しょく》についても、治療効果が十分に得られない場合や、そもそもこの治療法自体が困難な場合もあるため、根本的に疾患を克服するには、保因者検索によって保因者を見つけることが有効である、と記されています。

実際に、第5章「フェニールケトン尿症の保因者の検索」では、保因者への情報提供によって、フェニルケトン尿症患者が生まれないこと（発生防止）と病態《びょうたい》を解明することという、この二つの観点から、保因者の検索の重要性が強調されています。

「保因者の検索－その1」の文中では、フェニルケトン尿症の保因者の検索そして発見を重要視する、二つの理由が挙げられています。(1)優生相談、つまり発生予防を目的とする保因者同士の結婚防止、(2)フェニルケトン尿症の多様な症状の発見、この二つです。⑵の「多様な症状」については、まずその病態を追究して整理することが必須《ひっす》であり、そのためにも、遺伝情報をもつ保因者の検索が喫緊《きっきん》の課題であると書かれています。

「保因者の検索－その2」においては、フェニルケトン尿症は常染色体劣性遺伝〔➡20頁〕であるため、「両親は通常保因者である」と前提されています。そのため「一般人口〔全人口〕中にかなりの保因者が「潜在《せんざい》している」と記述されており、遺伝学的に保因者と正常者を分けるための鑑別《かんべつ》が重要であるとして、その理由が四点あげられています。⑴保因者は正常者と患者の中位に位置する酵素《こうそ》活性を有するはずであること、⑵未婚の男女の遺伝相談として正常者には安心を与え、保因者には配偶者の選択に情報を与えることができること、⑶不幸にして保因者同士の結婚であっても子どもの早期発見、早期治療につなげられること、⑷保因者と比較的知能のよい患者（ホモ接合体 homozygote）同士の結合により患者の発生する危険率が五〇％に上昇すること、以上の四点を理由に、保因者と正常者を分ける必要性を述べているのです。つまりこの提言からは、正常者と保因者を分けることで、優生結婚指導を事前に実施できるようになったり、保因者が子どもを産むか産まないかの選択をできたりすることを通じて、フェニルケトン尿症の患者が生まれる可能性を、できる限り少なくすることを目的としていたことが読み取れます。

高井俊夫〔➡74・77・83頁〕は、この本の最終章で「フェニールケトン尿症の将来」を、以下の言葉で締めくくっています。

いまのように、ＰＫＵ〔フェニルケトン尿症〕をはじめ、あらゆる代謝異常症をみっぱなしにしておいて、政府に、施設を作れと圧力をかけて問題解決しようとするやりかたはだめだと思います。なやんでいる人々にさきだって、私たち小児科医が、このような「不幸な子」の生《うま》れる源流にさかのぼって医学的にチェックし、第一線にたってその発生予防にあたるようにいたしましょう。[41]

一九七一年に刊行されたこの『フェニールケトン尿症──スクリーニングから治療まで』は、日本先天代謝異常学会の「30年の歩み」にも、写真付きで紹介されるなど、小児代謝研究会の代表的な成果物となっています。[42] この本の「編集」の三人は、刊行後に、一九七四年から七六年にかけて編成された、厚生省心身障害研究遺伝研究班にも参加し、新生児マス・スクリーニングの導入に関係しました。この三人がまとめあげた本の内容が、新生児マス・スクリーニングの導入にも影響を与えただろうことは、想像に難《かた》くありません。この本における、保因者検《けん》索《さく》の重視・優先をめぐる論述は、フェニルケトン尿症の患児《かんじ》の出生防止と、この疾患の早期発見・早期治療とが両輪になった実際のスクリーニングの現場を、予告していたといえるでしょう。つまり、フェニルケトン尿症のスクリーニングが導入されるにあたっては、一九七一年の厚生省研究班よりも先だって、一九六五年に研究プロジェクトとして設立された小児代謝異常研究会が、大きな役割を果たしたようです（後に、小児代謝研究会は、日本先天代謝異常学会と改称《かいしょう》して、日本を代表する代謝異常の学会となります）。

高井は、この本のなかで、障害児の出生予防には、遺伝相談が重要であるとの認識を明言していますが、ここで、時代を少し前に戻った一九六〇年代の、遺伝相談の状況を概観《がいかん》しておきたいと思います。

日本では一九六〇年四月に、国立遺伝学研究所のなかに遺伝相談が新設されました。しかし実質的には、この研究所の遺伝相談は、松永英（国立遺伝学研究所人類遺伝部）が赴任《ふにん》した一九六一年四月にはじまったといえます。最初の遺伝相談は、一九六〇年九月の、駒井卓（国立遺伝学研究所人類遺伝部）が担当した「兎唇《としん》」（口唇裂《こうしんれつ》）でした。一九六〇〜一九八二年の相談実績一七七四件のなかに、先天代謝異常は五九件ありました。そのうち、フェニルケトン尿症が三件、含まれていました。[43] 京都府立医科大学では、一九六一年から遺伝相談が実施されています。細川計明（京都府立医科大学増田内科）によると、大学での過去一〇年間の遺伝相談は八八〇例で、面談のみが全体の約三分の二となっており、残りの三分の一の相談者に対しては、種々の検査を行なったと述べています。その検査内容の多くは、染色体分析や、アミノ酸代謝異常症[44]の発見を目的としたアミノ酸分析が行なわれていました。[45] この遺伝相談の内容に対して細川は、「相談の対象として精神薄弱が非常に多いのは、われわれがこれらの検査により保因者の発見につとめているためであろう」[46]と付言しています。

他にも、藤木典生（愛知県コロニー発達障害研究所遺伝学部）らは、京都府と愛知県の遺伝相談の比較を行なっています。愛知県では、九〇〇名の一般外来の患児《かんじ》を集計分類した結果、三一・五％が「精神薄弱」で占められていたと記録（一九七二年）しています。フェニルケトン尿症も、この九〇〇名に含まれていました。[47]

遺伝相談について、大倉興司（東京医科歯科大学人類遺伝学研究室）は、「先天異常の遺伝相談において対象となるのは、主として先天奇形といわれる形態の異常と、先天代謝異常といわれる生化学《せいかがく》的な異常、そして染色体異常による異常である」[48]と述べています。つまりこの時点で、先天性代謝異常症は、遺伝相談における主要な位置を占めていたといえます。

このように、先天性代謝異常症は、治療の対象であると同時に、遺伝相談という舞台を通じて、保因者の結婚防止や、出生前診断および人工妊娠中絶による出生防止も想定された対象であったといえます。一九六〇年代における、このような背景（文脈）のもとで、新生児マス・スクリーニングは、導入へ向けての地ならしがされていったのです。

新生児マス・スクリーニングの導入へ

フェニルケトン尿症は、尿による検査法が早くから確立し〔➡73頁〕、治療によって「精神薄弱」を予防できると専門家たちのあいだで考えられていたため、新生児マス・スクリーニングのなかでも、主要な疾患として位置づけられてきました。そこで、この疾患に焦点を絞《しぼ》って、新生児マス・スクリーニングが導入されるまでの過程を確認していきます。

一九七四年に、厚生省心身障害研究遺伝研究班「母子の健康と遺伝的要因に関する研究」が設置されます。▼49 この研究班は、統括《とうかつ》が井上英二（東京大学医学部附属脳研究施設）で、五つの副課題と一九の細分《さいぶん》課題で構成されていました。副課題3「心身障害の予防に関する臨床《りんしょう》遺伝学的研究」のなかにある細分課題12「日本におけるフェニールケトン尿症の遺伝学的・集団遺伝学的研究」▼50では、班員の大浦と研究協力者の川辺が、遺伝性の障害に関する資料を相互利用する試みとして、全国の医療機関にアンケートを送付し、フェニルケトン尿症の患者についての回答を得ています。アンケートの項目には、フェニルケトン尿症の患者自身だけでなく、患者家族のきょうだい関係や血縁関係、出身地の情報に関するものもありました。他にも大浦は、アミノ酸代謝異常症のスクリーニング調査を盲学校で実施したり、[51] 養護学校、盲・聾《ろう》学校で先天性代謝異常症のスクリーニング調査も行なったりしています。盲学校の調査では、五名の陽性者（患者）が発見され、養護学校、盲・聾学校の調査では、患者は一人も発見できなかったと報告しています。

さらに大浦は、「愛媛県の山間部の某《ぼう》村に精神薄弱者が多発するとの風評《ふうひょう》を頼りに、村立小学校生徒五九五人を検診し、うち六八人の尿」[52] について検査を行ないましたが、いずれも正常範囲だったと報告しています。研究協力者の北川もまた、一九六八年に、神奈川県の九つの「精神薄弱児」施設の入所者に対して、尿による先天性代謝異常症のスクリーニング調査を行なっています。その結果、二名のフェニルケトン尿症患者を発見するにいたったと述べています。[53] 大浦と北川が後《のち》に述べたところによると、もともとは高井が離島などの、近親婚を認める地域での先天性代謝異常の調査を行なう計画を持っていたとのことで、大浦らが、愛媛県庁からの情報をもとにしてあらためて調査したようです。北川も、近親婚の家族のスクリーニングではない、と断りながら、この調査のことを回顧《かいこ》しています。[54] 厚生省のこの研究班以外にも、鈴木萌（東京医科大学小児科学教室）によって行なわれた調査もあり、フェニルケトン尿症患者の発見は、小児科医たちの研究対象として、かなりの注目をもたれていたことがわかります。[55]

また、副課題4「心身障害の予防に関する集団遺伝学的研究」では、森山を班員《はんいん》として細分課題13「先天性代謝異常症のスクリーニングに関する研究」[56]が実施されました。森山は、この研究目的として、「本〔この〕研究は先天性代謝異常による心身障害の発生予防に必須《ひっす》な早期発見のためのマス・スクリーニング体制を確立すること」[57]を掲《かか》げていました。ここでは、「早期発見」については明記されていますが、「早期治療」については、何も述べられていません。報告書の内容も、マス・スクリーニングの全国的な普及や技術の開発に重点がおかれていました。さらに、新しいスクリーニング技術についても、「治療しうる者を一人でも多く発見するために必要不可欠な課題である」[58]と捉えながらも、サンドホフ病〔常染色体劣性遺伝形式の糖脂質代謝の疾患〕、ファブリー病〔同じく糖脂質代謝の疾患〕、テイ－サックス病〔➡80頁〕といった、治療法が確立されていない疾患の発見技術も研究していました。テイ－サックス病に関しては、保因者検《けん》索《さく》の方法も研究されていました。[59]

さらに、細分課題14では、松永によって、「集団の遺伝的荷重に及ぼす遺伝病の予防と治療に関する研究」[60]が行なわれていました。松永は、新生児マス・スクリーニングの実施による、疾患の早期発見と早期治療が、フェニルケトン尿症の子孫へ与える遺伝的影響〔遺伝的荷重〕について、次のように述べています。

> フェニールケトン尿症を例にとり、その遺伝子頻度《ひんど》をq_0とすると、患者の出現率は（簡単のため近親婚の影響を無視して）q_0^2となる。また患者の増殖率はこれまでのところ0

であった。一方ヘテロ接合体（保因者）の増殖率は正常遺伝子のホモ接合体に比べてどれほどの差があるか問題《ママ》であるが、家族計画が普及した現在ではまったく差がないとみなしてよいだろう。従って突然変異率をμとすると

$$\mu = q_0^2$$

仮にすべてのフェニールケトン尿症の患児が新生児マス・スクリーニングによって発見され、食餌《しょくじ》療法によって完全に治癒《ちゆ》し、正常者とまったく同じように子孫を残していくとすれば、次代の遺伝子頻度《ひんど》は

$$q_1 = q_0^2 + 2q_0 (1-q_0) / 2 + \mu = q_0 (1 + q_0)$$

また・i 世代後の遺伝子頻度は

$$q_i = q_0(1 + iq_0)$$

従って患者の発生率が2倍になるのに要する世代をｎとすると

$$q_0^2 (1 + n q_0)^2 = 2q_0^2$$

から　$n = 0.41/q_0$

いまフェニールケトン尿症の発生率を新生児2〜4万人に1人の割合とすると、ｎの値は60〜80世代となり、約２０００年に相当する。▼61

数式がやたらと出てきて、なんのことか理解しづらいかもしれません。かいつまんでいいま

すと、松永は、常染色体劣性遺伝（⬇20頁）においては、新生児マス・スクリーニングを通じて患者が発見され、早期の食事療法で治療すると、集団のなかの保因者は増えるが、子孫の世代で社会的に問題になるのは、はるか遠い先のことである、と述べているわけです。それよりも、フェニルケトン尿症の女性患者が結婚して妊娠した場合、妊娠中に低フェニルアラニンの食事療法をつづけなければ、胎児が患児でない場合でも、知能の発達に遅れがおこるとしました。その結果、知能の発達の遅れによる、家族と社会の負担は無視できないものになる、と述べています。さらには、「羊水穿刺《ようすいせんし》による選択的妊娠中絶の遺伝的影響」について、以下のような指摘をつづけます。▼62

最近、妊娠早期の羊水《ようすい》を採取して胎児の染色体異常、ある種の先天性代謝異常などが診断できるようになった。この方法が主として適応されるのは、遺伝病患者の近親が、次に生まれる子どもに同じ異常の再発するのを恐れる場合である。従って、もし羊水診断に基づいて選択的中絶が行われれば、遺伝病の発生率を（ごく僅《わず》かではあるが）低下させる効果がある。しかし、その反面、もし異常胎児を中絶した穴うめとして、外見健康な子どもを人並みの数だけ生んでいくと（生殖補償）、そのなかには保因者が含まれるので将来、羊水穿刺を必要とする保因者の数がふえるおそれがある。ただし、この増加率は常染色体劣性遺伝病に関する限り微々《びび》たるもので問題にはならない。▼63

このように、フェニルケトン尿症や他の先天性代謝異常症の多くが常染色体劣性遺伝であるため、遺伝子プール〔ある集団がもつ遺伝子の情報の合計〕における保因者の増加については、そもそも数が微々《びび》たるものであるから現状では社会問題にはならないと言わんばかりで、治療法の発見・啓蒙《けいもう》・普及や福祉政策の拡充……などの、多くの重要な問題を先送りするともとれる報告を行なっています。

先天性代謝異常症のケースとは異なる、ダウン症候群に関しては（転座染色体▼の問題に関しては）、松永は次のように述べています。

> ダウン症患児の九九%までは、染色体構成のまったく正常な両親から突然変異によって生まれているが、残り一%はt(21qDq)の平衡《へいこう》型の転座《てんざ》保因者の親から断続的に発生することが知られている。このような転座保因者の出現率は約七〇〇〇人に一人の割合と推定されるが、ダウン症児を生む危険率が高いから当然羊水穿刺《ようすいせんし》の対象（適応）となる。▼64

というように、転座染色体の保因者の選択的妊娠中絶について言及しています。さらに、保因者も含めた出生予防についても、意見を言い添えています。

不均衡型の転座染色体をもった胎児（すなわち、ダウン症を発病することの確実な胎児）のみを選択的に中絶していった場合であるが、胎児が均衡型の転座染色体の保因者のときも含めて中絶するとなれば、遺伝子プールのなかから転座染色体は速やかに消失するから、その優生学的な効果は著《いちじる》しいものがある。しかしこのような転座保因者の胎児は外見健康に発育するから、それを中絶の対象に含めるということは、倫理的な問題が伴《ともな》ってくることはいうまでもない。▼65

つまり、ダウン症候群の転座染色体の保因者に関しては、不均衡型と均衡型▼の保因者のどちらとも選択的妊娠中絶を行なうことで、遺伝子プールにおける保因者の減少という、優生学的

▼転座染色体——男女が共通にもつ22対の染色体を常染色体と呼びます〔⬇21頁〕。男女それぞれに特有な2対の染色体のXとYを性染色体と呼びます。常染色体、性染色体ともに、46染色体の数が増加したり減少したりすると疾患の原因となります。時として、ある染色体の一部分が、他の染色体の一部分と入れ替わることがあります。これを転座《てんざ》染色体と呼びます。この染色体の一部分が入れ替わることで、全体としては遺伝子の量には過不足がないため、多くの場合は、症状が出ません。このような転座染色体をもつ人を転座保因者と呼びます。ところが、転座保因者が妊娠すると、流産を繰り返すなどして、子どもをもてない場合もあります。

▼不均衡型と均衡型の転座——「転座《てんざ》」には、染色体に過不足がなく表現型に異常がない場合は、生存に影響がない「均衡型」と、生存に影響がある「不均衡型」（流産や思い障害をもって生まれるケース）があります。

な効果が生じる、という理屈です。松永は、転座染色体の問題については、保因者を減少させることを考慮しつつも、先天性代謝異常症のケースについては、当時の技術的な難点もあって先送りせざるえないと判断していたのかもしれません（これらの研究結果について松永は、公衆衛生の視点からも別の論文をまとめています[66]）。

一九七四年に設置された、厚生省心身障害研究遺伝研究班の「母子の健康と遺伝的要因に関する研究」は、一九七五年に、「心身障害の発生予防に関する遺伝学的研究」班へと改称《かいしょう》され、研究は継続されました[67]。改称の理由について、研究統括者である井上は、「一部の細分課題の変更と分担研究者、研究協力者の交替を行なった[68]」からだと、説明しています。さらに、「外傷や既知の感染症のように、遺伝的要因が関与する余地がほとんどなく、明らかな外因に基づくものは、当然のことながら、本〔この〕研究の対象より除外される[69]」と規定して、より「遺伝」に特化した研究内容を目指すことを強調していました（ここでの改称は、「不幸な子どもの生まれない運動」に関しての、「青い芝の会」への厚生省の応答ともとれますが、確証はありません）。

実際に、一九七四年の副題1「心身障害の予防に関する遺伝生化学的・生理」の細分《さいぶん》課題1「羊水穿刺の実用化と副作用に関する研究」の内容が変更され、翌年には、細分課題自体がなくなっています。細分課題1では、羊水穿刺の実用化に向けた研究が行なわれ、人工妊娠中絶の適応対象の妊婦に対して、人工妊娠中絶を実施する前に行なう経腟《けいちつ》的羊水穿刺を試みていました。中絶の実施後に、出血や羊水漏出《ろうしゅつ》〔羊水が流れ出る状態〕がつづいた者や、中絶実施時に胎児心音の消失が認められる者があったと、研究報告をしています。[70]

また、細分課題2「羊水と羊水細胞の生理学的研究」には、一九七四年の時点では、妊娠中期の経腹《けいふく》的羊水穿刺が主に妊娠中絶予定症例から実施されたという文言がありました。ところが翌年には、「妊娠中絶予定症例」という言葉は使用されず、羊水中遊離アミノ酸分析が研究項目に付け加えられています。[71]

細分課題3「羊水細胞培養《ばいよう》法に関する研究」では、一九七四年度には、経腹的羊水穿刺を「人工妊娠中絶施行妊婦」に行なったと述べられていました。ところがこれも翌年には、「優生保護法に基づく中期人工妊娠中絶例」の妊婦に対して経腹的羊水穿刺が行なわれた、と変更されています。

一九七四年では、羊水穿刺全般についての技術開発が行なわれ、「中絶予定」の胎児も羊水穿刺の研究対象になっていました。しかし、翌七五年には、「遺伝」、特に先天性代謝異常や染色体異常など「親が保因者」である場合や、「先に先天異常のある子どもを産んだ親」の場合といったように、羊水穿刺の対象が限定され、必ずしも「中絶」につながる技術とは書かれなくなりました。また、研究班の班員であった多田啓也〔➡81・85頁〕は、「先天異常の出生前診断――現状と問題点」と題された論文のなかで、羊水穿刺について一般向けにアンケート調査を行なった結果を報告し、検査としての羊水穿刺の必要性を唱えています。[72]

「遺伝」に関する研究課題に目を向けると、細分課題14「集団の遺伝的荷重《かじゅう》に及ぼす遺伝病の予防と治療に関する研究」は、引き続き一九七五年も同じ名称で研究が行なわれました。そして、網膜芽細胞腫《もうまくがさいぼうしゅ》という疾患について取り上げ、これが常染色体優生遺伝の疾患であるため、治癒しても遺伝的リスクが大きいという事実をその患者に正しく伝えることが重要だ、と報告書にまとめています。[73]

このような、研究課題の変化を経た後の一九七六年には、「心身障害の発生予防に関する遺伝学的研究」は、研究の最終年度を迎えます。研究報告書[74]の序文で、研究統括者の井上は、次のように述べています。

> 人類遺伝学がきわめて重要視されるようになったことについては、改めて多言《たごん》を要しないだろう。人類の健康を障害する諸々の疾患の中には、個体の遺伝子型からその他の内的要因が発病と密接に関連する数多くの疾患があるが、このような疾患から個人、家族、集団が受ける影響を無視できない時代が到来しているのである。[75]

この一九七七年の報告書においては、日本学術会議生物科学研究連絡委員会遺伝分科会による「人類遺伝学将来計画」が参照されています。井上は、個人・家族そして集団が受ける遺伝的影響は無視できないと述べながらも、「遺伝性疾患の予防活動は、当事者すなわち、次世代の人々を送り出す親たちの自発意思に発するものである。そして種々の予防方策は親たちの意思に応じて提供されるものである。本〔この〕研究班が、疾病の発生機構の研究のみならず、遺伝相談を中心とする予防システムの研究に重点を置いた理由はここにある」[76]と明言しています。つまり、たとえ集団に影響を与えるものであっても、予防するかどうかの意思決定は個人に任されるものであるとしながらも、他方では、その個人の意思決定にあたっては、「遺伝相談」が助言を与えうると、言い足しています。時を同じくして、厚生省が、遺伝相談や遺伝カウンセラーの養成を開始したのは、一九七七年からでした。[77]

一九七五年の時点で、先天性代謝異常症のスクリーニングシステムは、全国的に臨床《りんしょう》導入が実施できる状況にあり、翌七六年は、実施に向けての最終段階でした。その前年の七五年に、厚生省から、尿によるスクリーニング検査の中止についての通達が正式に出されました。それを受けて七六年からは、先天性代謝異常症の早期発見を目的に、ろ紙《し》採血（ガスリー法）を新生児から行なうことで、五つの疾患のマス・スクリーニングを実施する準備が開始されます。[78]また、同年十二月には、各県の衛生研究所検査技術者に対するスクリーニング技術の研修が実施され、日本母性保護医協会〔⬇83頁〕も、全会員に対して、ガスリー法▼の研修を行ないました。[79]そして一九七七年七月一二日、各都道府県知事・各指定都市市長あてに、厚生省児童家庭局母子衛生課長通知「先天性代謝異常検査等の実施について」が出され、新生児マス・スクリーニングは開始となりました。

まとめ

先天性代謝異常症、特にフェニルケトン尿症のような、早期に発見して治療すれば障害を負わないとされた疾患についても、保因者を発見して結婚を防止したり、子どもをもつことを防止したりする「出生防止」が、医師たちのあいだで注目されつづけてきました。

特に、フェニルケトン尿症の代表的な研究者であった高井俊夫〔↓74・77・83・87頁〕や大浦敏明〔↓74・77頁〕は、積極的に、「保因者の発見・出生防止」に力を入れていました。高井は、遺伝的保因者が増加し、フェニルケトン尿症患者が増加することを懸念《けねん》しており、患者の発見以上に保因者検索《けんさく》に重点をおいて、スクリーニングを始めたといえます。実際に、フェニルケトン尿症の患者を見つけたいという思いから、施設や地域で尿検査を実施していました。大浦も、非《ひ》保因者〔疾患の遺伝情報をもたない人〕、保因者、患者を分けることによって、非保因者が結婚でき、子どもをもちやすくなると考えていました。

また、先天性代謝異常症は早い時期から、出生前診断〔特に羊水《ようすい》診断〕の対象になっていました。羊水穿刺《せんし》も、一般的に利用できる技術として開発されていましたが、研究の途中から、「保因者」や「先天異常の子どもを持つ親」といった、限られた人々を対象とする技術として研究対象が絞《しぼ》られていきます。

この出生前診断が可能とされた、先天性代謝異常症の四三の疾患には、早期発見で治療が可能とされた疾患も含まれていました。ですが、その点は問題視されませんでした。厚生省の遺伝研究班の報告書では、出生前診断が「中絶」につながるとは明記されませんでした。それは、遺伝は集団に影響を与えるものだが、遺伝に関する判断をするのはあくまで「親」であるとして、個人の「自発意思」という点のほうが、より強調されたためです。

親が（遺伝的）保因者の場合、次の子どもも疾患を発症する可能性があることを、新生児マス・スクリーニングの導入以前から、医師たちは指摘してきました。そして、その医師たちが、次の子を産むことを抑制するよう、人々に（特に疾患の遺伝情報の保因者に）促《うなが》していたともいえます。新生児マス・スクリーニングの導入は、生まれた子どもの疾患を早期に発見して治療するという道を拓《ひら》きました。けれども、その道は同時に、「保因者」である親が、次の子どもを「産む」か「産まない」か、もしくは、「選んで産む」のかという選択をその親に強いる制度へと通じていたのです。そしてこの制度は、より精緻《せいち》にして気づきにくい仕組みとなって、日常に

▼**ガスリー法**――ガスリー法の開発と普及については、84頁ですでに述べたとおりです。この検査法は、アメリカのロバート・ガスリー博士によって開始された検査方法です。検査の方法としては、赤ちゃんの足の裏から、ろ紙に血液を採取し、細菌成長阻止法という特殊なバイオアッセイ法（生物学的検定法）と呼ばれる方法で、血中の代謝物を測定します。ガスリー法については、第4章と第5章でも、別の角度から、あらためて言及します。

浸透していきます。次の第2章では、新生児マス・スクリーニング制度を導入するにあたっての、主たる目的とされた「治療」の側面、特に特殊ミルクとの関係に注目していきます。

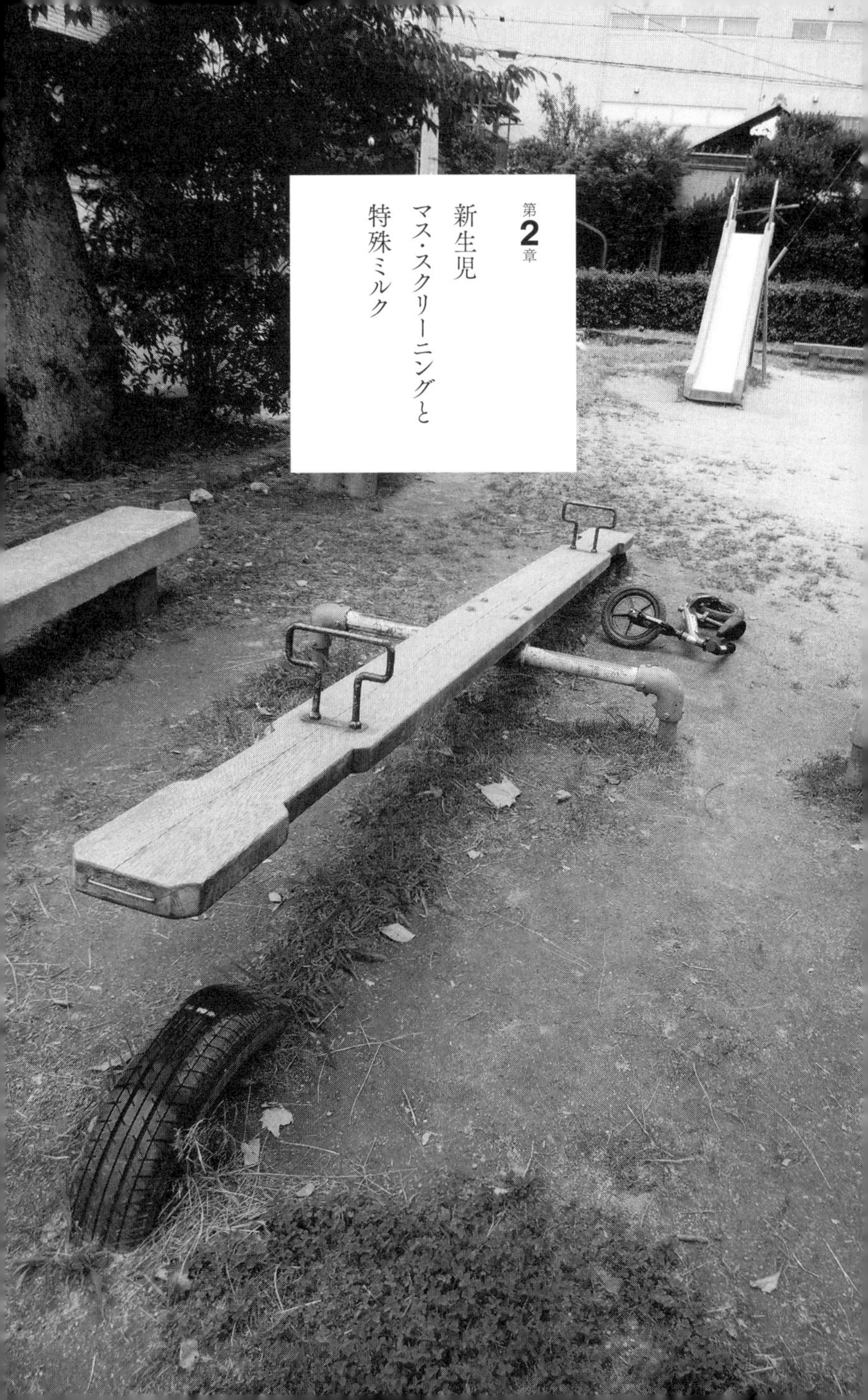

第2章 新生児マス・スクリーニングと特殊ミルク

この章では、特定の先天性代謝《たいしゃ》異常症の治療に用いる、「特殊《とくしゅ》ミルク」[▼1]の開発・製造について見ていきます。先の第1章では、新生児マス・スクリーニング〔➡15頁〕が、どのような経緯《けいい》で導入されたのかについて検討しました。導入の主な目的は、疾患《しっかん》を早期に発見して治療することによって、障害を抱《かか》えることを予防できる、という真摯《しんし》な課題にもとづいていました。しかし別の目的として、子どもの疾患が明らかになった場合、親を保因者《ほいんしゃ》として、つまりは疾患のある子どもを次も産む恐れのある対象者として括《くく》りだし、かわいそうな子どもが再び生まれないよう予防することもまた、真摯に意識されていました。では、前者の目的のほうの、早期発見・早期治療の「治療」とは、実際のところ、どのような施策にもとづき、どういった効果が期待されていたのでしょうか。このことについて、これからお話ししていきます。

具体的には、乳児の粉ミルク（育児用調製粉乳）の開発をめぐって、小児科医と乳業企業が連《れん》携《けい》しながら、いかにして開発から製造へとつなげていったかを見ていきます。

ちなみに、「特殊ミルク」は、食事療法《りょうほう》の一つです。先天性代謝異常症は、生まれた後に身体の外に代謝されるはずの代謝物が、身体の内に蓄積することで、神経症状をきたす疾患です〔⬇17頁〕。そのため、早期に、代謝物（アミノ酸など）を除去した食事療法を行なう必要があります。しかし、新生児〔⬇15頁〕では食事を摂《と》ることが難しいため、この「特殊ミルク」が、患児（疾患をもつ新生児）の最初の食事療法となります。ですので第2章では、「特殊ミルク」に焦点を絞《しぼ》って考察を進めます。むろん、新生児マス・スクリーニングの導入が、特殊ミルクの開発・生産に与えた影響についても、並行して考察することになります。

話が前後してしまいますが、ここで「特殊ミルク」について、簡単な紹介をしておきます。まず、本書では、「先天性代謝異常症等の治療に必要な特殊配合ミルク」についての表記を、「特殊ミルク」というふうに略記《りゃっき》することを、先に断っておきます。

特殊ミルクは、それぞれの疾患ごとに、いくつかの乳業企業で開発・製造されています。疾患によって、特定の成分が除去されたり添加《てんか》されたりしたものが、多種にわたって開発・製造されており、その総称《そうしょう》として「特殊ミルク」と呼びます。

現在は、⑴市販品として十の品目、⑵医薬品として二つの品目、⑶登録品として二一の品目、

⑷登録外品として十一の品目が、「特殊ミルク」となっています。それぞれの違いを見ていきましょう。

⑴「市販品《しはんひん》」としての特殊ミルク

一般に市販されており、購入可能な特殊ミルクのことです。購入には、患者や保護者が医師の診察を受けて、その指示のもとに、有料で手に入れることができます。牛乳アレルギー用の特殊ミルクなど、十の品目があります。

⑵「医薬品《いやくひん》」としての特殊ミルク

医薬品に分類される特殊ミルクを指します。使用には、医師の診察を受け、処方箋《しょほうせん》が必要になります。薬局で、有料（医療費助成あり）で手に入れられます。「医薬品」のため、健康保険が適用されます。この特殊ミルクは、現在のところ、フェニルケトン尿症の治療に用いられるものと、メープルシロップ尿症の治療に用いられるものとの、二品目のみとなっています。

⑶登録特殊《とうろくとくしゅ》ミルク

市販品でもなく、医薬品でもない特殊ミルクを指します。この特殊ミルクは「登録」と「登録外」に分かれています。「特殊ミルク共同安全開発事業」〔後述➡122・128頁〕で、「登録」として選定された特殊ミルクのことをいいます。先天代謝異常症の治療に用いる特殊ミルクのことです。この疾患の患者は、医師の診察と指示のもとに、無料で入手することができます。

⑷登録外特殊《とうろくがいとくしゅ》ミルク

特殊ミルク共同安全開発事業で「登録品」とはならなかった特殊ミルクのことです。登録外特殊ミルクは、慢性腎疾患《まんせいじんしっかん》の治療のために用いられるミルクなど、先天代謝異常症に限定されない十一の品目があります。「登録品」と同様に、患者に無料で提供されています。

また、登録特殊ミルクの製造費は、患者が二〇歳未満の場合は、乳業企業と国とが負担し、患者が成人の場合は、乳業企業が負担しています。登録外特殊ミルクも、乳業企業のみが製造費を負担することになります。「登録品」「登録外」のいずれも、乳業企業は、かなりの負担を抱えながら、製造・供給の事業を継続している現状です。

これらの分類は、本文中に何度も登場します。できるかぎり、そのつど簡単な説明を加えるつもりですが、説明を割愛《かつあい》する場合は、このページの頁数を記しておきますので、ご参照ください。次のページでは、これらの分類を簡単にまとめています（**表1**）。また、二〇一七年時点の「代謝異常児等特殊ミルク供給事業事務系統図」も参照ください（**図4**）。需給や生産の流れを図示しています。

表1　**特殊ミルクの分類**

	医薬品目	登録品目	登録外品目	市販品
分　類	医療用医薬品（使用には医師の処方箋が必要）	特殊ミルク共同安全開発委員会により一定の基準の元に品質や成分、使用方法が検討された品目。	メーカーの負担により製造されている。一定の基準の元に品質や成分、使用方法が検討された品目。	メーカーにより販売。
費　用	健康保険適用。小児慢性特定疾患治療研究事業により医療費の一部を公費負担（20歳未満）＊20歳以上は難病医療費助成の対象となっている。	公費およびメーカー負担により無料。20歳未満まで供給。	メーカーの負担により無料供給。	有料。
入手方法	医師が薬局に処方箋で指示（処方箋がない場合は薬局で購入できない）。	医師が特殊ミルク事務局宛に「特殊ミルク供給申請書」をメールで依頼し承認を受ける。	「登録品目」と同様に「特殊ミルク供給申請書」を特殊ミルク事務局に送信。	各メーカーの支店に問い合わせ（一部薬局に置かれている場合あり）。
適応条件	適応疾患に使用。	①先天性代謝異常症であること。 ②年齢が20歳未満であること。	先天性代謝異常等であること。各乳業会社に問い合わせる。	適応疾患に使用。
品目数	雪　印：2品目	明　治：12品目 雪　印：6品目 森　永：3品目 計：21品目	明　治：6品目 森　永：5品目 計：11品目	明　治：4品目 アサヒ（和光堂）：1品目 雪　印：1品目 森　永：4品目 計：10品目

特殊ミルク事務局「特殊ミルク分類表」、『特殊ミルク情報』（第53号、2017年、55-58頁）を参考に笹谷がつくりなおしました。

図4　**代謝異常児等 特殊ミルク供給事業 事務系統図**

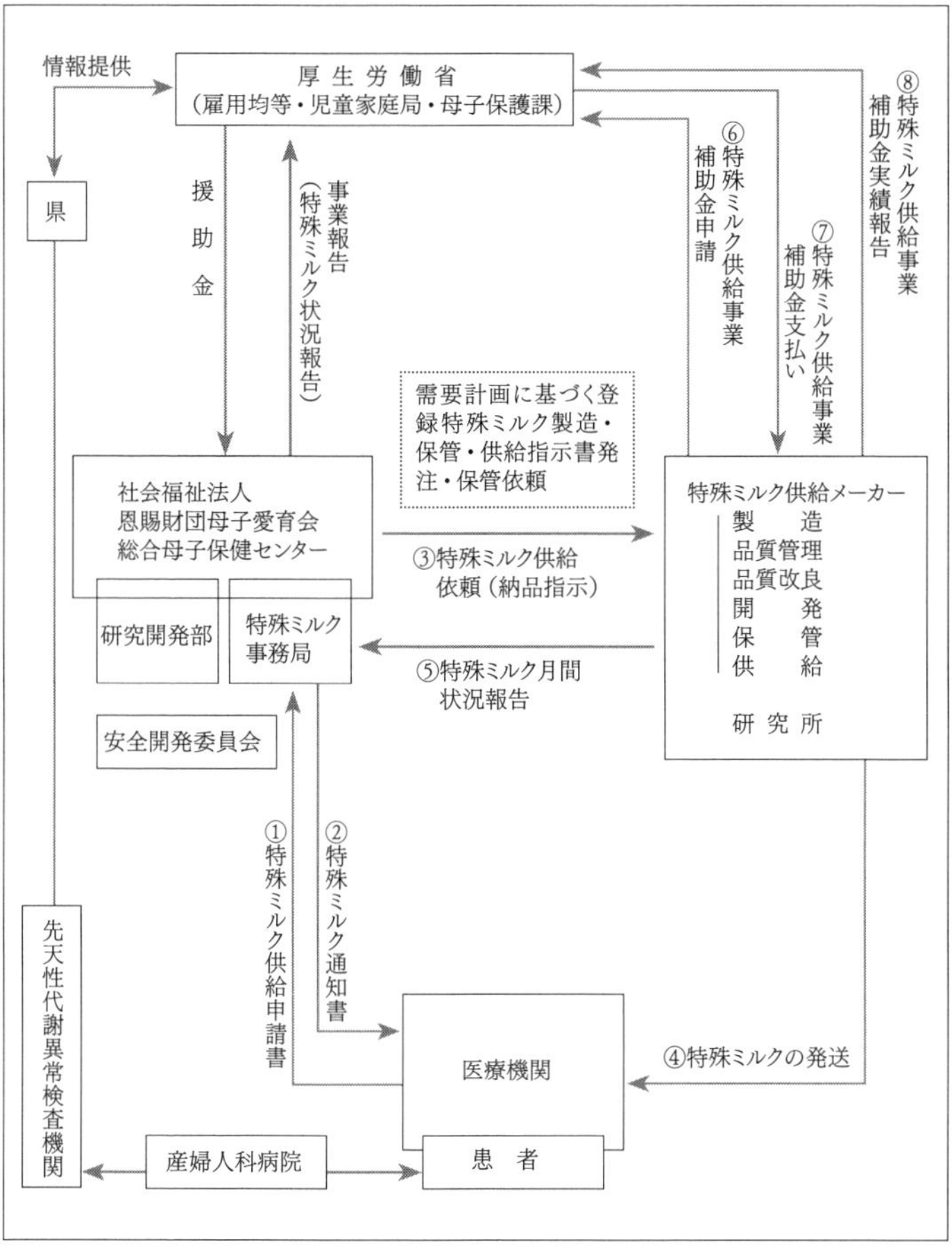

特殊ミルク事務局、「代謝異常児等特殊ミルク供給事業事務系統図」、『特殊ミルク情報』、（第53号、2017年、最終頁）を参考に笹谷がつくりなおした。

特殊ミルク開発の前史

日本では、育児用調製粉乳《ふんにゅう》（乳児用の粉ミルク）は、どのように開発されていったのでしょうか。まずは、その開発の流れを見ていきたいと思います。

育児用調製粉乳開発と特殊ミルク開発

第二次世界大戦後の一九五〇年十一月一日に、森永乳業が、国産初の完全栄養を謳《うた》った育児用調整粉乳を、国内で発売しました。この商品の開発には、小児科医たちが協力し、そのなかには、恩賜《おんし》財団母子愛育会《あいいくかい》小児保健部会や、斎籐文雄（恩賜財団母子愛育会愛育病院長）もいました（恩賜財団母子愛育会については➡47頁）。そして森永乳業は、開発した育児用調整粉乳への推薦《すいせん》を、この斎籐からもらっていました。[2] この後、森永乳業に続いて、それぞれの乳業企業は競いあって、育児用調整粉乳の開発を行なっていきます。

育児用調整粉乳を開発していた、乳業企業の一つである和光堂の社史《しゃし》によると、「製品の強力な推奨媒体《すいしょうばいたい》は、なんといっても、小児科の先生」であり、「製品の宣伝も、先生方《がた》に対する学術宣伝を推進した」[3]とのことです。明治乳業も、一九五五年頃から育児用調整粉乳の普及《ふきゅう》活動を本格的に行なっていましたが、この活動のなかで特に優先したのが、病院・医院への育児用調整粉乳の普及でした。[4] 当時から、開発と販売の両面の戦略において、乳業企業は小児科医との関係を重視していたのです。その理由として、一九五五年から一九六五年のわずか十年の間に、自宅以外の施設での出産が、一八%から八四%へと上昇した変化があげられます[5]（施設出産に移行した理由についてはさまざまな見解があります）。施設での出産が増加したことで、産婦人科医だけでなく、小児科医と乳業企業も、妊娠・出産に関与する機会が増えたわけです。

このように、小児科医と乳業企業が関係を強めるなか、小児科医で先天性代謝異常症の研究者であった高井俊夫（大阪市立大学医学部小児科）〔⬇74・77・83・87頁〕は、武知久幸（大阪市立大学医学部小児科）とともに、『小児の栄養代謝――その生理と異常』を、一九六〇年に発表しています。[6] この本では、「フェニール焦性《しょうせい》ブドウ酸白痴」（フェニルケトン尿症）〔⬇17頁〕について記述していて、その治療法として、「phenylalanine free〔フェニルアラニンを取り除いた〕の食餌《しょくじ》を作ることで、およそ長期にわたつて《ママ》食餌中から、一種だけのアミノ酸を除外した食餌を作つて与えることはなかなか困難である。しかし近年アメリカではこのような目的に副《そ》つた鑵詰《かんづめ》食も発売されている」[7]と解説していて、アメリカの最新の治療状況を紹介しながら、フェニルアラニンを除去した治療食について言及しています。しかしながら、特殊ミルクについては、この本では触れられていませんでした。

日本でも、フェニルケトン尿症の治療用として、一九五三年にドイツの医学者ホルスト・

ビッケル（Horst Bickel）によって紹介された、低フェニルアラニン食がすでに使用されていました。この食事療法によって、二〜三日で尿の塩化第二鉄溶液との反応が消失し、一〜二週間でフェニルアラニン値が低下することが知られていました。さらに、脳の発達する一歳までに治療を開始した場合、最も高い治療効果があることも証明されていたのです。[8] そのため、離乳《りにゅう》食の開始以前の授乳《じゅにゅう》期間に摂取《せっしゅ》できる低フェニルアラニン食が必要とされていたのです。

日本に初めて特殊ミルクを紹介したのは大浦敏明（大阪市立大学医学部小児科）（➡74・77頁）です。当時、留学中だった大浦は、一九五九年の「国際精神薄弱会議」に出席し、フェニルケトン尿症用の特殊ミルクとして、ミード・ジョンソン社のロフェナラックの存在を知ります。帰国後の一九六一年一月に大浦は、フェニルケトン尿症の兄妹患者を診察したさい、ミード・ジョンソン社からロフェナラックの無償提供を受けました。ですが、治療を続けるには、ロフェナラックを輸入しなければならないというコストの問題があり、国産品を製造できる体制を整備することが、大浦や高井俊夫などの小児科医たちから強く望まれました。

そこで、一九六一年十二月に、高井が国産の特殊ミルクの試作と提供について、雪印乳業と味の素に打診《だしん》し、特殊ミルクが開発されることになったのです。[9] そして早くも一九六二年には、大阪市立大学、東京逓信《ていしん》病院、国立栃木病院、島田療育園などで、臨床《りんしょう》試験が実施されていきます。[10] 続いて、特殊ミルクを使用した、一六名のフェニルケトン尿症患者の治療が行なわれました。大浦たちは、早期に疾患を発見して治療を行なうことで障害の発生を予防できることが証明された、と述べました。しかし他方では、慎重な態度も崩《くず》さず、フェニルアラニンは必須《ひっす》アミノ酸であるため、特殊ミルクを継続使用すると、フェニルアラニン欠乏症による悪影響が生じる可能性についても、注意を喚起《かんき》しました。とりわけ、成長発達が活発な乳幼児には、多くのフェニルアラニンが必要なため、厳重なコントロールが必要であると警告することも怠《おこた》りませんでした。[11] 翌六三年には、フェニルケトン尿症用の特殊ミルクである、国産のロフェミルクの製造が開始されるようになります。[12] それと並行して、高井や大浦が所属する大阪市立大学医学部小児科教室先天性代謝障害症検査センターでは、フェニルケトン尿症の患者の発見を目的に、尿によるスクリーニングも開始されました[13]〔➡74頁〕。そして、一九六五年になって、フェニルケトン尿症の特殊ミルクは、薬価収載《やっかしゅうさい》▼されることとなります[14]（薬価収載されると同時に、健康保険が適用されることにもなります）。

　高井俊夫は、フェニルケトン尿症が早期発見されて治療できることで、「精神薄弱」を予防できるようになったこと、さらには、国産の特殊ミルクが健康保険の適用となり、一段と治療

▼薬価収載——新薬が薬価基準に収載されることを指します。収載されるとその医薬品は、健康保険の適用として扱われるようになります。

がしやすくなったことを、高く評価していました。また高井は、家族の負担が最も重いのは脳が発達する乳幼児期までであって、小学校入学後は食事制限を緩《ゆる》める方針を採《と》ることができるとも主張していました。[15]

このように、フェニルアラニンの欠乏への懸念《けねん》が表明されていたものの、他方では、特殊ミルクを用いた食事療法を乳幼児期に厳格に行なった場合は、ある程度の年齢で治療を終了させることができると、当時は認識されていたのです。特殊ミルクに関する追跡調査が行なわれるのは、後の一九七八年になってからです。当時の楽観があらためられるには、さまざまな調査報告をまたねばなりませんでした。現在は、食事療法が有効とされるフェニルケトン尿症であっても、成人になってからも治療の継続が必要であると認識されています[16]〔後述➡142頁〕。

当時は、まわりの趨勢《すうせい》のなかで同舟《どうしゅう》するように、他の先天性代謝異常症についても、特殊ミルクによる治療が有効であるとして、試作が開始されていました。[17] 明治乳業は、一九七〇年に無糖ミルク、翌七一年には無乳糖ミルクを開発し、次の七二年にはラクトレスをというように、たて続けに試作していきました。そして、先天性代謝異常症以外にも、ナトリウムを制限した森永乳業のNa－20、吸収障害治療用の和光堂の特殊ミルクなど、さまざまな特殊ミルクが試作されるようになっていきます。[18]

フェニルケトン尿症のスクリーニング

日本では、一九六五年に岡山県で、フェニルケトン尿症を尿によってスクリーニングする方法が開始されました[19]〔⬇83頁〕。

同年に日本母性保護医協会も、すべての新生児に対して尿によるスクリーニングを実施することで、フェニルケトン尿症を早期に発見できるのではないか、と検討していました[20]。ほぼ同じころ、森山豊（日本母性保護医協会・会長）と高井俊夫は、同年十一月に「小児保健の諸問題を語る」と題した対談を、『産婦人科の世界』誌上で行なっています。このなかで高井は、フェニルケトン尿症以外に、ガラクトース血症〔⬇17頁〕、メープルシロップ尿症〔⬇17頁〕なども食事療法による治療が可能であると語り、日本でも尿による検査を実施すべきだ、と主張しました。森山も、早期発見で確実に予防できるのであれば尿検査だけでも実施したい、と抱負《ほうふ》を述べています[21]。

一九六七年から翌年にかけては、厚生省の医療研究助成補助金を受けた「フェニールケトン尿症の診断と治療に関する研究班」、「フェニールケトン尿症の血液スクリーニング方法と早期治療に関する研究班」が、それぞれ組織されます[22]。その後の七二年十月には、日本でもすべての新生児に対して検査がなされるべきであり、それ以外の先天性代謝異常症についても、同時に検査していく必要がある、との意見が、日本母性保護医協会会長の森山を中心に、産婦人科医や小児科医たちのあいだから表明され、「代謝異常スクリーニング研究会」の準備会が発足します[23]。

一九五〇・六〇年代のさまざまな研究〔⬇71～90頁〕の積み重ねを経て始まったフェニルケトン

尿症の尿によるスクリーニングは、やがて全国に拡大していくこととなります。しかし、治療の実際的な状況はどうだったのでしょうか。すべての新生児に対して、主な先天性代謝異常症をスクリーニングする展望を医師たちは抱いていたようですが、はたして実際の治療効果は、当初に想定した通りに達成できていたのでしょうか。これらの点を、もう少し詳しく見ていきましょう。

フェニルケトン尿症は、特殊ミルクによる治療効果が、すでに臨床的にも生化学的にも証明されていました〔➡114頁〕。一方、ガラクトース血症は、早期に治療することで効果があると報告されていましたが、残念ながら、肝硬変《かんこうへん》が進行している場合は、その効果をあまり期待できないとみなされていました。また、知能障害についても、治療による改善は難しいと報告されています。ホモシスチン尿症〔➡17頁〕やメープルシロップ尿症では、特殊ミルクによる治療効果は不明、もしくは治療の完全な成功例はない、と報告されていて、ヒスチジン血症〔➡17頁〕に関しては、そもそも症例の報告が少なく、疾患自体に多くの不明点が残されているという状況でした。[▼24]

このように、フェニルケトン尿症に比べて他の疾患では、治療方法がいまだ確立しておらず、治療効果も証明されていませんでした。つまり、研究や調査は、当初の予測以上に不足していたわけです。しかしながら、スクリーニングの導入に向けて、厚生省の研究は推《お》し進められていきます。「しかしながら」というよりは、研究や調査の不足「ゆえに」、導入に前のめりになっていったのかもしれません。一九七四年には、森山を中心に、新生児マス・スクリーニングの導入に向けた研究が、厚生省の研究班で開始されています。一九七六年には、血液検査による新生児マス・スクリーニングの導入が目標とされ、検査内容の具体的な輪郭《りんかく》が描かれます。[25]この血液検査では、複数の疾患を同時に見つけることが可能であり、その方法が、マルチプル（多相）・スクリーニング〔一度に複数の検査を行なう方法〕として推奨《すいしょう》されています。そして検査対象としては、メープルシロップ尿症、ホモシスチン尿症、ガラクトース血症、ヒスチジン血症が、候補として取り上げられました。[26]

総じていえば、研究班では、新生児マス・スクリーニングの導入に向けて、検査技術については積極的に研究が行なわれましたが、特殊ミルクの開発といったような、治療についての研究は、あまり進められませんでした。とはいえ、一九七七年には、厚生省から各都道府県知事、各指定都市市長、各都道府県・指定都市母子衛生主管部（局）長あてに通知が出され、フェニルケトン尿症、メープルシロップ尿症、ホモシスチン尿症、ガラクトース血症、ヒスチジン血症の五つの疾患〔➡17頁〕を対象に、新生児マス・スクリーニングが全国で開始されることになります。[27]当時、これら五つの疾患に対応する特殊ミルクはすでに試作されており、[28]他の先天性代謝異常症に関しても、小児科医から乳業企業への依頼によって特殊ミルクが試作され、実際の治療に使用されてきたという実績がありました。[29]この状況を別の角度から見ると、特殊ミルクの開発は、小児科医から乳業企業への依頼という、個人的な関係性のなかでの試作に終始していたとも言えます。

このように、治療に必要な特殊ミルクの研究・開発・製造の体制《システム》が制度的に準備されないいまま、見切り発車のかたちで、新生児マス・スクリーニングは開始されていったのです。スクリーニング導入に向けての、この前のめりは、後《のち》の追跡調査によってさまざまな問題が浮かび上がることで、ちぐはぐな空転と化していきます。では、いったいどのような問題が表面化したのでしょうか。

追跡調査は何を明らかにしたのか

特殊ミルク開発事業の設立の経緯

新生児マス・スクリーニングの受検率《じゅけん》が高まり、検査を受けることが当然とみなされるようになっていった一九七八年以降、治療として使用されてきた特殊ミルクの存在が、ようやくメディアでも取り上げられるようになります。

『讀賣新聞』では、健康保険の適用となるのは、フェニルケトン尿症用の特殊ミルク（医薬品としての品目）〔⬇108頁〕のみであり、その他の疾患を対象とする特殊ミルクは、一般の市販品や試作品に頼っているという状況を問題視しました。[30] さらに『朝日新聞』の記事でも、フェニルケトン尿症用の特殊ミルクは、大病院を除いては手に入りにくく、大部分は、乳業企業が無償《むしょう》で細々と製造・提供しているのが現状であると指摘しました。[31] 翌年の『朝日新聞』では、ようやく安定供給の見通しがたったことを伝えながらも、「治療用ミルク」（特殊ミルク）は特定の病院を通じて乳業企業から無償提供を受けている、という現状をあらためて報道し、「せっかくの制度も片手落ちとの声が強まっていた」と論説しています。[32]

このように、新生児マス・スクリーニングの社会への浸透にともない、検査で検出された疾患の治療についても、メディアに取り上げられるようになりました。それにともない、検査の実施が公費であるのに対して、治療は、乳業企業の無償提供に依存するという、不安定な製造・供給であることが問題視されるようになったのです。しかし、ここで注意しておくべきことは、このような問題の指摘は、検出された疾患は特殊ミルクによってすべて治療可能である、との前提にもとづいた報道だったということです。

同時期の一九七九年十一月に開催された小児代謝研究会では、新生児マス・スクリーニングの対象疾患や他の先天性代謝異常症の治療のために、特殊ミルクを安定供給する事業化を行なう必要がある、という提言がなされました。同年十二月五日、当時の大蔵大臣・竹下登（自民党）あてに、小児代謝研究会会長の美濃真（大阪医科大学医学部小児科）、運営委員の北川照男（日本大学医学部小児科）〔➡72頁〕、国際小児科学会副会長の小林登（東京大学医学部小児科学）が連名で、「小児疾患治療用特殊ミルクの開発と安定供給に関する要望書」を提出しています。この「要望書」では、新生児マス・スクリーニングの対象疾患のみに対応する特殊ミルクだけでなく、乳糖不耐症《にゅうとうふたいしょう》治療用無乳糖ミルク、特発性高カルシウム血症治療用低ビタミンD、低カルシウムミルク、腎不全《じんふぜん》や心不全の治療用低ナトリウムミルクといった、さまざまな特殊ミルクの開発とその安定供給が要望されていました。[33]

こうした動向を受けて、厚生省は、一九八〇年十月一日付で、「昭和五五年特殊ミルク共同安全開発事業助成費国庫補助について」を通知し、同日に「特殊ミルク事務局」が業務を開始します。厚生省の「特殊ミルク共同安全開発事業実施要綱《ようこう》」によると、この「特殊ミルク共同安全開発事業」が掲《かか》げていた理念と目標は、特殊ミルクの供給体制の整備、必要量の確保、品質の管理そして改良、必要な情報を提供すること、これらを着実に事業化することによって、先天性代謝異常などの治療を促進するとともに、心身障害者の発生を予防することとされていました。さらには、健全育成、資質の向上も目指されていました。[34] こんにちの視点から見た場合、この理念と目標には、再考すべき問題点が多々ふくまれています。しかし再考以前の問題として、厚生省もまた、特殊ミルク共同安全開発事業の設立にあたっては、新生児マス・スクリーニングで検出された疾患は特殊ミルクによってすべて治療可能である、という前提に立っていたことを、お分かりいただけるのではないかと思います。

実際、特殊ミルク事務局は、五つの疾患に加えて、新たにチロシン血症、メチルマロン酸血症等、高アンモニア血症、高カルシウム血症、低カルシウム血症の疾患に対して、「先天性代謝異常症の特殊ミルク治療指針について」という方針を定めて[35]、特殊ミルクの開発の拡張・拡大を目指していました。このように、新生児マス・スクリーニングの対象疾患以外の疾患についても特殊ミルク開発が企図されたことに関して、福渡靖（厚生省児童家庭局母子衛生課長）は、新しい特殊ミルク開発には、新生児マス・スクリーニングの対象疾患をさらに拡大する目的もあったとして、次のように回顧しています[36]。

> ミルクの開発のもう一つの目的というのは、マス・スクリーニングにフィードバックすることが出来る。新しい治療方法が開発されれば、その疾患がスクリーニングに入ってくる。だからそういう意味合いもあり両方が持ちつ持たれつということだと思います[37]。

安全開発委員会は、助成対象の特殊ミルクに、新生児マス・スクリーニングの対象疾患以外の疾患も含ませることによって、開発対象となる特殊ミルクの種類を増やすことを目指していました[38]。さらに、特殊ミルクの開発を促進して、先天性代謝異常症の治療方法を確立することで、新生児マス・スクリーニングの対象疾患に新たな疾患を追加していくという、相乗効果をも視野に入れていたのです[39]。しかし、「両方が持ちつ持たれつ」の関係にあるとするこの構想は、同時期に進められていた新生児マス・スクリーニングの追跡調査によって、すでに突き崩されていたといえます。一九七八年が、その始まりでした。

新生児マス・スクリーニングの追跡調査

新生児マス・スクリーニングで検出される五つの疾患についての追跡調査が、厚生省の心身障害研究小児慢性疾患研究班による、「小児慢性疾患（内分泌、代謝、血液系）に関する研究」の一部として、すでに一九七八年から開始されていました。研究の目的は、新生児マス・スクリーニングで発見された対象疾患について、追跡調査にもとづいて、いっそうの治療方法の改善をはかることでした。そして、ほんの少しのケースを除けば、大筋では、治療は順調に行なわれている、と報告がなされています。しかし安堵《あんど》できるのは、ここまでです。追跡調査からは、さまざまな疾患型が検出されるなど、食事療法や特殊ミルクの使用だけによる治療では、障害を予防できないことも明らかにされたのです。[▼40]

新生児マス・スクリーニングの実績報告によると、一九七九年には、新生児マス・スクリーニングの受検率は九〇・九％となり、ほぼすべての新生児が受ける検査となっていました。たとえば、フェニルケトン尿症については、一九七七年の新生児マス・スクリーニングの開始から一九八〇年九月までに、六七人の患者が発見されています。その発見率は、六万一三九二分の一人となります。メープルシロップ尿症は、九人の患者が発見され、その発見率は四五万七〇三二分の一人、ホモシスチン尿症は二六人、発見率は一五万八二〇三分の一人、ガラクトース血症は三三人、発見率は一二万四六四五分の一人、ヒスチジン血症は五〇六人、発見率は八一二九分の一人でした。[41]

受検《じゅけん》率が高まることで、ヒスチジン血症〔➡17頁〕については、検出される患者数が増えました。逆に、メープルシロップ尿症のように、患者数が少なくて検出されない年度があるという、疾患の実態も明らかになりました。つまり、新生児のほとんどすべてが受ける検査ではありましたが、医師たちの予測に反して、実際には、疾患をもつ患者が多く検出される結果にはいたらなかったのです。

さらに、追跡調査からは、ヒスチジン血症については、治療をしているか／していないかの差と知的な発達との関連性への疑問が浮上しました。調査結果を受けて、一九八〇年には、空腹時の血中のヒスチジン値を10㎎%以下（できるだけ3～8㎎%の範囲）に維持することを目標にするというように、治療方針がより緩和《かんわ》されます。[42]さらに翌年には、新生児マス・スクリーニングで発見されたヒスチジン血症の家族を追跡調査した結果、治療していない人の大多数の知能が、正常範囲であることが判明しました。そのため、空腹時の血中のヒスチジン値が15㎎%以下のケースは、知能障害をきたす可能性は少ないと認定され、15㎎%を超えるケースのみを食事療法の対象にするというように、治療指針が改定されます。[43]その結果、ヒスチジン血症は、新生児マス・スクリーニングの対象でありながら、ほとんどの患児《かんじ》が治療対象から外されるという状況になります。このことは当然、ヒスチジン血症の治療を目的とした特殊ミルク自体が不要とされる状況を派生させる結果になったのです。

フェニルケトン尿症に関しても、厚生省の心身障害研究小児慢性疾患研究班によるこの追跡調査から、新たな問題が判明します。一九八一年に、小児代謝研究会の主要なメンバーだった北川照男〔⬇72頁〕が、血中のフェニルアラニン値が20㎎／dl以下の状態で、治療をしていない保因者であっても、「精神薄弱」とはならないタイプ〔疾患型〕の、「高フェニルアラニン血症」について報告しています。さらには、従来の「古典的フェニルケトン尿症」〔今まで考えられてきたフェニルケトン尿症〕のほかにも、特殊ミルクや食事療法では効果がなく、神経症状をおこすフェニルケトン尿症が存在するなど、疾患型の多様性についても指摘しています。また、ヒスチジン血症では、言語障害や知能障害とヒスチジン値には対応した関係はなく、低ヒスチジン乳〔ヒスチジン血症の特殊ミルク〕での治療は必要ないのでないか、という意見も提起しています。メープルシロップ尿症、ホモシスチン尿症、ガラクトース血症に関しても、特殊ミルクや食事療法でも治療が不可能とされる症例や、そもそも治療の必要がないのではないかと考えられる症例も、報告しています。▼44

同年〔一九八一年〕、大浦敏明〔⬇74・77・114頁〕もまた、新生児マス・スクリーニングの導入によって患者の発見率は高まっていると評価しながらも、フェニルケトン尿症に高フェニルアラニン血症というタイプ（疾患型）が存在することや、食事療法によって血中のフェニルアラニン値が適正な値《あたい》となっても重篤《じゅうとく》な中枢神経症状が進行するタイプのフェニルケトン尿症（テトラヒドロビオプリテン欠乏症）を発見することに、研究の比重を移していました。[45] また、特殊ミルクによるヒスチジン血症の治療例についても、一九八一年までに発見された二三の症例のうち、これまで考えられてきたような言語障害や知的障害は「全く認められないことが明らかになった」と報告しています。[46] 先に述べたように、厚生省の心身障害研究小児慢性疾患研究班の追跡調査からも、ヒスチジン血症に関して、治療の必要性の基準の見直しが浮上していました（⬇17頁）。また、遺伝性疾患が多様な臨床病型や臨床症状をもつことも、追跡調査から明らかになってきました。大浦の研究は、これらの識見《しきけん》を裏付ける成果であったと言えるでしょう。

　このように、新生児マス・スクリーニングと特殊ミルク開発とが「持ちつ持たれつ」（⬇123頁）の関係にあることがミルクの安定供給と利用者数の増大につながる、とする楽観的な構想が、厚生省の研究班の追跡調査によって崩れていきました。さらにこの「持ちつ持たれつ」という関係性の根本にある、新生児マス・スクリーニングで検出された疾患は特殊ミルクによってすべて治療可能である、という前提自体が、実際は成立しないことが明らかになっていったのです。こんにちまで、初期に立てた理念と目標を推し進めた制度化と事業化の妥当性《だとうせい》（これでよかったのかどうか、適切な成果があったのかどうか）は、十分に検証されてこなかったと言えるのではないでしょうか。しかし他方では、当時からすでに、乳業企業の側は、一事業（企業）としての対処《リアクション》を着々と進めていたのです。次にこの点について見ていきます。

特殊ミルクは「医薬品」か「食品」か？

特殊ミルクの薬価収載

　乳業企業の側の、このような状況の変化への対処《リアクション》を見ていくために、「医薬品」としての特殊ミルクが薬価収載《やっかしゅうさい》〔⬇115頁〕されていった過程を辿《たど》ってみる必要があります。医薬品なので、実証可能な治療効果を提示しなければならず、また、薬事法《やくじほう》の厳格な基準を充《み》たさねば製造・供給ができません。つまり、かなりのリスクとコストが発生するわけです。新生児マス・スクリーニングの事業と特殊ミルク開発の事業との「持ちつ持たれつ」の関係を舞台にした、乳業企業の側からの要求や駆け引きを、事業当事者たちの言葉のなかに垣間《かいま》見ることができます。まずは、検討過程における中心的な主体である特殊ミルク共同安全開発事業について、その設立過程を確認します。

特殊ミルク共同安全開発事業〔⬇122頁〕が開始された一九八一年、小児代謝研究会の主要なメンバーだった大浦敏明（大阪市立大学医学部小児科）〔⬇74・77・114頁〕、北川照男（日本大学医学部小児科）〔⬇72・126頁〕、多田啓也（東北大学医学部小児科）〔⬇81・85頁〕は、この事業の安全開発委員会の委員に就任しています。安全開発委員会には、その他の小児科医、乳業企業の研究所所長、栄養士も、委員として就任しています。[47] 安全開発委員会では、先天性代謝異常症以外の疾患――高カルシウム血症や低カルシウム血症――にも対応する特殊ミルクの開発について検討を行ない、三四の品目を「登録品」として定めました。つまり、患者への安定供給を優先して、市販品の扱いでもなく医薬品の扱いでもない「登録特殊ミルク」〔⬇108頁〕という扱いにしたのです。また、製造・供給にかかる経費の一部を公費で助成して、患者や診療側の費用負担を免除することにしました。[48] 患者が、医師の診察と指示のもとに、無料で入手できるようにしたのです。

特殊ミルクのうち、一九八一年四月に、医薬品として薬価収載されて、健康保険の適用となった品目は、雪印乳業のフェニルケトン尿症〔⬇17頁〕のためのロフェミルクS、フェニルアラニン除去ミルク、ヒスチジン血症のための低ヒスチジンミルク、ヒスチジン除去ミルク、ホモシスチン尿症のための低メチオニンミルク、メープルシロップ尿症のためのロイシン・イソロイシン・バリン除去ミルク、これら六つの品目でした。[49] 明治乳業、森永乳業もまた、ヒスチジン血症〔⬇17頁〕、ホモシスチン尿症〔⬇17頁〕、メープルシロップ尿症〔⬇17頁〕のための特殊ミルクを、登録特殊ミルクとして開発していましたが、医薬品としての扱いではなく、薬価収載はされていませんでした。[50] ガラクトース血症〔⬇17頁〕のための特殊ミルクは、雪印乳業はもちろん、明治乳業、森永乳業、和光堂も開発していましたが、これらも薬価収載はされませんでした。こうした区分け（医薬品、登録、市販、登録外）の理由について、特に詳しい資料が残されていないのが残念です（小児科医と乳業企業の関係性が配慮されていたと推測できるかぎりです）。

安全開発委員会の委員長であった北川照男は、「本年度〔一九八一年度〕からは、永く実績を持つ雪印乳業㈱のアミノ酸代謝異常症治療用ミルクの六品目が、健保〔健康保険の〕適用の薬品として薬価収載・告示され」たことを受けて、「これを本〔この〕事業の対象から外し、その他の特殊ミルクについても、その需要に応じて、効果と安全性などを検討しつつ、治療実績を積み重ね、薬品化の道へ進展していくように指導したい」と述べています。そして、この特殊ミルクの開発・製造・供給の事業は、「流動的に治療対象の枠《わく》を拡大していく所存《しょぞん》」であるが、「本年度〔一九八一年度〕は新たに脂質《ししつ》や糖質《とうしつ》の吸収障害症を適用とする特殊ミルク品目等も追加指定し、このような疾患の患児に供給していく」として、引き続き、新たに開発した特殊ミルクを、医薬品として薬価収載していく方針を表明しています。[51] 厚生省の心身障害研究小児慢性疾患《しょうにまんせいしっかん》研究班による追跡調査（一九七八年に開始）（➡124頁）の結果は、すでに明らかになりつつあり、また、北川自身も一九八一年に、フェニルケトン尿症には多様な型が存在することを発見していました。しかし北川は、新生児マス・スクリーニングで検出される疾患を特殊ミルクで治療できるとする見通しを、まだ捨ててはいなかったのです。

ところが翌年の一九八二年のことです。雪印乳業の特殊ミルク共同安全開発委員会委員は、特殊ミルク共同安全開発事業の方針について、「医薬品と食品とは次元が異なることを十分認識しなければならない」と直言します。[52] この直言は、北川が、特殊ミルクを医薬品として薬価収載していく方針を表明したのと同じ『特殊ミルク情報』の第4号においてなされたものです。企業としての雪印乳業の側は、こう言っているわけです――医薬品は薬事法によって、食品は食品衛生法によって規制されているわけだが、先天性代謝異常症の食事療法として用いられる特殊ミルクは、医薬品と食品の境界線上に位置しており、どちらかといえば、食品カテゴリーに属しているので、医薬品として扱うことは困難である、しかも、そもそも医薬品として製造するためには、製造および品質管理に関する種々の基準に従う義務があり、それぞれの疾患ごとに、厚生大臣へ申請して承認をもらう必要がある――と補説《ほせつ》しています。また、雪印乳業は、北川の意見に対して、「発生頻度《ひんど》の低い先天性代謝異常では、治療例を積み上げることは困難と考えられる」と言葉を返し、医薬品とするためには、ヒトに対する臨床試験（五つの施設、一五〇例以上）の資料を添付《てんぷ》しなければならないことも、噛んで含めるように説明しています。[53]

つまり、雪印乳業の側は、特殊ミルクを新規に医薬品として薬価収載していく方針には、反対の意向を明確に示していたのです。新生児マス・スクリーニングで検出される疾患は特殊ミルクによってすべて治療可能であるという、医師たちと厚生省研究班の見立ては、乳業企業の側から、まったく別の観点で疑問視されていたと言えるでしょう。つまり、企業側は、薬事法と食品衛生法を両立させた製造は実現不可能だという問題を、制度の側に突き付けたのです。

この時点で露呈《ろてい》した制度的な問題について、もうすこし補筆《ほひつ》しておきます。当時（一九八二年）すでに、明治乳業の特殊ミルク共同安全開発委員は、特殊ミルクを薬品ではなく食品として扱う場合は、「食品衛生法の範囲内でなければ、必要栄養素を自由に強化することができないという悩みがある」と、胸襟《きょうきん》を開きつつ、駆《か》け引きを始めていました。既存《きそん》の法制度のもとで微量元素の添加《てんか》を行なうためには、特殊ミルクを医薬品として扱い、コストのかかる薬事法の基準に合わせねばならなかったからです。さらには、「特殊ミルクは治療用といっても、病気そのものを根治《こんち》する治療薬ではない」とも述べています。

食品衛生法の改正という決着

この発言をそのまま受け止めるなら、特殊ミルクは、薬品ではなくなる。では、食品なのか。たしかに、「法的位置づけはとも角《かく》として、それを与えられる乳児にしてみれば（特殊ミルクは）唯一の食物である」ことは間違いないでしょう。となると、乳児が食物として摂取《せっしゅ》し続けるからには、特殊ミルクは、母乳と同等の完全栄養《かんぜんえいよう》の食物、つまり健康を維持するために必要な栄養をすべて含んだ食品である必要があります。ところが、食品として扱うとなると、こんどは食品衛生法に従わねばならないため、微量元素の添加ができなくなり（添加は薬事法の下でのみ可能）、疾患の食事療法としては、役に立たなくなってしまいます。

このように、特殊ミルクを食品として扱っても、薬品として扱っても、疾患の食事療法に用

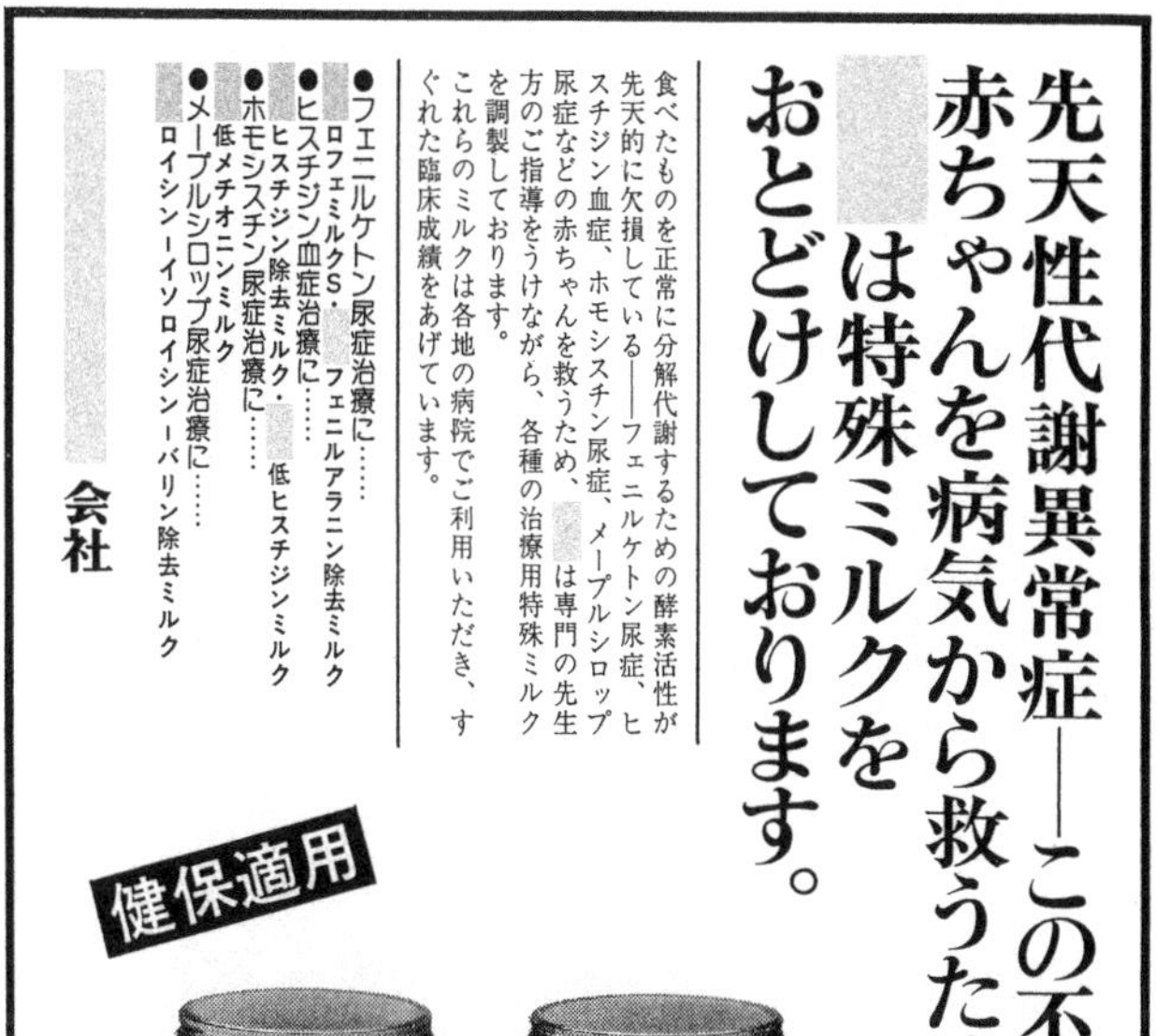

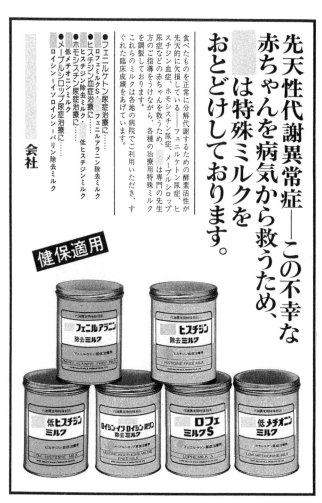

図5 特殊ミルクの広告（「日本小児科学会雑誌」、87巻・第12号、1983年に掲載）
※画像の一部は加工しています。

いるには限界が生じる現実を、乳業企業の側から、医師と行政に突き付けたわけです。[54]

これらの事態に対して、一応の決着（落としどころ）をみたのは、一九八三年八月二七日の「食品衛生法施行《しこう》規則、乳及《およ》び乳製品の成分規格等に関する省令及び食品、添加物等の規格基準」の一部改正によってです。[55] これを契機《けいき》に、育児用調整粉乳《ふんにゅう》にも微量元素の添加ができるようになりました。それまでにすでに、一九八一年八月から、銅《どう》や亜鉛《あえん》を含む塩類の添加が、母乳代用品に限って許可されていました。また一九八二年五月から、乳業企業は、特殊ミルクに銅や亜鉛といった微量元素の添加も行なっていました。しかしながら、一九八三年八月の法改正によってようやく、一般の育児用調整粉乳にも、微量元素の添加が認められるようになったのです。このことは、今後開発されるであろう「多くの特殊ミルクが、一般食品としての扱いが可能な体裁《ていさい》を整えたこと」を意味しています。つまり、乳業企業の側から見れば、「大きな前進」となったわけです。[56] 事態は、乳業企業が主張した方向で決着を見たのです。

なぜ「医薬品」になったのか――糖原病《とうげんびょう》の特殊ミルク

こうして、企業の側は、特殊ミルクを医薬品として開発・製造する必要はなくなりました。ところが、こうした趨勢《すうせい》にあって、特殊ミルク共同安全開発事業の設立後に、先天性代謝異常症のための特殊ミルクとして最初に開発された糖原病《とうげんびょう》の特殊ミルクが、医薬品となったのです。

糖原病は、グリコーゲンの代謝障害によって発症する疾患であり、その多くが、常染色体劣性遺伝〔➡21頁〕にもとづくものです。[57] 糖原病の食事療法としては、J・フェルナンデス（J. Fernandes）たちが、アメリカの医学誌に発表（一九六九年）した方法がすでにありました。[58] 日本でも、低乳糖ミルクを使用する方法や、酸血症や低血糖が激しい症例には、特殊ミルクにブドウ糖を添加する方法、あるいは、三食以外の食事を摂取《せっしゅ》する方法などが、すでに知られていました。[59] 一九七四年には、フェルナンデスが新たに、頻回《ひんかい》に（多くの回数に分けて）糖質を摂取する食事療法を報告しています。[60] 七六年には、H・グリーン（H. Greene）らによって、夜間の胃内に持続的に高《こう》炭水化物を注入する方法（以下、夜間胃内持続注入療法と記す）が、やはりアメリカの医学誌に報告されています。[61] つまり、糖原病については、既存《きそん》の特殊ミルクの使用や、頻回な食事の摂取によって、一定の治療効果がすでに認められていたといえるでしょう。

このような経緯のもとで、一九八〇年には、厚生省心身障害研究小児慢性疾患研究班による、「小児慢性疾患《しょうにまんせいしっかん》（内分泌、代謝、血液系）に関する研究」を主体にして、糖原病の実態に関する全国実態調査が行なわれます。この調査研究では、I型糖原病の長期的な予後《よご》に関する検討や、診断法に関する研究が実施されました。[62] そして一九八二年から、糖原病の特殊ミルクは、特殊ミルク共同安全開発事業〔➡122・128頁〕の研究対象として、開発が始められます。[63] そしてその開発企業には、明治乳業の糖原病用特殊ミルクが選ばれました。糖原病の特殊ミルクとして使用できるものは、雪印乳業や森永乳業も製造していましたが、いずれも、研究・開発の対象企業には選定されませんでした。[64]

糖原病の特殊ミルクが開発対象となった背景には、糖原病の各型の診断法や診断基準が明らかになりつつあり、[65] また厚生省での、糖原病に関する実態調査が可能になったことがあげられます。さらに、調査によって新たな患者が発見されたことで、各型の亜型《あがた》〔型（タイプ）の下位に位置する型（サブタイプ）〕も発見され、より細かな分類ができるようになったことも、開発を促《うなが》した要因といえます。[66] もうひとつ見逃せない要因として、一九八二年十一月に、明治乳業とアメリカのアボット社とのあいだで、経管経口《けいかんけいこう》栄養剤の製造に関する技術援助契約が締結《ていけつ》された事実があげられます[67]。つまり、糖原病の病態が明らかになっただけでなく、明治乳業の経管経口栄養剤に関するこの技術が、夜間胃内持続注入法と技術的に共通している部分が少なくなかったことも、日本での開発と企業の選定に影響したといえるでしょう。

一方で、一九八三年十一月には、肝型糖原病の治療のための特殊ミルクの開発に関する共同研究報告が、北川らによって行なわれました。夜間胃内持続注入療法の有効性が検討され、とりわけ、I型糖原病に対する治療として、四例の成績が検討されています。糖原病という疾患自体、遺伝的異質性が認められるため、頻回《ひんかい》の食事療法で臨床的な改善が認められることも多かったのです。そのためか、夜間胃内持続注入療法の有効性は認められたものの、頻回の食事摂取のみでも、かなりの改善が認められたと報告されています[68]。つまり、糖原病のための特殊ミルクに医薬品としてのお墨《すみ》付《つ》きを与えるべきかどうかという問題が浮上したのです。

そして一九八四年七月に、特殊ミルク共同安全開発委員会・特殊ミルク改良開発部会によって、追跡調査が行なわれました。その結果にもとづいて、医薬品として薬価収載することが具体的に検討されます[69]。この共同研究の結果から見れば、治療という意味では、糖原病の特殊ミルクは有効なものでした。しかし、医薬品として薬価収載する必要があるとは、はっきりと言い切れない状況でした。

そのわずか数ヶ月後の一九八四年八月には、明治乳業はヘルスサイエンス研究所を新設します。医学的な基礎研究にいっそう力を入れていくという、明治乳業の姿勢にも見えます。こうした迅速《じんそく》な反応のもう一つの理由として、明治乳業が、糖原病の特殊ミルクを医薬品として薬価収載することで、別の研究にも応用する計画を視野に入れていた可能性も考えられます。[70] 別の視点から言えば、どの乳業企業も特殊ミルクの薬価収載に難色を示しているなかで、特殊ミルクの医薬品としての薬価収載に対して協力を得られたのが、糖原病の特殊ミルクであったという、企業としての経営上の判断があったとも考えられます。

このような交渉と準備を経て、一九八五年三月に、糖原病の特殊ミルクを、医薬品として薬価収載する案が正式に提出されます。[71] しかし、日本国内での根回しなど、国際的な開発競争は、決して待ってはくれませんでした。この前年の八四年には、台湾出身のアメリカの医学者チェン・Y（Chen. Y）たちによって、非加熱のコンスターチを治療に用いる方法が、アメリカの医学誌に発表されました。[72] このチェンたちが発見したコンスターチ療法は、その後の、糖原病の治療法の中心となっていきます。ところが日本では、ちぐはぐにも、一九八六年三月の薬務局長通知に基づいて、糖原病の特殊ミルクは、医薬品としての製造承認の申請がなされました。[73]

その数ヶ月後の一九八六年十一月に、肝型糖原病の治療のために特殊ミルクを臨床試験した成績が、北川照男たちによって報告されました。報告では、特殊ミルクを治療に使用して、夜間胃内持続注入療法を行ない、なおかつ日中は頻回食を実施した場合は、ほぼ全例で、特殊ミルクに治療効果があると認められました。他方で、夜間胃内持続注入療法が治療において必須《ひっす》だと主治医が結論づけた事例は、半数のみにとどまりました。つまり、頻回食だけでも、症例によっては十分な改善が認められたのです。[74] この臨床試験では、糖原病の特殊ミルクの治療効果が否定されることはありませんでしたが、頻回食だけでもある程度の効果があることが判明し、夜間胃内持続注入療法は必須というわけではないことが明らかになりました。

ところが一九八八年五月に、糖原病の特殊ミルクは製造承認を受けます。[75] しかも、「本〔この〕製剤は生体を維持するのに必要な成分がすべて配合されており、長期間本剤のみで栄養管理を行った場合でも必要なエネルギー量を摂取している限り、栄養成分の欠乏を起こすことはない」[76] という口上《こうじょう》の通り、糖原病の特殊ミルクとしては（頻回食でも効果があるため）必ずしも必要のない効用も謳《うた》われていました。

その数ヶ月後の一九八九年二月に、この特殊ミルクは、医薬品として薬価収載されます。これにより、糖原病の特殊ミルクは、登録特殊ミルク〔➡108頁〕から除外され、医薬品となりました。[77] つまり、「医薬品」なので、健康保険が適用される品目となったわけです。登録特殊ミルクの製造費は、患者が二〇歳未満の場合は、乳業企業と国とが負担し、患者が成人の場合は、乳業企業のみが負担しています。この登録特殊ミルクから外れて、医薬品として扱われ、健康保険が適用されるということは、企業としては製造費の負担の軽減になるという面もあります。他方で、薬事法に従う義務が生じるので、臨床試験を行なって、品質管理に関する種々の基準を充たすために、新たな負担が発生することにもつながります。にもかかわらず、明治乳業が医薬品としての特殊ミルクを追求した理由は、はっきりとわかっていません。

一九八六年十一月に、肝型糖原病の治療のための特殊ミルクを臨床試験した成績が報告されたことは、先に述べたとおりです〔➡136頁〕。臨床試験では、糖原病の特殊ミルクの治療効果が否定されることはありませんでしたが、頻回《ひんかい》食だけでも、ある程度の効果があることが明らかになっていました。では、これ以降の治療報告では、糖原病の特殊ミルクは、医薬品として、治療にどの程度の効果があったと報告されているのかを確認しておく必要があるでしょう。

一九九二年に、薬価収載された糖原病の特殊ミルクの治療報告が公表されました。この報告では、特殊ミルクも含めた食事療法の目的は正常な発育をとげることであると定義づけたうえで、糖原病の治療としては、実際には、糸球体《しきゅうたい》障害の発生予防をする必要があったり、肝腫《かんしゅ》瘍《よう》の合併症《がっぺいしょう》が報告されたりと、長期的予後《よご》がよくない結果が指摘されました。[78] つまり、糖原病においては、特殊ミルクや食事療法のみでは、生まれてきた子どもの障害の発生予防に対して、必ずしも有効とはいえないという結果が伝えられたのです。この一九九二年の報告からもいえるのは、糖原病の特殊ミルクは、医薬品として薬価収載することを優先した開発が行なわれましたが、治療に必須《ひっす》のものにはならなかったということです。

この後、新たに医薬品として薬価収載された特殊ミルクは、フェニルケトン尿症の治療のための、ペプチド粉末にとどまります。[79] 新生児マス・スクリーニングを開始して、追跡調査を実施し得たからこそ明らかになったことなのですが、遺伝性疾患であり代謝《たいしゃ》異常である先天性代謝異常症は、その代表と見なされてきたフェニルケトン尿症においてさえ、その症状が多様であり、特殊ミルクを治療に使用するだけでは、生まれてきた子どもの障害の発生を予防することは困難だったのです。[80] このような事態を受けて、乳業企業は、スクリーニングの事業と特殊ミルク開発の事業との「持ちつ持たれつ」の関係〔➡123頁〕が、ミルクの安定供給と利用者数の増大につながるという楽観的な構想から、いち早く離脱していったと言えます。ひき続き、フェニルケトン尿症の特殊ミルクによる治療は、その後どのように経過したのかを見ていきましょう。

フェニルケトン尿症の治療とは

一九九〇・九一年には、新生児マス・スクリーニング導入後にフェニルケトン尿症と診断された症例をめぐる、長期治療例が報告されます。この報告のなかで、食事療法が有効とされるフェニルケトン尿症（古典型フェニルケトン尿症）に関しては、血中のフェニルアラニン値を抑えることによって知的障害を予防できると言明されています。そしてこの診断にもとづいて、食事療法と血中フェニルアラニンの値《あたい》のコントロールとが、患者に実施されました。

しかし、フェニルケトン尿症が「生命《いのち》」に直結する疾患ではないため、フェニルアラニン値のコントロールが、家族の暮らしの状況によって違ってくることも明らかになりました。例えば、かなり厳格な食事制限を実施できる家族であるかどうか、両親の管理能力はどれくらい継続できるのか、これらの暮らしの状況や資源（経済的・時間的・社会関係的な資源）によって、フェニルアラニン値が変化することが示唆されたのです。また、小学校への入学といった、ライフスタイルの変化も、血中濃度に影響を与えると報告されています。しかし、この報告においては、小学校入学以降の知的障害の状況について、知能的な尺度としての知能検査や、学校の成績、本人の性格、友人の多さなどが、はたして疾患に由来するものなのかどうか、曖昧《あいまい》な尺度のもとに記述がされています。そのため、治療の成功として報告されている症例が、そもそも厳格な食事コントロールを継続できる家庭であり、知能検査での結果も良く、学業成績も優秀で友人も多いという、模範《もはん》的な症例を取り上げており、報告から疑念を拭《ぬぐ》うことができません。▼81

一九九五年には、フェニルケトン尿症の治療指針の改定が行なわれ、血中フェニルアラニン値の維持範囲がより厳格なものとなりました。たとえば、就学や小学校入学を機《き》に血中のフェニルアラニン値が上昇し、治療指針より高くなることが指摘されたため、新しい指針では、従来は治療が必要ないとされていた高フェニルアラニン血症も、食事療法の対象に含まれることになりました。また、食事療法は成人になるまで継続すべきであり、一生続けていくことが望ましいという指針が、新たに掲《かか》げられました。▼82

新生児マス・スクリーニングの導入後、二〇年が経過した一九九九年には、導入当初にフェニルケトン尿症と診断された患児《かんじ》が「思春期」を迎《むか》えることとなり、さまざまな未聞《みもん》の問題が浮上するようになります。[83] この治療の長期化について、当初の治療方針を顧《かえり》みながら、母子愛育会の青木菊麿は、以下のように見解を述べています。

> 最初の頃は、昭和五二年〔一九七七年〕に作成された勧告《かんこく》治療指針を参考にしながら手探りで治療を開始してきたが、三歳までの治療指針が示されているに過ぎなかった。当時は六歳まで食事療法を続けて、その後は中止してもよいという考えもあった。PKU〔フェニルケトン尿症〕御家族もそのつもりになられて、早く食事療法をやめたいと云《い》われたりした。[84]

当初は、フェニルケトン尿症は、就学前までに治療が終結すると考えられていました。しかし、しだいに、生涯に及ぶ治療の継続が必要であることが明らかになっていきました。また、「思春期」となり、親の管理面の問題や制度面の不備が指摘されるようになります。フェニルケトン尿症を含む、新生児マス・スクリーニングの対象疾患は、「小児慢性特定疾患」と分類されており、公費負担が一八歳までとなっていました。そのため、それ以降の医療費については、自己負担となってしまうからです。この新たな問題について、次のような指摘がされていました。

> マス・スクリーニング対象疾患は決して成人になっても治癒《ちゆ》はせず、治療が順調に経過している例は障害者手帳の交付対象にもならず、医療費の大きさにも関《ママ》わらず、医療補助の谷間に存在することになる。[85]

> 成人後も食事療法を継続する意欲のある患者や親にとって、大きな悩みは医療費のことである。本児も二か月ごとに来院しているが血液検査とPhe除去ミルクの処方で、通院一回当たり約二万円の出費になるとのことである。先天性代謝異常に対する小児慢性特定疾患治療研究事業による公費負担は、ほとんどの都道府県で現在一八歳未満までしか認められていないが、経済的理由によって治療を中断せざるを得ないとすれば大変な悲劇である。[86]

また、新生児マス・スクリーニング導入以降に診断されたフェニルケトン尿症の場合は、新生児期から特殊ミルクを用いた食事療法が実施されており、「知的障害や発達障害で発見された昔の症例に比べ、治療放棄が障害につながることを実感できないため食事療法がルーズになりやすい[87]」という指摘もされていました。

このように、当初の想定を超え、治療が生涯にわたることが明らかとなり、「小児の疾患」

と考えられてきたフェニルケトン尿症を、特定疾患▼として捉えた治療が必要となっていきました。ですが、治療体制は整備されず、医療費の負担が個人に転嫁《てんか》されていく状況が放置され続けました。

新生児マス・スクリーニングの導入後、三〇年が経過した二〇一一年に、制度の導入後に診断されたフェニルケトン尿症の患者の多くが成人期を迎えたため、成人期のフェニルケトン尿症の状況（症状）が報告されました。[88] 報告では、新生児マス・スクリーニングの導入後に診断された患者は、ほぼ社会的に自立しており、早期発見・早期治療の効果があったと結論づけられています。しかし、医療機関を受診していない比率は、制度の導入以前の患者よりも多い実態が明らかになりました。治療の中断や受診しない理由については、「経済的理由」があげられ、医療費の負担が大きな原因であることが報告されました。

一方で、新生児マス・スクリーニングの導入以前の患者については、「NBS〔新生児マス・スクリーニング（Newborn Screening）〕導入前の患者は約三分の一が精神発達遅滞を遺《のこ》し、障害者施設な

▼**特定疾患**――原因不明かつ治療法も不明で、しかも後遺症のおそれがある疾患や、慢性的な疾患のうち、患者やその家族の経済的・人的負担が大きいものについて、厚生労働省が指定した病気のことです。現在、医療費の自己負担の軽減などの対策がとられています。

どで介護を受けているためむしろ食事療法を含めて適切なケアを受ける環境にあった」[89]と報告されました。つまり、自立して生活している患者よりも、障害をもち施設で生活する患者のほうがより、食事療法が適切に行なわれているという調査結果が明らかにされたのです。自立して社会生活を営む患者においても、「食事療法を継続していると回答した患者もタンパク質制限にフェニルアラニン除去ミルクを併用《へいよう》した標準的治療を行っているのは九名に留まっていた。フェニルアラニン除去ミルクを使用しない理由として高額であることを挙《あ》げる患者が多かった」[90]というように、患者にとって経済的な負担が大きく、そのため、治療を中断してしまったり、フェニルアラニン除去ミルクを使い続けるのを止《や》めてしまった例が多々あることが報告されました。[91]

さらには、成人期の事例として、フェニルケトン尿症は、思春期や青年期に、心理的に不安定になりコントロール不良となる例が多いとされ、抑うつ、幻聴、妄想といった精神症状が起こった症例[92]も報告されました。他方で、充実した社会生活を営んで、成績優秀で有名大学に進学した症例、スポーツに取り組む充実した大学生活を送ったあとに企業への就職を果たした症例も紹介されています。[93]しかし、精神疾患の発症や、有名大学への進学、立派な就職は、「フェニルケトン尿症」という疾患に関係する結果というよりも、患者本人の特性や、努力を可能にする家庭環境や経済状況も加味《かみ》して考えられるべきものであり、「知的障害の予防」を目的とした治療が有効であったかどうかの指針とするのは、かなり難しいと言わざるを得ないでしょう。「知的」な障害の予防が成功したのか、うまくいかなかったのかに関して、何を基準に測定すればよいのか、非常に困難な問題が横たわっています。

まとめ

この章では、出生後の障害の予防を目的とした、先天性代謝異常症の治療用の特殊ミルクの開発と、新生児マス・スクリーニング導入との結びつきについて、検討しました。

新生児マス・スクリーニングは、早期発見・早期治療によって、障害を予防できる検査であると認識され、フェニルケトン尿症はその代表例として見なされてきました。しかし、実際には、フェニルケトン尿症以外の先天性代謝異常症は、確立された治療方法がないまま、見切り発車的に、新生児マス・スクリーニングの対象疾患に組み込まれていったのです。さらに、特殊ミルクの安定供給と、患者の発見による特殊ミルクの利用者数の増大とが、相補《そうほ》的な関係になるだろうという構想のもとで、新生児マス・スクリーニングの対象疾患の拡大も並行して、企図されていったのです。しかし、予測に反し実際は、疾患や病型によっては、特殊ミルクや食事療法では効果がないことが、追跡調査から明らかになっていきます。相補的な関係は、フェニルケトン尿症においてさえ成立しなかったのです。

乳業企業は、この治療に使用される特殊ミルク開発に、強く関与してきました。食事療法として使用される特殊ミルクは、森永ヒ素ミルク事件▼などの経営上の逆境のさなか、企業の利益やイメージアップに貢献すると、または乳業企業としての社会的責務であると、認識されていたのかもしれません。▼94 しかし実際は、新生児マス・スクリーニングの導入による、利用者数の増大にはなりませんでした。しかも、あまり効果がないとされる症例や、そもそも不必要とされる症例の存在も知られるようになりました。さらには、新たな特殊ミルクの開発は、微量元素の添加《てんか》が必要な医薬品として開発しなければならなかったので、▼95 法制度のはざまでの製造には限界がありました。のちに食品として、微量元素を特殊ミルクに添加できるようにはなりましたが、これは、乳業企業が主導するかたちでの一応の決着（落としどころ）であり、相補的な関係の破綻《はたん》に対する、企業としての対処《リアクション》であったといえるでしょう。このように、新生児マス・スクリーニングの導入と特殊ミルクの開発との「持ちつ持たれつ」の協働《きょうどう》は、とっくに頓挫《とんざ》していたのです。

　さらに、ちぐはぐな事態が続きます。特殊ミルク共同安全開発事業の設立後に、最初に先天性代謝異常症の医薬品として、薬価収載《やっかしゅうさい》がすすめられた糖原病《とうげんびょう》の特殊ミルクは、「医薬品」としての製造・供給が優先されたわりには、実際には、治療に必須《ひっす》のものにはなりませんでした。遺伝性疾患である先天性代謝異常症が、当初考えられていた以上に、臨床病型（タイプ）が多様であったがゆえに、特殊ミルクや食事療法のみでは、治療の効果が部分的・限定的なものにとどまったためです。また、最初に開発された、フェニルケトン尿症のための特殊ミルクの場合では、フェニルケトン尿症の長期治療例の多くが、社会的に自立して生活を営んでおり、知的障害は予防できたと結論づけられました。しかしながら、知的障害の有無を客観的に測定するのは困難であり、疾患の影響をどこまで「予防」できたかを明らかにするのは、もっと難しいということが明らかになっています。

つまりは、やってはみたが予測に反し実際は……が繰り返され、ちぐはぐな制度化と事業化が根を下ろしてしまったといえるかもしれません。にもかかわらず（先にも〔➡127頁〕述べましたように）、初期に立てた理念と目標を推し進めた制度化と事業化の妥当性（これでよかったのかどうか、適切な成果があったのかどうか）を途中で検証しないまま、新生児マス・スクリーニングの拡大に、前のめりになっていったのです。

そこで、次の第3章では、新生児マス・スクリーニングが導入された後に、疾患をもつこと

▼森永ヒ素ミルク事件――一九五五年の森永ヒ素ミルク事件（森永乳業で生産された育児用調整粉乳のなかに、大量のひ素化合物が混入し、約一万二〇〇〇人の乳児が集団中毒となり被害を受けた事件）により、一九六〇年代に森永製品の不買運動が発生しました。森永は、裁判の長期化もあり、市場規模を大きく落とし、企業イメージも低下していました。森永も含む四大乳業企業が特殊ミルクの開発に関与することは、企業イメージの向上にもつながったと考えられます。

が明らかとなった患児の親について見ていきたいと思います。時代をふたたび過去にさかのぼってから、話を始めます。

第3章

新生児マス・スクリーニング、出生前診断、そしてDNA診断へ

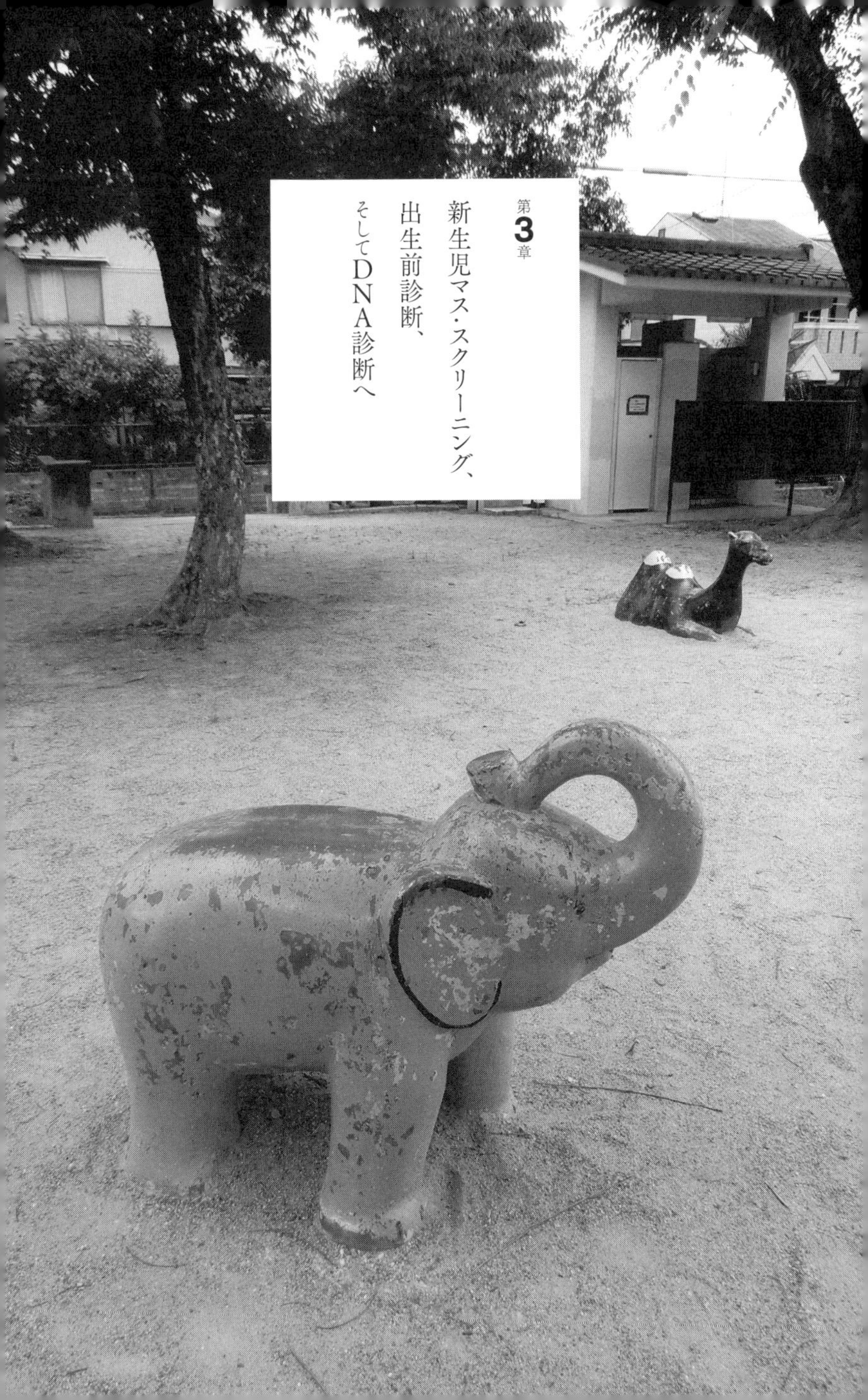

第1章では、新生児マス・スクリーニング〔➡15頁〕が、(a)疾患《しっかん》の早期発見によって早期に治療ができ、障害を予防できる、(b)保因者《ほいんしゃ》を発見することで、次の子ども（次子《じし》）が障害をもって生まれることを予防する（出生防止）、これら二つの構想のもとに導入されてきたことを述べました。次の第2章では、上記の(a)に対応する、疾患の早期発見・早期治療という構想に関して、とりわけ特殊ミルクによる治療に焦点を絞《しぼ》ることで、(a)の構想が、実際には、そうそう簡単には成立しなかったことと、さまざまな問題を派生させたこととを見てきました。

そこで、この第3章では、新生児マス・スクリーニングが導入された後、疾患をもつ子ども（患児《かんじ》）の親は、いかにして保因者として特定され、患児を次も産む恐れのある者として、出生前診断〔➡27頁〕の対象者とされていったのかについて、詳しく検証していきたいと思います。つまり、上記の(b)の出生予防に関する、さまざまな問題をこの章で扱います。

優生保護法と保因者の出生予防

まず前提として、日本における新生児マス・スクリーニングは、早期に疾患《しっかん》を発見し、早期に治療を行なうことによって、障害を防止する制度、と位置づけられています。制度の実施を通知した「厚生省児童家庭局長通知の先天性代謝異常症《せんてんせいたいしゃいじょうしょう》検査実施要領《ようりょう》」（一九七七年）のなかでは、フェニルケトン尿症〔➡17頁〕などの先天性代謝異常症〔➡17頁〕を無治療のまま放置すると、知的障害をはじめとするさまざまな症状をきたすため、異常を早期に発見して、のちの継続的な治療と合わせることによって障害を予防する、と明記されています。[1] このような位置づけは、現在でも同じです。[2] 先天性代謝異常症の代表的な研究者であり、日本先天代謝異常学会の初代理事長も務《つと》め、新生児マス・スクリーニングの導入に大きくかかわった北川照男（日本大学医学部小児科）〔➡72・126頁〕も、新生児マス・スクリーニングの導入について、先天性代謝異常症のマス・スクリーニングが行政ベースとなることで早期治療が可能になるだろう、と提言していました。さらには、治療に使用される特殊ミルク〔➡107頁〕の安定供給を構想する報告も行なっていたことは、先の第2章で見たとおりです。[3] 北川の提言は、新生児マス・スクリーニングで発見された新生児の疾患を治療することで、新生児の障害はすべて予防できる、という信念が前提とされていました〔➡122頁〕。

他方で北川は、新生児マス・スクリーニングの対象疾患の一つであるガラクトース血症〔➡17頁〕を例にあげながら、次の子の妊娠について、「予後《よご》が良い悪いは別として、胎児診断をうけるか否かは、患児を養育した経験をもつ両親にまかされることが多い」[4]と述べ、「親の意見が尊重されて」出生前診断が実施されている現実に言及しています。[5] つまり、新生児マス・スクリーニングの検出疾患に関しては、治療は可能であると公的に称揚《しょうよう》されて認知されてきたにもかかわらず、実際には、出生前診断を選択することが、あるいは出生前診断が選択されることが許容される状況に、親と医師は置かれていたといえます。

このような状況は、一九四八年に制定された優生保護法〔➡60頁〕が関係していると見たほうがよいでしょう。優生保護法の関係条項、第二章・第三条・第一項・第二号および第三章・第十二条・第一項は次の通りです。[6]

> 第二章　優生手術（任意の優生手術）
>
> 第三条　医師は、左の各号の一に該当する者に対して、本人の同意並《なら》びに配偶者（届出をしないが事実上婚姻関係と同様な事情にある者を含む。以下同じ。）があるときはその同意を得て、任意に、優生手術を行うことができる。但《ただ》し、未成年者、精神病者又《また》は

精神薄弱者については、この限りでない。
一　本人又は配偶者の四親等《しんとう》以内の血族関係にある者が遺伝性精神病、遺伝性精神薄弱、遺伝性精神変質症、遺伝性病的性格、遺伝性身体疾患又は遺伝性畸形《きけい》を有《ゆう》し、且《か》つ、子孫にこれが遺伝する虞《おそ》れのあるもの。
〔…〕
第三章　母性保護（任意の人工妊娠中絶）
第十二条　都道府県の区域を単位として設立せられた社団法人たる医師会の指定する医師（以下指定医師という。）は第三条第一項第一号から第四号の一に該当する者に対して、本人及《およ》び配偶者の同意を得て、任意に、人工妊娠中絶を行うことができる。

優生保護法のなかでは、「遺伝性精神薄弱」の保因者である親が人工妊娠中絶することは、法的に認められていたしだいです。このことに関して、田中克己（東京医科歯科大学医学部）は、一九六四年に著した一般読者向きの書物のなかで、基礎人類遺伝学者の立場から意見を述べています。田中は、優生保護法が施行《しこう》されてから、一九六二年度末までの一四年間で実施された優生手術のうち、遺伝性疾患を理由とする手術は、一万五〇〇〇件（三・四％）というように、全体からすると少数であり、「妊娠中絶の方《ほう》はもっとひどい。届け出のあった一三〇〇万件のうち、わずか三六〇〇〇件たらず（〇・二七％）が遺伝性の病気を理由にしたものであった」と述べています。さらに田中は、無届の人工妊娠中絶を合算してみるなら、「二〇〇〇万件のうち〇・二%たらずが優生の役にたったというわけである」と結論づけています[7]。つまり、田中は、優生保護法自体が主たる対象としていた「遺伝性疾患」について、その人工妊娠中絶数の低さを嘆《なげ》いていたのです。田中は、フェニルケトン尿症についても次のように記述しています。

近親の中に遺伝性の精神薄弱者がでているときには、子供に精薄がでる危険率を計算することができる。たとえばフェニールケトン尿症患者が生まれたら、次の妊娠には四人に一人の割合でこの病気がでるものと覚悟しなければならない。ちょっと妊娠する勇気を失わせる数字である[8]。

つまり、田中によれば、治療方法があると医者たちのあいだで認知されていたフェニルケトン尿症についても、出生を予防すべきだ、と主張しているわけです。

つまり、フェニルケトン尿症やガラストース血症といった先天性代謝異常症は、治療方法があるにもかかわらず、優生保護法の規定する「遺伝性精神薄弱」として扱い、人工妊娠中絶の対象と見なすことが、医師たちや行政担当者たちのあいだで自明視されるくらいまで、広く深く浸透していたのです。

ところが、「遺伝性精神薄弱」に対するこのような出生予防は、人工妊娠中絶から出生前診断による選択的妊娠中絶へと、しだいに変化していきます。変化の動因には、技術開発がありました。

出生前診断をめぐる技術は、一九六八年に、先天性代謝異常症を対象として開発されました。[9]その後、大阪市立大学医学部産婦人科[10]や、大阪大学医学部産婦人科[11]、名古屋市立大学医学部附属産婦人科などにおける、出生前診断の実施例が、つぎつぎと報告されていきます。医師を含む「遺伝性精神薄弱」にかかわる者たちをとりまく状況は、音を立てて変わっていきます。出生前診断は、ゲートの外へと飛び出してしまったのです。

出生前診断が開始された当初、医師たちにとっても、想定できない事態、あるいは予想に反する状況が出現します。名古屋市立大学医学部付属産婦人科の鈴森たちによる報告（鈴森薫、小石多紀子、八神喜昭による執筆）では、当時の最新技術である出生前診断の対象者の大半が、障害児を出産したことのある経験者であり、障害をもった子どもの次の子以降の胎児が診断されたと述べています。しかし、鈴森たちにとって、問題は別のところにありました。彼らによると、羊水診断《ようすいしんだん》〔➡29頁〕の対象は、ダウン症（21トリソミー）〔➡31頁〕の児《こ》の分娩《ぶんべん》例が大部分を占めていて、これが一三二症例（六五%）、転座染色体保因者〔➡97頁〕が二四例（一二%）、高齢妊娠が一二例（六%）であり、厳密な意味での遺伝性疾患の保因者の割合は、わずか一二%にとどまっていたのです。鈴森たちは、「羊水診断が、特に遺伝性疾患の出生前診断を目的として行われるようになり」、さらに「多くの代謝異常が羊水診断に加わり増々その臨床《りんしょう》価値も高まりつつある」と訴えていて、遺伝性疾患の保因者に対する出生前診断の、さらなる拡張を望んでいました。[12]

つまり、鈴森たちの当初の構想では、出生前診断の主たる対象は、先天性代謝異常を中心とした遺伝性疾患にあったのです。ですが、実際の受検者《じゅけん》は、ダウン症（21トリソミー）の子どもを出産したことのある親たちが、受検者の多数をしめていたのです。[13] 鈴森たちとは別の研究者らによる報告においても、受検者の多くが、ダウン症（21トリソミー）の子どもの出産歴がある者であったと報告されています。[14] 当初の狙いと実際とのズレが、出生前診断のさらなる拡張を望むという、鈴森たちの訴えになっていったわけです。

このように、ダウン症候群は当初は出生前診断の主な対象ではなかったことについて、本田達雄（新潟大学医学部産婦人科学教室）は、別の視点から危惧《きぐ》を表しています――ダウン症候群は遺伝性ではなく、危険率が一〇〇分の一程度であり、むしろ検査を受けるリスクのほうが高いので、「何度も確かめて、強い希望を有すると認めたもののみ行って」いる、と。[15]

次に一九八〇年代に入ってからの出生前診断をめぐる報告を見てみましょう。藤木典生（愛知心身障害コロニー発達障害研究所）たちは、一九七六年に遺伝相談を実施してから五～七年が経過した人々に対して、アンケート調査を行なっています。相談内容は、遺伝病をめぐる相談が二二・四％（内訳は、代謝異常を含めた優生遺伝二三・六％、劣性遺伝五〇・四％、伴性劣性遺伝二六・〇％）、染色体異常をめぐる相談が二・七%、体質(精神病、糖尿病など)の相談が一七・二%、先天奇形などが一五・一%でした。相談内容の結果、「ハイリスク」とアドバイスされた人々は、遺伝予後《よご》▼に従って結婚や出産を行なわなかったか、もしくは「選択的妊娠中絶を行なうことによって障害児の発生を未然に防ぐことができた」と報告されています▼16(一九八一年発表)。

この報告から垣間見《かいまみ》えるのは、遺伝相談を通じて、新生児マス・スクリーニングの導入後も、先天性代謝異常症の子どもをもつ、保因者の親は、次子《じし》の出生のさいに、出生前診断と選択的人工妊娠中絶の対象であったという状況、さらには、その親を対象化するのは当然であるかのように、医師たちだけでなく一般の人々のあいだでも自明視されていたという状況です。つまり、障害の予防を目的に開始された新生児マス・スクリーニングは、保因者の検出を通じて障害をもった子どもの出生を防止するという優生思想的な動向を、補強・促進してきたといえるでしょう。▼17この点について、出生後の治療によって障害の予防が可能な疾患の筆頭《ひっとう》とされたフェニルケトン尿症を例に、もう少し詳しく見ていきたいと思います。

▼**遺伝予後**——特定の遺伝形質が子孫に伝えられ、血縁者にその遺伝形質(特に疾患や障害)が再び現われる確率(遺伝的危険率)を推定します。これは、遺伝相談のさいの判断材料となります。この遺伝的危険率が遺伝予後の意味として使用されることもあります。

フェニルケトン尿症の代表的研究者である、大浦敏明（大阪市立小児保健センター所長）［⬇74・77・114頁］は、出生した患児《かんじ》（疾患や障害のある子ども）を治療する障害予防と区別して、障害をもつ子どもの出生予防を強調していました。障害をもつ子どもを出生予防する方法として、まず、旧来からの対策である、血族結婚（近親婚）の回避、（保因者診断が可能な場合には）保因者同士の結婚の回避、これらが有効であると述べています。その上で、フェニルケトン尿症の出生前診断が成功していなかったこの時期（一九七九年当時）においては、大浦は、出産を通して保因者を発見し、次子以降の患児の誕生を出生予防することに力点を置いていました。[18] さらには、日本のフェニルケトン尿症の三五％は血族関係にある者同士の結婚において発生し、「最近の新生児マススクリーニングの結果から、その保因者頻度《ひんど》は約1／140人」[19] である、と明言しています。フェニルケトン尿症は、出生後でも治療によって障害の予防が可能だと、当時の医師たちのあいだでは認知されていました。にもかかわらず、この治療可能なフェニルケトン尿症においてですら、新生児マス・スクリーニングの目的は、保因者を確定して囲い込み、次子《じし》の出生防止を図ることだと提唱されていたわけです。[20]

また、新生児マス・スクリーニングは、疾患の重篤性《じゅうとく》を強調することによって促進されてきた側面もあります。大和田操（日本大学小児科学教室）は、メープルシロップ尿症［⬇17頁］は、治療することで障害を予防できる数少ない先天性代謝異常症の一つであるとはいえ、その治療は必ずしも容易ではなく、長期予後《よご》は良いとはいえない、と述べています。特に、メープルシロップ尿症（古典型）では、必ずしも救命しえない場合もあるため、「現時点では、本症の分娩《ぶんべん》の既往《きおう》がある場合には、出生前診断により本症の発生を予防することも止むをえない」[21]と述べ、たとえ治療可能であっても、出生前診断と選択的人工妊娠中絶の対象となりうることを付言しています。その他の対象疾患についても、ガラクトース血症では、出生後一週間までで生死が分かれてしまうことが多いと報告され、早期死亡する事例があることが強調されています。重篤とは評価されていない疾患である、ホモシスチン尿症〔⬇17頁〕、ヒスチジン血症〔⬇17頁〕のケースでさえも、保因者診断▼を用いることが提唱されており、[22]出生前診断と選択的人工妊娠中絶への道が、医師と保因者（親）に向けて、示唆《しさ》されています。

前述の大浦敏明は、一九八〇年に発表した論文のなかで、血族関係にある者どうしの結婚の回避や、保因者同士の結婚を回避するために保因者診断があると位置づけながら、治療法がなかったり困難だったりする場合は、羊水診断を行なうという選択肢を紹介しています。[23]

患児の出生によって、疾患の遺伝子をもつ保因者であることが判ったとしても、次の妊娠で出生前診断を行なうかどうかは、慎重に検討されねばならないはずです。大浦も、治療法がなかったり困難だったりする場合の選択肢として、羊水検査を紹介しています。しかしながら、患児の出生によって次の子どもは出生前診断を実施するという流れが、特定の条件のもとでは、当然であるかのような前提になっていました。大浦の論文においてもまた、出生前診断（あるいは選択的人工妊娠中絶）への道が、医師と保因者（親）に向けて示唆されています。

このように、多くの医師たちのあいだで、先天性代謝異常症疾患の全般に関して、患児の出生による保因者（親）の発見と出生前診断とは、セットであるかのような考えが広く浸透していき、自明視されるようになったのです

出生前診断の展開

一九八〇年代に入り、新生児マス・スクリーニングの対象疾患は、厚生省の研究班において、「保因者診断」や「出生前診断」の対象として研究されるようになります。順を追って見ていきましょう。
一九八〇年、厚生省心身障害研究班で、メープルシロップ尿症が疑われる女児の両親に対して、保因者診断が実施されました。しかし、保因者診断が技術的に確立されていなかったため、保因者であるとの結果を得ることはできず、「〔今後は〕確実な保因者診断法を追究して行きたい」と報告されています。▼[24]
翌年には、メープルシロップ尿症に関する（保因者診断ではなく）出生前診断が実施されていま

す。この疾患は、治療が可能であるとされながらも、「正常」な発育や生活をおくるには厳重な管理が必要であり、感染症などによって急に症状が増悪するケースもあることが、医師たちのあいだで認知されていました。そのため、その危険性に悩まされた両親のなかには、出生前診断を受検《じゅけん》した例もありました。このメープルシロップ尿症に関する出生前診断の事例では、受検の結果、胎児は「正常」（メープルシロップ尿症ではない）と診断され、その妊娠は継続されています[25]。

一九八二年には、一六四一例もの、出生前診断の追跡調査が実施されています。このなかで、三例のガラクトース血症の出生前診断が報告されました。結果が「正常」とされたのは二

▼**保因者診断**――劣性遺伝病〔➡21頁〕の原因となる遺伝子をもっているかどうか（保因者かどうか）を調べる検査のことです。遺伝的な保因者であっても、本人は疾患を発症しておらず、しかし、疾患をもつ子どもが生まれてくる可能性のあるケースを調べます。つまり、疾患が発症していない人（子どもの親）を対象とする検査です。日本医学会のガイドラインでは、「すでに発症している患者を対象に行う場合」と「その時点では、患者ではない方を対象に行われる場合（非発症保因者診断、発症前診断、出生前診断、等）」とを明確に分けて留意点を記載しています。通常は、この診断の結果をもとに、次子の出生前診断をするかどうかが、慎重に検討されます。日本医学会「医療における遺伝学的検査・診断に関するガイドライン」参照。http://jams.med.or.jp/guideline/genetics-diagnosis_qa.html

本書のこの第3章との関連で付け加えるならば、一九八〇年当初は、保因者診断は研究されてはいましたが、まだ技術的には確立されていませんでした。

例、「〔検査結果が〕不能」とされたのが一例でした。▼26

一九八四年、我妻堯（国立病院センター産婦人科）が、フェニルケトン尿症を除いた、メープルシロップ尿症、ホモシスチン尿症、ヒスチジン血症、ガラクトース血症については、出生前診断が可能であると報告しています。▼27

また、診断についてだけではなく、治療をめぐる動向もありました。新生児マス・スクリーニングの導入後に、厚生省の研究班が、対象疾患についての治療指針を示しています。一九八一年には、治療に使用される特殊ミルクを安定的に供給する目的で、恩賜《おんし》財団母子愛育会《あいいく》〔⬇47頁〕に特殊ミルク事務局が設置されるといったような〔⬇111頁の図〕、治療の進展が目指されました。▼28しかしながら、これら治療をめぐる研究と並行して、新たな患者の出生を防止する目的のもとで、保因者診断や出生前診断も研究され続けていたのです。

フェニルケトン尿症以外の四つの疾患は出生前診断が可能であると研究発表されるなか、一九八五年に発行された書籍『出生前小児科学Ⅲ』のなかで、北川照男〔⬇72・126・153頁〕は、メープルシロップ尿症とガラクトース血症は、早期診断と早期治療によって「正常」な発育が可能であると報告しました。ですが、社会的環境、家庭環境などによって「異なる判断」がなされる場合もあると言い添えて、以下のような、メープルシロップ尿症の家族の一事例を取り上げています。▼29

メープルシロップ尿症の一例をすでに三年間治療しているが、その親に次の子について希望をきいたところ、早期発見によって正常な発育が可能であることを十分理解しているが、もし胎児が病児であると診断されたときはただちに妊娠中絶したいと答え、次の妊娠にさいしては出生前診断をうけたいと述べている。このように訴える親の気持ちは、重篤《じゅうとく》な異常児を育てた経験があるものでなければ理解できるものではなく、出生前診断の方法が進歩した現在なおも観念的にこれに反対の立場をとることは、はたしてそれが人道的といえるか否《いな》かは疑問さえ感ずる。[30]

新生児マス・スクリーニングの導入まで、早期発見による治療が可能とされたのはフェニルケトン尿症のみでした。それ以外の疾患は、確立された治療方法がなかったのです。ガラクトース血症では、出生後の知能障害は治療によっては改善することが難しいと報告され、メープルシロップ尿症では、治療効果が不明であり、完全な治療の成功例はないと認知されていました。[31]そして、新生児マス・スクリーニングの導入後も、メープルシロップ尿症（古典型）では、治療が困難であるとの指摘もされてきました。その指摘を行なった大和田操〔⬇160頁〕は、一九八五年の論文のなかで、多くの先天性代謝異常症には有効な治療方法がなく、多くが予後《よご》不良であり、それゆえに出生前診断を行なって発生を予防する措置《そち》はやむをえないと述べ、以下の条件においてのみ、出生前診断が行なわれると規定しました。

①有効な治療方法がなく、しかも、予後が不良な疾患である場合。②理論的には治療が可能であっても、症状の発現《はつげん》する時期がきわめて早期で、生直後に重篤《じゅうとく》な症状が出現する可能性が高い場合。③①、②の条件に適合し、しかも、胎児の異常が羊水《ようすい》あるいは培養《ばいよう》羊水細胞に反映される疾患であること。▼32

大和田は他にも、「発端者《ほったんしゃ》〔患児〕」の診断が確実であることが必須条件となり、「発端者」の診断と胎児の出生前診断が同一施設で行なわれることが望ましいと述べています。▼33「発端者」の診断が確実であることが「必須」であるとはすなわち、ここで出生前診断の対象となるのは、患児の次の子以降の妊娠ということになります。

一九八八年には、日本先天代謝異常学会の第二代目理事長も務《つと》めた多田啓也〔➡81・129頁〕たちが、二六〇例の出生前診断のデータを報告しました。この二六〇例のなかには、メープルシロップ尿症の出生前診断が四例含まれていました。二六〇例のなかで、「異常〔先天性代謝異常症〕」と診断された胎児は六三例で、メープルシロップ尿症の胎児も一例が含まれていました。出生前診断の対象となったのは、先の妊娠で患児《かんじ》を出産した経験のある妊婦でした。▼34これらの罹患例について、「異常と判断した例は、全例〔が〕両親の希望により人工妊娠中絶を受け、数例の未確認例を除いてすべて流産胎児組織で患児であることが確認されている」[35]と記述されており、罹患として確定診断された胎児はすべて、人工妊娠中絶されたことが明らかになっています。[36]中絶した胎児の全例において、疾患への罹患が解剖によって検出され、胎児診断の信頼度はきわめて高いと報告されています。[37]このように、技術の精度《せいど》が高まり、出生前診断が希望され、結果によっては人工妊娠中絶につながっていました。しかし、すべての罹患胎児が出生前診断や人工妊娠中絶の対象となっていたわけではなく、次のような、出産につながっていた例もありました。

吉田裕慈（奈良県立医科大学医学部小児科学教室）は、一九八七年に出生したメープルシロップ尿症の子どもの同胞例（兄弟姉妹の例）について、「これまで二〇数例のMSUD〔メープルシロップ尿症〕が見つかっているが、同胞例の報告はない。今回我々は第一子がMSUDであったが、遺伝相談の結果、出生前診断は行わないとの結論の下《もと》に妊娠を継続」[38]して出産に至った事例を報告しています。この事例では、両親は当初、出生前診断を希望していました。それは、メープルシロップ尿症は、通常、常染色体劣性遺伝性疾患のため、両親が保因者である場合は、次の子の罹患率は四分の一と予測できるためです。ですが、第一子がメープルシロップ尿症（中間型）で、「亜型《あがた》」〔➡136頁〕のMSUDでは羊水細胞を用いた出生前診断の絶対的適応からはずれる」[39]ことや、出生後の早期段階での診断によって治療できること、これらを医師が両親に説明し、妊娠は継続されました。結果として、生まれた子どもはメープルシロップ尿症と診断されましたが、治療がすぐに開始されました。[40]

さらに、一九八八年には、別の軽症とされるメープルシロップ尿症の子どもの同胞例（兄弟姉妹の例）が報告されました。この事例では、第一子が軽症のメープルシロップ尿症であり、第二子の妊娠時に、その胎児は出生前診断を受けています。結果、第二子も第一子と同じく、軽症のメープルシロップ尿症と診断されましたが、妊娠を継続して出産しています。そして出産後、生まれた子どもは軽症のメープルシロップ尿症と診断されました。[41]

これら二つの事例から分かることは、重症で生命にかかわるとされた古典型のメープルシロップ尿症が出生前診断の対象になっていたのに対し、症状が軽いとされた中間型のメープルシロップ尿症などは、必ずしも出生前診断の適応ではなく、また、当時は出生前診断の技術はまだまだ発展途上で、診断技術が確立していない疾患の型もあったということです。[42] これら二つの事例は、子どもの親である両親や、担当した医師たちが、出生後でも治療可能であることを前向きにとらえ、出産につながったケースです。つまり、すべての罹患胎児が、出生前診断や人工妊娠中絶の対象となっていたわけではないのです。

以上のメープルシロップ尿症の事例から分かることは、新生児マス・スクリーニングで検出される疾患を出生前診断するかどうかは、それぞれの疾患の型（タイプ）によって差があった可能性があるということです。症状が重く、死にいたる危険性がある疾患や、神経障害などで知能に重篤《じゅうとく》な障害をまねく恐れのある疾患で、なおかつ出生前診断が技術的に可能であるという条件を充《み》たした疾患、これらは、出生前診断の対象となっていた可能性が高いと考えられます。大和田操が提起した条件は、実際の臨床現場における出生前診断の実施状況と相関しています。ただし、すべての罹患胎児が人工妊娠中絶されていたわけではなく、治療可能であると診断された場合は出生した例もあることから、胎児の親である両親や、担当した医師によっても、対応と結果が異なっていた場合もあったのでしょう。

ここまでは、新生児マス・スクリーニングで検出可能であり、出生前診断も可能な、しかし治療がかなり困難とされていたメープルシロップ尿症の事例を取り上げることで、出生前診断をめぐる過去の状況と対応を見てきました。では、フェニルケトン尿症はどうだったのでしょうか。フェニルケトン尿症は、保因者診断や出生前診断の希望が多かったものの、出生前診断の技術が確立されていませんでした。▼43 いったいどのようにして技術が確立し、そして出生前診断の対象となっていったのでしょうか。

フェニルケトン尿症の出生前診断の実用へ

日本では、フェニルケトン尿症〔→17頁〕は、出生前診断が技術的に不可能とされてきました。[44]

一九七四年、フェニルケトン尿症の患児《かんじ》の出産経験がある母親の、次の（次子の）妊娠時に、出生前診断を受けた事例があります。診断の結果は「正常」とされたのですが、出生した子どもはフェニルケトン尿症と診断されました。[45] そのため、保因者の特定にもとづいた、患者の出生予防が重視されてきたのです。[46]

このような状況に一石を投じたのは、遺伝子によるＤＮＡ診断技術の登場でした。従来の出生前診断は、羊水《ようすい》の細胞を培養《ばいよう》するものでしたが、ＤＮＡ診断では、遺伝子のＤＮＡから診断を行なうため、技術的な精度《せいど》が高まったのです。そのため、いままで出生前診断が不可能であった疾患も、出生前診断の対象となりました。その一つが、フェニルケトン尿症です。

一九八三年のアメリカで、サヴィオ・Ｌ・Ｃ・ウー（Savio L.C. Woo）たちが、ＤＮＡを使用した、フェニルケトン尿症（古典型）の出生前診断と保因者診断に成功しました。ウーたちの開発した方法は、保因者も検出できるものであり、画期的な業績として評価されました。[47] DNA診断による、このフェニルケトン尿症の出生前診断技術の開発は、日本の医療現場にも、大きな変化を与えました。このウーたちの研究成果を踏まえて、一九八五年以降の日本でも、フェニルケトン尿症のDNA診断による出生前診断が模索《もさく》されるようになります。

多田啓也〔➡166頁〕もまた、いままでフェニルケトン尿症は出生前診断が不可能とされてきたが、ウーたちの研究によって、まだ七五％の確率ではあれ、フェニルケトン尿症の胎児診断が可能になったと言及しています。さらに、別の型（タイプ）が新たに検出されれば、診断の確率はさらに上がるだろうし、そうなれば、フェニルケトン尿症のみならず、他の先天性代謝異常症の胎児診断でも、遺伝子解析による疾患の検出ができるだろうという見通しを立てています。[48] 他にも、一九八六年に、須川佶（大阪市立大学医学部産科婦人科学教室）、松本雅彦（大阪市立母子センター）が、産婦人科医としての視点から、遺伝性疾患をめぐるDNA診断が可能になったことで、今後は出生前診断に広く応用される可能性があると報告しています。[49]

DNA診断技術により、羊水検査では不可能とされていたフェニルケトン尿症の出生前診断も、技術的に可能となり、ここにきてようやく、ほぼすべての遺伝性疾患に関する出生前診断が可能となるかもしれない見通しが、医師や研究者たちのあいだで強調されはじめました。こうして、DNA診断技術の確立とともに、それまで出生前診断が不可能であったフェニルケトン尿症は、出生前診断に取り込まれていくこととなったのです。遺伝性疾患のなかでも、早期発見・早期治療の代名詞とされてきたフェニルケトン尿症をめぐっても、出生前診断による子どもの選択が、技術的に可能となったわけです（しかし臨床的には、これからという段階でした）。

フェニルケトン尿症とDNA診断の模索

ＤＮＡ診断によって、フェニルケトン尿症も出生前診断が可能であることが発見されたのですが、しかし実際に、日本において臨床応用するためには、さまざまな問題がありました。まずもって、ウーたちによるフェニルケトン尿症の遺伝子解析は、「白人」を中心に解析されていたことです。日本人も含めた「非白人」のデータは不足していたのです。[50] そのため、日本人のフェニルケトン尿症患者の遺伝子解析が推《お》し進められるようになります。たとえば一九八八年には、遺伝性疾患の研究のモデルとして先天性代謝異常症があげられ、しかもそのなかの代表的な疾患として、フェニルケトン尿症が名指しされています。[51]

一九八九年には、先天性代謝異常症のＤＮＡ診断をめぐって、どのような疾患を対象とするかは慎重に検討されねばならないと前置きされながらも、「生命に対する予後《よご》が不良で知能障害の高度な疾患がまず対象となることに関しては異論がないことと思われるが〔…〕[52]との提起がありました。つまり、DNA診断の範囲をどこまで広げるかについての明確な結論を今は出すことはできない、という含意《がんい》です。また、その範囲をかなり絞《しぼ》った場合の、たとえばフェニルケトン尿症の出生前診断の適応《てきおう》に限定した場合であっても、以下のように指摘されています。

> フェニルケトン尿症はアメリカ、ヨーロッパの白人に頻度《ひんど》が高く出生前DNA診断が可能である。この疾患は出生後のスクリーニングで発見可能で厳重な食事療法を行えば正常な発育が期待できる。このために、この疾患は出生前診断の適応ではないとする意見もあるが、出生前診断によってホモ接合体《せつごうたい》〔この場合のホモ接合体は罹患胎児〕であることが判明すると中絶を希望する両親もある。[53]

これに加えて、DNA診断による出生前診断の対象となるのは原則として、遺伝病をもった患児がすでにおり、親が保因者であることが判明している場合の、次の（次子の）妊娠のケースであるという、実際的な諸条件も提起しています。そして、診断にさいして重要な判断材料は、両親のDNAと家系内の発病者のDNAから得られる情報であると報告されています。[54]

一九九〇年には、厚生省心身障害研究の『平成二年度厚生省心身障害研究　小児慢性疾患《まんせいしっかん》のトータルケアに関する研究』において、出生前診断へのDNA診断の応用に関するアンケート調査が実施されています。この調査以前に、すでに一六の施設でDNA診断が実施されており、フェニルケトン尿症を対象とする一つの施設も含まれていました。[55]「羊水診断」による出生前診断は、すでに多くの産婦人科と小児科で実施されており、一般に普及《ふきゅう》しつつありました。つまり、新たにDNA診断が検査のなかに組み込まれていく萌芽《ほうが》があったのです。しかしながら、一九九二年に、岡野義行（大阪市立大学医学部小児科）たちは、現時点（一九九二年時点）では日本人を含めたアジア人で解明されている遺伝子型は七〇％であり、まだまだ遺伝子解析は出生前診断に実用できないと報告しています。[56]この時点では、フェニルケトン尿症のDNA診断は、技術的には可能でしたが、まだ臨床《りんしょう》で実施できるものではなかったのです。

しかし、サヴィオ・L・C・ウーたちが研究結果を発表後に、フェニルケトン尿症の遺伝子解析は急速に進展していきます。臨床研究を実施するために、日本人のフェニルケトン尿症の遺伝型を同定《どうてい》することに力がそそがれたのです。一九九三年の松原洋一による報告では、DNA診断を実施している施設として、フェニルケトン尿症の二つの施設、メープルシロップ尿症の一つの施設、ガラクトース血症の二つの施設が紹介されています。[57]一九九〇年の報告内容と較べて、先天性代謝異常症の検出が可能な施設が増加し、臨床応用のための基礎研究は着実に進んでいたといえます。臨床応用が可能になることに対して松原は、「DNA診断は必然的に出生前診断、保因者診断、発症前診断という倫理的な問題を内包《ないほう》していることを忘れてはならない[58]」と釘《くぎ》を刺していましたが、もはやDNA診断の広がりを抑制することは困難な状況だったのです。実際に、新生児マス・スクリーニングで早期発見・早期治療の対象であったフェニルケトン尿症、メープルシロップ尿症、ガラクトース血症も、DNA診断が可能な状況になっていました。他にも、従来は出生前診断が不可能であった疾患が新たに診断可能になり、DNA診断によって、より正確な保因者、患児の同定が可能になった疾患も増えていきます。衛藤義勝（東京慈恵会医科大学小児科）は、遺伝子診断の利点について以下の三点をあげています。

> ①構造遺伝子は通常どの細胞においても発現していることから、従来羊水診断《ようすいしんだん》が可能でなかったフェニルケトン尿症、尿路《にょうろ》サイクル代謝異常症、糖原病《とうげんびょう》のDNA診断が可能となった、②遺伝子変異を検索《けんさく》することから誤診が少なく、病児の診断が正確であり、また保因者診断も可能である。③遺伝子解析により疾病の遺伝上の種々の病因を解析可能である、等の利点を有する。[59]

一方で、遺伝子の検索に時間がかかる可能性や、酵素《こうそ》異常だけでは遺伝子の異常を見出せない可能性についても、「DNA診断の進歩により、治療法のある疾患においても胎児が淘汰《とうた》される危険性があり、遺伝子治療への目的のためへの過渡的《かどてき》な道程での出生前診断である」と留保を述べています。[60] また、一九九四年に発刊された『NEW MOOK小児科8――出生前診断と胎児新生児管理』における、出生前診断をめぐる議論のなかで、フェニルケトン尿症、21－ヒドロキシラーゼ欠損症、血友病〔➡19頁〕、デュシェンヌ型筋ジストロフィー〔➡23頁〕などの遺伝性疾患に対してＤＮＡ診断ができるようになった状況を、松田一郎（熊本大学医学部小児科）は、次のように述べています。

> 一九七九年PannyらはＤＮＡ解析により初めて鎌状赤血球症《かまじょうせっけっきゅうしょう》の出生前診断を行った。もともと羊水細胞は胎児体表《たいひょう》からの脱落細胞がほとんどであり、培養《ばいよう》して得られる細胞は大部分が皮膚線維芽細胞《せんいがさいぼう》である。そこで最初、Nadlerが開発した羊水培養細胞の酵《こう》素《そ》測定による出生前診断の適応となる疾患は、この細胞に存在している酵素（遺伝子が発現している蛋白《たんぱく》）の異常症に限られていた。したがって、肝〔肝臓〕にしか発現《はつげん》していない酵素の異常（フェニルケトン尿症、ＯＴＣ欠損症など）や血液疾患（血友病Ａ、Ｂ、サラセミアなど）、神経、筋《きん》疾患（Huntington病、Duchenne筋ジストロフィー症など）、内分泌疾患（21－ヒドロキシラーゼ欠損症など）については出生前診断は不可能であった。結局、「遺伝子解析による出生前診断」が行われるようになったことはこうした制限を越えたことを意味している。▼[61]

このように、出生前診断が不可能であった遺伝性疾患にも、遺伝子解析技術の開発によって、出生前診断の対象となる疾患が拡大したことが述べられています。そして、倫理的な議論に先行して技術開発が推《お》し進められる現状を、松田は問題視しました。このような背景のなか、一九九八年には、岡野義行たちによって、フェニルケトン尿症に関する一〇〇％の遺伝子変異検出システムの構築を目指した研究が実施され、日本人のフェニルケトン尿症の九二％の遺伝子変異を同定できた結果が報告されました。[62] この報告によって、フェニルケトン尿症のＤＮＡ診断は、臨床応用が可能な状況となっていたことがわかります。

しかしながら、一九九五年に、出生前診断や選択的妊娠中絶は、個人やカップルの自発意思であると、[63] ＷＨＯの『遺伝医学の倫理的諸問題および遺伝サービスの提供に関するガイドライン』で報告された後に、ＤＮＡ診断と出生前診断は関連づけて記述されなくなっていきます。出生前診断の普及によって、「子どもを選んで産む／産まない」という「選択」が、「個人の問題」として捉《とら》えられるようになり、技術的な研究であっても個人の選択に介入する研究は、集団的優生政策として認識される状況へと、すでに社会が変化していたのです。松田もまた、出生前診断とバイオエシックスの関係について触れ、出生前診断は医師と妊婦、そして、その家族の問題、つまり「個人の問題」として議論されるようになったと主張しています。

出生前診断は医師と妊婦とその家族の問題であり、informed consent〔インフォームド・コンセント〔⬇23頁〕〕を得て行われるものであるが（一見、そこで解決されたように見える問題であるが）、また当事者間の問題であるだけに一般化しづらい面を多く持っているが、――それを超えた次元からの視点を持ち討論することが必要だというのである。そして、その基本になるのがバイオエシックスである。[64]

ドイツのニュルンベルクでのナチス・ドイツの人体実験や安楽死に関与した医師に対する裁判（一九四六〜四七年）以降、医学と医療のあり方は劇的に変化していました。アメリカでは、個人の選択と政策の決定のための指標が求められ、一九七二年のタスキギー梅毒研究▼の発覚により、医学や医療の倫理が、いっそう問われるようになります。これら看過《かんか》できない出来事を批判的に踏まえて、一九六〇年代以降、医学以外の分野、たとえば神学や哲学、倫理学、法学、社会学などから、医療にまつわる倫理的問題を総合的に解決しようとする議論や研究が、バイオエシックスとして取り組まれる潮流になっていきます。[65] 日本でも、米本昌平『バイオエシックス』[66]（一九八五年）や、木村利人『いのちを考える――バイオエシックスのすすめ』[67]（一九八七年）など、遺伝に関する問題がバイオエシックスの視点から議論されるようになります。このような研究の高まりは、アメリカでのバイオエシックスの議論が一九九〇年代に日本に紹介・導入され、生命倫理学として成立していったことも影響しています。[68]

さらに、研究の世界だけではなく、制度的な次元においても、実際的な変化が現われます。一九九六年六月、優生保護法から母体保護法に法律の名称が変更され、そして「優生」という言葉とともに、前述〔⬇154頁〕の第二章・第三条・第二項や、第三章・第十四条・第一項が関連する条文――「本人又《また》は配偶者の四親等《しんとう》以内の血族関係にある者が遺伝性精神病、遺伝性精神薄弱、遺伝性精神病質、遺伝性身体疾患又《また》は遺伝性奇形を有《ゆう》しているもの」――は、これらの人を対象とした人工妊娠中絶を可能とした条文とともに削除されました。今までの先行研究では、優生保護法の改正の動きのなかでも、胎児条項の追加の問題や、経済的理由による妊娠中絶の問題が争点となってきました。けれども遺伝条項については、母体保護法への改正で削除されるまで、おもて立った争点としては、あまり扱われてきませんでした▼69（このことは、次の章でもういちど考察します）。倫理的な問題を避けてやりすごす態度は、もはや時計を逆回転させる反動に等しく、当事者である個人とその家族の選択をないがしろにする行為であるといえるでしょう。DNA診断の技術の発展だけでなく、法律をはじめとする制度的な変化も現われ、また、医療をめぐる医師と患者の意識、そして人々の倫理的な視線も、おおきく変わっていったのです。

▼タスキギー梅毒実験――アメリカ公衆衛生局が一九三二年から一九七二年まで実施した、梅毒の臨床研究のことを指します。アフリカ系アメリカ人およそ四〇〇名を、本人に知らせることなく、梅毒に感染させ、しかも治療をまるで行なわないまま、その症状の経過を観察するという、きわめて非倫理的な人体実験の一つです。

話をもどすと、岡野善行たちによる、フェニルケトン尿症の遺伝子解析研究では、出生前診断を用いたかどうかは記述されていません。技術的な面で、フェニルケトン尿症の遺伝子解析は完了し、出生前診断は可能だったと考えられます。ですが、出生前診断による選択的人工妊娠中絶は、個人の問題として扱われることとなったのです。[70] フェニルケトン尿症の九〇%以上の遺伝子変異が同定されたとするならば、遺伝子変異検出検索システムの構築は、一定の研究結果を得たといえます。ですが、フェニルケトン尿症を含む新生児マス・スクリーニングの対象疾患に関する出生前診断については、その後も、研究成果として発表されることはありませんでした。

まとめ

この章では、新生児マス・スクリーニングが保因者の発見にも主眼を置き、保因者の次（次子）の出産において、出生前診断が推進されてきた歴史を検証しました。新生児マス・スクリーニングは、疾患の早期発見と治療によって障害を予防できると唱導《しょうどう》され、実施されてきました。この新生児マス・スクリーニングは、疾患をもって生まれた子どもの治療という面のみならず、五つの疾患が出生前診断の対象とされることで、研究と技術開発が推し進められたという、二つの顔をあわせもっていました。

このような技術的な変化を、優生保護法における遺伝条項のもとでの人工妊娠中絶から、新生児マス・スクリーニングの導入、フェニルケトン尿症のDNA診断による出生前診断の確立に至るまでの経緯と重ね透かしてみると、新生児マス・スクリーニングの導入以前から、フェニルケトン尿症――早期の治療によって、生まれてきた子どもの障害を予防できると医師たちのあいだで認知されていた疾患――でさえ、優生保護法下での「遺伝性精神薄弱」として、親の人工妊娠中絶が認められ推進されてきた事実が、浮かび上がってきます。新生児の障害を予防するという目的と理由で新生児マス・スクリーニングが導入された後も、次の子どもは「疾患のない子」を産むように、人々は推奨《すいしょう》されてきたといえるでしょう。しかしながら、新生児マス・スクリーニングを導入した当時は、フェニルケトン尿症は、技術的に出生前診断が不可能でした。けれども／それゆえに、DNA診断によるフェニルケトン尿症の出生前診断が可能であると海外で報告されると、日本でも積極的に、フェニルケトン尿症の出生前診断が研究されるようになっていくのです。治療によって障害を予防できる疾患とみなされていたフェニルケトン尿症も、出生前診断への臨床応用を視野に入れた研究が進められ、技術が確立されていったのです。

　しかし、一九九五年以降、出生前診断は「自発意思」とみなされて、研究の中心的なテーマからは外れることとなりました。これは、リベラル優生主義〔⬇33頁〕の萌芽《ほうが》として、出生前診断にもとづいて「子どもを選んで産む／産まない」という「選択」をする行為が、集団的な優生政策から、個人の問題へと変化し、さらには、生命の選別につながるような技術的な研究が表面化すると、その研究は集団的優生政策と捉えられるようになっていったからです。この章では、そのような「選択」の変化に関する歴史にも視線を向けてみました。

一九九八年には、日本人の九二％のフェニルケトン尿症の遺伝子変異が同定され、出生前診断の臨床応用は、事実上可能となっています。つまり日本では、フェニルケトン尿症の保因者の、次子の出生を予防するような集団的優生政策から、個人の選択を主とするリベラル優生学の萌芽に至るまでがグラデーションとなって社会に拡がっています。新生児マス・スクリーニングの対象となる疾患には、優生学的な意図が、脈々と続いてきたといえるでしょう。これまで、インフォームド・コンセント〔⬇23頁〕の確立をもって、リベラル優生学への移行の区切りとする見方が強かったのですが、新生児マス・スクリーニングを優生史の観点で位置づけてみると、リベラル優生学への移行を新たな目で検証しなければならないという、今日的な課題が浮上してくるのです。

第4章 新生児マス・スクリーニングへの抗議

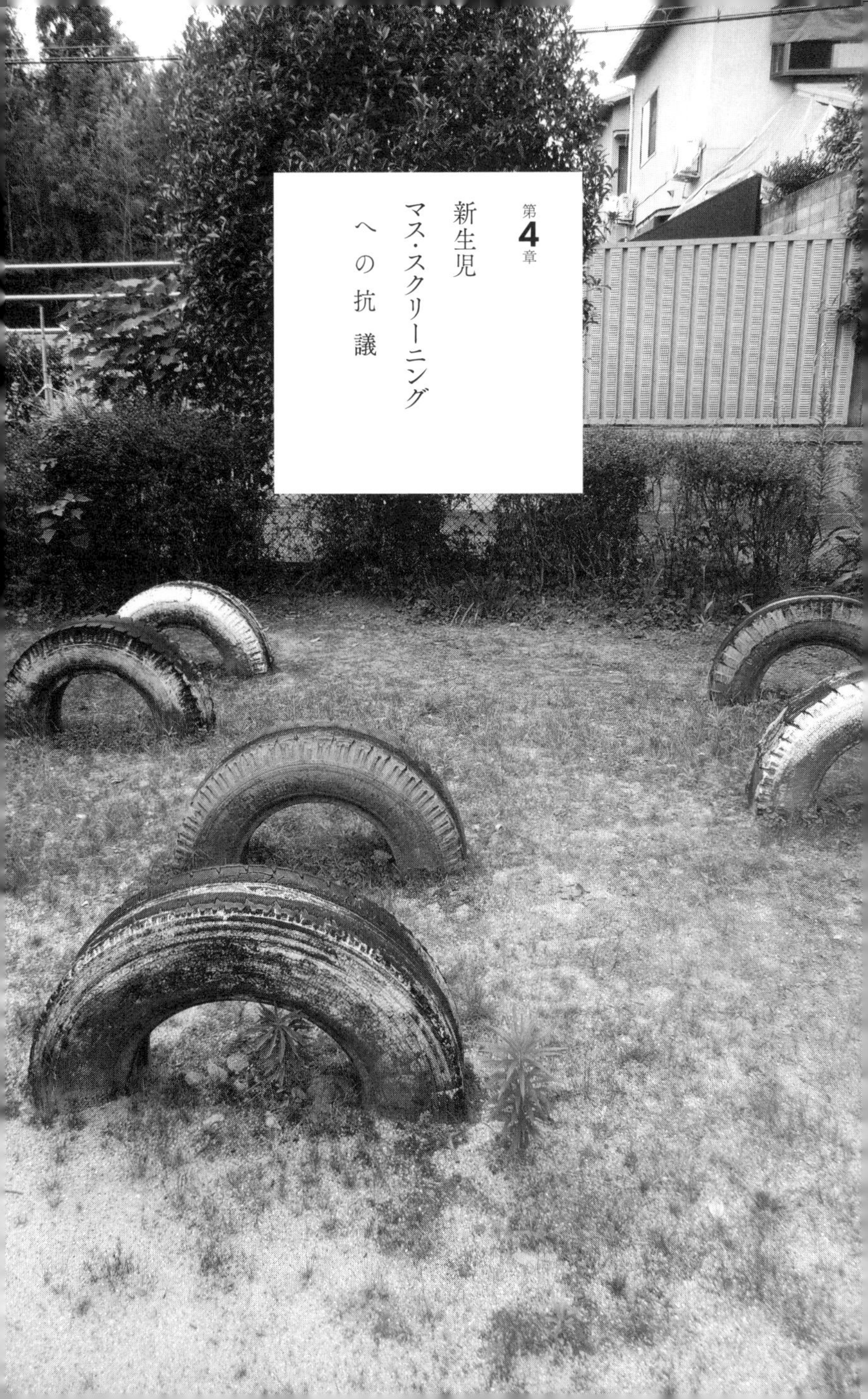

この章では、新生児マス・スクリーニングに対して、女性団体から疑義《ぎぎ》が示された事例を詳しく見ていきます。いままでの章では、医師を中心とした、新生児マス・スクリーニングを主導してきた人々に目を向けてきました。しかし、検査の受け手側である一般の人々は、新生児マス・スクリーニングをどのように捉《とら》えてきたのでしょうか。実際に現在まで、新生児マス・スクリーニングについてその問題性を看破《かんぱ》したのは、この章で取り扱う女性団体による反対運動以外にはないようです（これまで著者・笹谷が探してみた限りでは、見つかりませんでした）。では、これらの女性団体は、新生児マス・スクリーニングの何を問題として、反対運動を行なったのでしょうか。

先の第2章では、先天性代謝異常症〔⬇17頁〕の治療が、当初の予測よりも実際は困難なものであったこと、第3章では、新生児マス・スクリーニングの実施において「保因者」という対象（身体）が作り出されること、またそのことによって、出生前診断が出生を防止する手段につながっていたことを、歴史的な順をおって考察してきました。

続くこの第4章では、新生児マス・スクリーニングに疑義を表明した女性団体の運動を概観《がいかん》します。まず一九八五年の母子保健法改正をめぐる議論のなかで、「先天異常モニタリング▼」が争点《そうてん》になった事実に着目します。一九七〇年代から、この女性団体は、厚生省心身障害研究において先天異常モニタリングの研究が継続的に実施されてきたことを疑問視してきました。そして、この納得できないという認識の延長上に、新生児マス・スクリーニングの問題性を洞察《どうさつ》したのです。新生児マス・スクリーニングの検査結果が、治療技術でもなく、診断技術でもなく、別の技術として流用されたことを問題視し、運動が行なわれました。この女性団体が展開した運動が、厚生省の政策や大阪府の行政、厚生省の研究班の活動に対して、どのような影響を与えたのか、そして何が問題として明らかになり、いかなる変化をもたらしたのか／もたらさなかったのか、これらの内実と経緯《けいい》を、一つひとつ検証していきたいと思います。

▼先天異常モニタリング——健康な人も含めた集団から、目的とする疾患に関する発症者や発症が予測される人を選別し、ふるいわけする医学的手法がスクリーニングです。モニタリングは、変化を見逃さないように監視、観測を続けることです。そのため、疾患に関する発症者や発症が予測される人がスクリーニングで選別された後、モニタリングの対象になる可能性は考えられます。

運動の始まり

――母子保健法改正反対運動と「大阪連絡会」の成立

まず、母子保健法（一九六六年施行）〔➡67頁〕の改正に対する反対運動の経緯を紹介したいと思います。一九八五年八月二五日、厚生省が二〇年ぶりとなる、母子保健法改正案の提出を予定しているとの記事が、「讀賣新聞」（朝刊）に掲載《けいさい》されました。改正案には、未婚の若い女性を対象とした、母性手帳の交付と母性健康診査の実施とが、はっきりと盛り込まれていました。[1] この改正案について、「婦人民主新聞」[2]は、一九八五年九月一三日に、「母子保健法 厚生省、全面改悪にのりだす――女のからだを生涯管理――「発生予防」狙う」と題した記事を掲載します。[3] この記事によると、「母性健康手帳の配布」、「母性健康診査の実施」、「新生児モニタリングシステムの整備」、「一歳六ヵ月健診の法制化」は、個人データの収集を目的とした改正であり、母子保健法改正の重心を「早期発見・早期治療」から「発生予防」に移す政策であり、それゆえ、優生思想〔➡25・33頁〕を強化する動きとのことで、記事のトーンとしては将来に警鐘《けいしょう》を鳴らす報道でした。一九八五年九月一八日には、〈母子保健法改悪に反対する全国連絡会〉が、厚生省に対して、「母子保健法の改訂の検討経過・内容を明らかにせよ」と申し入れました。これに対して厚生省は、最終的な改正案はまだできていないと答えながらも、障害の発生防止は重要であり実現したい、と明言しました。この回答を受けて同連絡会は、「改悪反対」の立場で、厚生省に対してさらなる交渉を引き続き要求していきます。[4]

同年九月二三日の「朝日新聞」（朝刊）は、厚生省が母子保健対策のひとつとして「先天異常の発生予防」を重点的に進め、化学物質などの遺伝要因以外の「異常」の発生を監視するシステムを作ろうとしている、と報道しました。記事には、厚生省は一九八〇年度から「先天異常のモニタリングに関する研究班」を設置して監視システムの検討を進めてきており、この監視システムの具体案を急ぎ作成して、早ければ一九八五年一二月に始まる通常国会に、母子保健法改正案を提出する方針である、との内容が報道されていました。[5]

この母子保健法の改正に対して、〈先天性四肢《しし》障害児父母の会〉は、それ以前から何度も研究班に対して研究への要望書を提出してきました。にもかかわらず、原因解明への展望や意欲が感じられないままでした。そのため、〈先天性四肢障害児父母の会〉は、厚生省のこのようなお茶を濁《にご》すような態度と、報道された母子保健法改正案についての「研究班員の話」とが、「大違い」であると述べています。

どのような要望がされたか、その全貌《ぜんぼう》は明らかではありませんが、〈先天性四肢障害児父母の会〉は、たびかさなる要望書を提出しても、厚生省からは明確な回答が得られない状況にありました。同会は、母子保健法の改正案が提出されることに関して、以下のような不信感をあらわにしています。

厚生省がモニタリング研究班を発足させた昭和五四年以来、父母の会がモニタリングに関心を持ち、要望並《なら》びに質問書を提出してきたことは、前号の「通信No.100」で述べられているとおりだが、原因究明チームではその後も同研究班の報告書やその他のモニタリングに関する資料の収集・整理をしてきた。ちょうど今年の三月には研究班の動向をモニタリングの今後について伺《うかが》おうと、同研究班の笹月健彦氏、林昭氏と会見したばかりでもあった。会見の内容は「通信No.96」に紹介したがそこで明らかになったことは、大阪、神奈川、鳥取での実施調査を通じて、モニタリングのやり方については見通しがついたが、原因究明に至る展望はなく、その意欲も感じられないことだった。しょせん、モニタリングシステムに大きな期待はできないのかと思っていたところに先の報道である。このギャップにある種のうさん臭さを感じないわけにはいかなかった。[6]

そこで同会は、一九八五年十月二五日に厚生省を直接に訪れ、上田博三（厚生省児童家庭局母子衛生課・課長補佐、厚生技官）と面会しました。上田の見解は次のとおりでした――モニタリングシステムによる先天異常の原因究明ができるかどうかは、今後の課題であるが、疫学《えきがく》体制を作る用意は厚生省にはなく、疫学調査ができるとはとてもいえない…　今後の母子保健では、モニタリングにより先天異常の発生予防対策に力を入れなければならない…　また、母性手帳は、あくまで妊婦への注意を呼びかけるために配布するものである…　遺伝相談は受けなければならないものではないが、行政として遺伝相談についての情報をきちんと提供していく姿勢は必要である──。さらに、上田は、母子保健法の改正案ができるのは一九八六年一月半ばであり、閣議《かくぎ》決定後に国会へ提出して国民の判断を仰《あお》ぎたいと付言しています。[7]

こうした状況のもと、母子保健法改正反対運動が組織され、一九八五年十一月二三日には、札幌・仙台・富山・東京・名古屋・大阪・京都の七ヶ所で、「母子保健法改悪に反対する同時多発大行動」が展開されます。お互いをメッセージでつなぎ、「厚生省に女たちの声を届かせよう」と全国で数百人が参加したこの行動は、改正阻止運動の第一歩となりました。[8]　さらに一九八五年十二月十三日には、'82優生保護法改悪阻止連絡会、日本婦人会議、婦人通信、婦人民主クラブの、四つの団体が連名で要請書を厚生省に送付し、「新生児モニタリングシステム」が「障害」の原因究明につながらないばかりでなく、企業や行政の責任をないがしろにし、女性の自助努力を促《うなが》すことによって障害者と女性を圧迫する制度であると批判しました。翌日の十四日には、東京の文京区民センターにおいて、〈母子保健法改悪に反対し、母子保健のあり方を考える全国連絡会〉の主催で、「母子保健法改悪阻止全国総決起集会」が開催されます。[9]　ひき続き一九八六年二月八日には、労働団体、婦人団体、障害者団体主催（婦人民主クラブ参加）による「母子保健法改悪反対・母子保健のあり方を考える関西集会」が開催されました。[10]

厚生省は三月十五日の国会提出期限までに、改正案、要綱《ようこう》ともに提出しなかったため、母子保健法の改正は、次期国会に持ち越されることとなります。「婦人民主新聞」は、厚生省の構想する「母性」管理、「障害児・者の発生予防・早期発見・早期治療」は、明らかに個人負担の増大と考えられるため、反対運動のさらなる拡がりが必要であるとの記事を掲載します。そして、民主婦人クラブも参加している〈母子保健法改悪に反対し、母子保健のあり方を考える全国連絡会〉は、月一回の連続学習会やニュースの発行など、今後も活動を続けていく方針を意思表明しました。[11] ただし、次の国会でも、母子保健法改正案が上程《じょうてい》されることはありませんでした。

以上のように、母子保健法改正に向けた厚生省の動向が報道された後、複数の女性団体や障害者団体が連携《れんけい》し、全国規模で母子保健法改正反対運動を展開しました。これらの団体のうち、〈母子保健法改悪に反対する女たち・大阪連絡会〉（以下、大阪連絡会と略す）は、新生児マス・スクリーニングを、母子保健法改正による先天異常モニタリングシステムの導入と看取《かんしゅ》し、これを議論の争点とした点において、本書の問題意識にとっては無視できません。それゆえ、この争点の先駆的な表明について、詳しくみていきたいと思います。

『受精卵診断と出生前診断――その導入をめぐる争いの現代史』の著者・利光惠子〔➡28頁〕の研究によると、一九七〇年代から八〇年代の、優生保護法改正の動きに反対してきた女性たちや障害者たちは、政府による母子保健法改正の動きを、優生政策の強化と母性管理の徹底として捉えており、この認識を出発として、一九八五年の〈母子保健法改悪に反対し、母子保健法のあり方を考える全国連絡会〉の結成につながっていったと位置づけています。[12] その後、この団体は〈なくそう優生保護法・堕胎《だたい》罪、かえよう母子保健全国連絡会〉と名称を変えて活動を続けましたが、母子保健法改正反対運動のなかで、同様の趣旨で活動する団体が全国各地に生まれたことで、〈母子保健法改悪に反対する○○連絡会〉と名のるようになっていきます。一九八五年十月に結成された大阪連絡会は、そうした団体のひとつだったのです。[13] 後ほどあらためて詳しく述べますが、概要《がいよう》だけを先に述べておきますと、この大阪連絡会は、母子保健法改正反対運動と関連して、先天異常モニタリングや新生児マス・スクリーニングに対する疑義《ぎぎ》を厚生省に提起し、回答を求める交渉を行なっています。そのさいの基本的な立場は、女性の身体の管理、および優生政策の強化への反対でした。この「優生政策の強化」については、集団的な優生政策を指すのか、個人的な優生政策についてなのか、そのあたりの内容や定義をめぐっては言及されていませんでした。また、選択的人工妊娠中絶の是非についても、明確に反対の意見を示していたわけではありませんでした。さらに見ていきましょう。

大阪連絡会の疑《ぎ》義《ぎ》

大阪連絡会は、新生児マス・スクリーニングについて、どのように疑問をもっていったのでしょうか。

まず、大阪連絡会は、「NO！赤ちゃんや私たちの血液を無断で流用しないで！」と題する、一九八六年一月一三日発行のリーフレットにおいて、新生児マス・スクリーニングへの疑義を表明しました（図6）。大阪連絡会は、厚生省の先天異常モニタリング研究（一九八二～一九八四年度）に言及しつつ、新生児マス・スクリーニング検査後の血液ろ紙を、同研究班の研究者が検査目的以外で利用している事実を指摘しました。そのころ、大阪府立母子保健総合医療センターでは、先天性代謝異常症のマス・スクリーニング検査を行なっており、府下全域の新生児の血液が集まっていました。研究班は、集まってきた血液ろ紙を利用して、必要な検査項目以外に、ヘモグロビン変異種《へんいしゅ》▼について調べていたと、大阪連絡会は指摘したわけです。一九八五年までに、七〇〇〇名についてすでに調べ終わり、その結果、世界初の新変異種が一人見つけだされたと報告しています。▼14 後に、大阪連絡会は、新生児マス・スクリーニングの検査後のろ紙の目的外使用を、プライバシーに抵触する問題として批判していきますが、しかしこの時点ではまだ、そうした論点は提示されていませんでした。

プライバシー問題が言及されようになるのは、大阪連絡会が一九八五年十二月から一九八六年二月にかけて開催した「母子保健法改悪阻止連続講座」においてです。「母性手帳ってなんだ?!」（一九八五年十二月十五日）に続いて、「母子保健の現場から」（一月十五日）、そして「乳幼児健診って誰のため」（一月二六日）が、立て続けに提起されました。これらの講座における、現場の保健婦や労働者を交えた議論のなかで、プライバシーへの抵触や個人データの無断収集といった問題が指摘されたわけです。

さらに、「モニタリングシステムとは?」（二月九日）においては、先天性異常モニタリングシステムが「環境監視」には役立っておらず、主には、遺伝や母親の生活態度が原因追及されていることを問題視しました。モニタリングシステムでは、障害児を産むのは「悪いこと」という前提で、遺伝相談や出生前診断がもっぱら女性に推奨されていたのですが、そういった前提や施策こそが優生思想そのものではないかという懸念《けねん》が示されました。[15]

▼ヘモグロビン変異種――赤血球に存在するヘモグロビンの突然変異のタイプを指します。後述の「**異常ヘモグロビン症**」は、先天性溶血性貧血の一種である血色素異常の疾患です。ヘモグロビン変異種については、**図**6のリーフレットのなかの文面も参照ください。

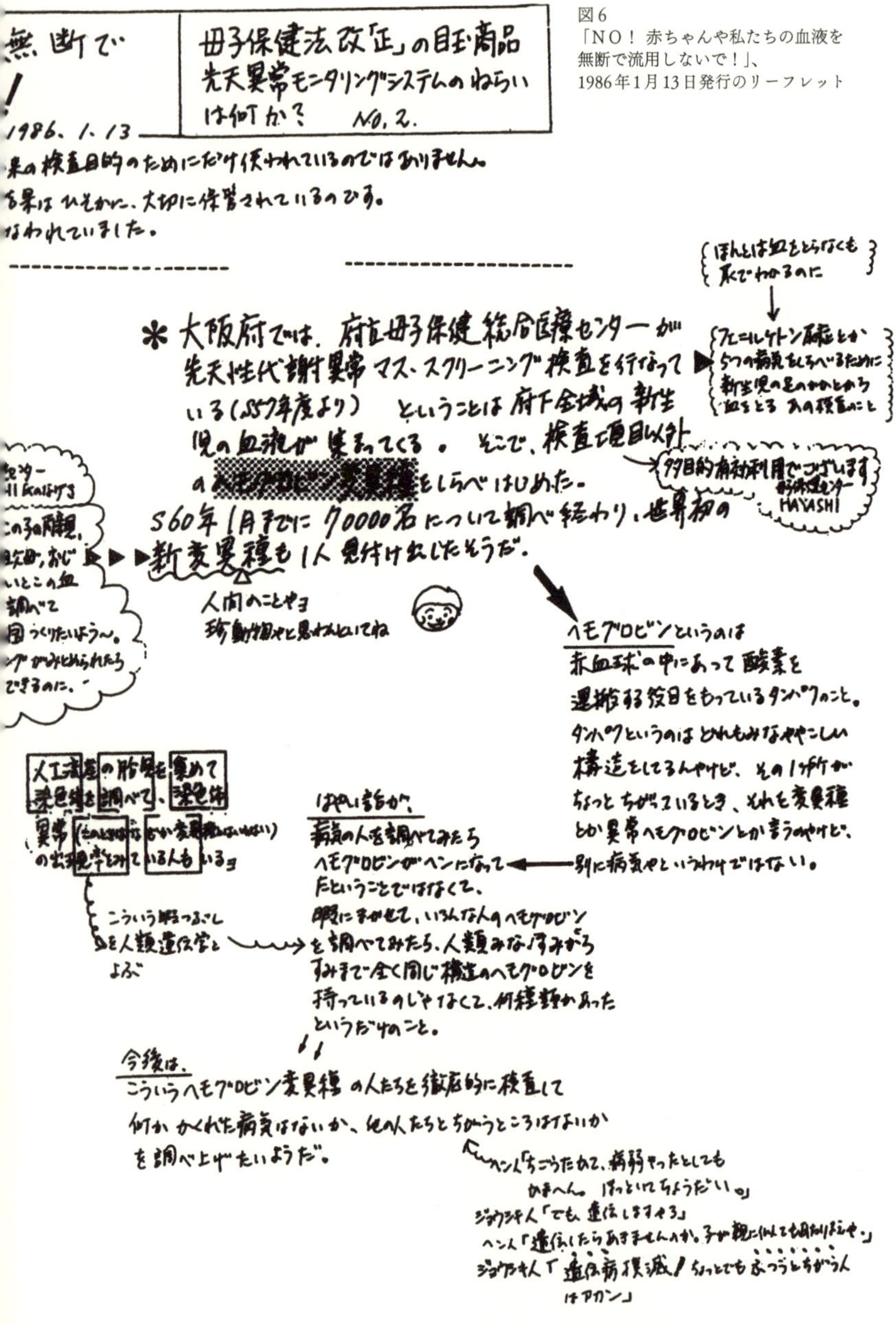

無断で
！
1986．1．13

母子保健法改「正」の目玉商品
先天異常モニタリングシステムのねらい
は何か？　NO．2．

果の検査目的のためにだけ使われているのではありません。
吉果はひそかに、大切に保管されているのです。
なわれていました。

-------------------　　-------------------

{ほんとは血をとらなくても
尿でわかるのに}

＊大阪府では、府立母子保健総合医療センターが
先天性代謝異常マス・スクリーニング検査を行なって
いる（S57年度より）　ということは府下全域の新生
児の血液が集まってくる。そこで、検査項目以外
のヘモグロビン変異種をしらべはじめた。
S60年1月までに70000名について調べ終わり、世界初の
新変異種も1人見付け出したそうだ。

{フェニルケトン尿症とか
5つの病気をしらべるために
新生児の足のかかとから
血をとる　あの検査のこと}

他目的有効利用でございます
母子保健センター
HAYASHI

センター
HI氏のねがう
この子の両親、
祖父母、おじ
いとこの血
調べて
図つくりたいよう～。
ングがみとめられたら
できるのに。

人間のことやヨ
珍動物やと思わんといてね

ヘモグロビンというのは
赤血球の中にあって酸素を
運搬する役目をもっているタンパクのこと。
タンパクというのはどれもみなややこしい
構造をしてるんやけど、その1ヶ所が
ちょっとちがっているとき、それを変異種
とか異常ヘモグロビンとか言うのやけど、
別に病気やというわけではない。

はやい話が、
病気の人を調べてみたら
ヘモグロビンがヘンになって
たということではなくて、
暇にまかせて、いろんな人のヘモグロビン
を調べてみたら、人類みなすみからすみまで全く同じ構造のヘモグロビンを
持っているのじゃなくて、何種類かあった
というだけのこと。

人工流産の胎児を集めて染色体を調べて、染色体異常（このとき体はなんか変異種はないかない）の出現率をみている人もいるョ

こういう虫がつぶし
を人類遺伝学と
よぶ

今後は、
こういうヘモグロビン変異種の人たちを徹底的に検査して
何かかくれた病気はないか、他の人たちとちがうところはないか
を調べ上げたいようだ。

ヘン人「ちごうたかて、病弱やったとしても
かまへん。ほっといてちょうだい。」
ジョウシキ人「でも、遺伝しますやろ」
ヘン人「遺伝したらあきませんのか。子が親に似てあたりまえや。」
ジョウシキ人「遺伝病撲滅！ちょっとでもふつうとちがう人
はアカン」

図6
「NO！赤ちゃんや私たちの血液を
無断で流用しないで！」、
1986年1月13日発行のリーフレット

NO!

しらぬ間に
私たちはモルモット

赤ちゃんや私たちの
流用し

新生児のマス・スクリーニング、妊婦の健康診査や病院を受診したときにとら

余った分は(はじめから多い目にとっておくこともある)いろんな研究に使われ

厚生省の先天異常モニタリング研究(1982〜1984年度)では以下のよ

貧血の検査のためと本人は思っていたのだが

＊鳥取県では(S57年度)、
保健所や公立病院での妊婦 1161人の検診時
採血した血液を使って[redacted]というものを
はかっていた。

おなか→ は 一体なんじゃ?

12 week 前後

妊娠すると体にでてくるタンパクの1つで、
胎児が無脳児とか二分脊椎のとき
には、これが非常に多くなるといわれてる

↓
結果は
妊娠週数によって値が
高かったり低かったりするので、
このタンパクが多いからといって
その妊婦が障害児を産んだ
ということはなかった

↓
「今後は診断に一番いい時期に限っておこないたい」と言ってはります。

現在 data 収集中

アメリカでは もうすでに
胎児診断に使われ
ている

血液中に
このタンパクが
多いめにある
妊婦には

超音波診断で
胎児の外見に異常
がないかどうかを
みる

これでも
ようわからんときには

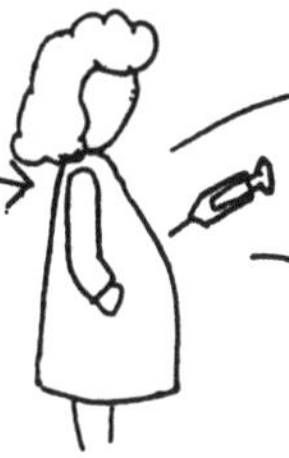

羊水《ようすい》をとって
この中のα-フェトプロテインをはかる

ここでも他の妊婦の場合より……
たくさんあるときには

……ということは……

医師「あなたのお腹の赤ちゃんには異常があるかもしれない
今ならまだ中絶できますよ。どうなさいますか」

妊婦「では、お願いします」という人がアメリカでは10人中8人だ
日本ではどうかな?

日本では大人の、ガン診断に利用、試薬キット etc には、保険、
判断基準が しっかりはし

＊まだまだギョッと驚く研究がこのモニタリング研究でなされています。
次回以降もお楽しみに
? ? ? ?
↖ 日大、衛生学科、阪大産婦人科、母子保健センター

発生予防… 出生前診断、遺伝子相談

これらの連続講座ののち、大阪連絡会は、二月十四日に、母子保健法改正問題についての厚生省との交渉の場を設定し、同省の母子衛生課担当者に対して、先天異常モニタリングと新生児マス・スクリーニングとに関する質問を行なっています。次の節でも詳しく述べますが、そのさい、大阪連絡会が提示した主要な論点は、データ収集や検体《けんたい》である血液の利用における、プライバシーの侵害でした。なお、このときの大阪連絡会は、一九七九年に開始された厚生省心身障害研究「先天異常のモニタリングに関する研究▼16」の動向を、強く意識しながら活動していました。

ここで、当時の新生児マス・スクリーニングに関する研究内容に触れておきます。「先天異常のモニタリングに関する研究」のなかで、新生児マス・スクリーニングで収集されたろ紙の血液流用問題に直接関係したのは、一九八〇年に開始された「ヘモグロビン変異種に関する研究」です。このプロジェクトが開始されたのは、異常ヘモグロビン症〔⬇193頁〕が蛋白質《タンパク》をマーカー〔指標〕として研究することが可能な疾患であり、研究対象として最も理想的で、データの信頼度も高いものだったためです。▼17一九八一年には、異常ヘモグロビン症ではなく、家族性アミロイドポリニューロパチー荒尾型▼に関する、遺伝マーカーによる解析の遺伝疫学的な研究が行なわれました。この疾患は、一般に常染色優性遺伝〔⬇21頁〕の形式をとるため、患者やその血縁者の各種遺伝マーカーを検索して、遺伝学的検討がなされていました。▼18また一九八二年度には、先天異常モニタリングシステムにおいて遺伝・疫学の観点からも重要な意義をもつとして、新生児マス・スクリーニングのろ紙血を、ヘモグロビン症のマス・スクリーニングに応用していました。[19] 一九八二年から実施された、ヘモグロビン変異種のマス・スクリーニングでは、一九八五年一月の時点で、ヘモグロビン変異種をもつ新生児が六三人発見されています。大阪では、一一〇〇人に一人の割合で検出されたと報告されています。[20] 一九八四年の研究が終了した時点で、ヘモグロビン変異種のマス・スクリーニングに関する技術は確立し、新生児マス・スクリーニングに組み入れることが可能な水準にありました。

このように、大阪連絡会が不審《ふしん》を抱いた、「先天異常のモニタリングに関する研究」のなかの、ヘモグロビン変異種の研究は、ヘモグロビン症を新生児マス・スクリーニングに組み込み、蛋《タン》白《パク》質を使用して、より精密なスクリーニングを実施することを目的にしていました。さらには、その他の優性遺伝疾患のスクリーニングも研究されていました。ですが、大阪連絡会の批判は、新生児マス・スクリーニングの対象となる疾患の拡大ではなく、「血液の流用」のほうを問題にしていたのです。

▼**家族性アミロイドポリニューロパチー**――末梢神経や心臓、消化器などに特殊な蛋白質《タンパク》（アミロイド）が沈着することで、神経や臓器などに機能障害を引き起こす進行性の代謝性疾患です。

厚生省との交渉――研究班の動向

一九八六年二月一四日、大阪連絡会は〈母子保健法改悪に反対し、母子保健のあり方を考える全国連絡会〉が主催した集会に参加します。翌日、厚生省の交渉には、大阪連絡会の三名のほか、〈先天性四肢《しし》障害児父母の会〉の関係者、ライター、全国連絡会関係者などが参加しました。厚生省からは、児童家庭局母子衛生課課長、課長補佐の二名が対応しています[21]（図7）。厚生省との交渉で、大阪連絡会は、先天異常モニタリングを中心に、以下の質問をしました。[22]

1 神奈川、大阪、鳥取で行われている外表《がいひょう》奇形の実態調査では、全出産時のデータを収集しており、プライバシーの侵害にあたること。

2 新生児マス・スクリーニングの血液を流用して研究していること。

3 鳥取県では調査で追跡が必要となった児の健診のデータを追跡調査している。大阪でも保健所のデータを流用して「精神発達遅滞」のモニタリングを実施しているが保健所のデータの流用は問題とは考えないのか。

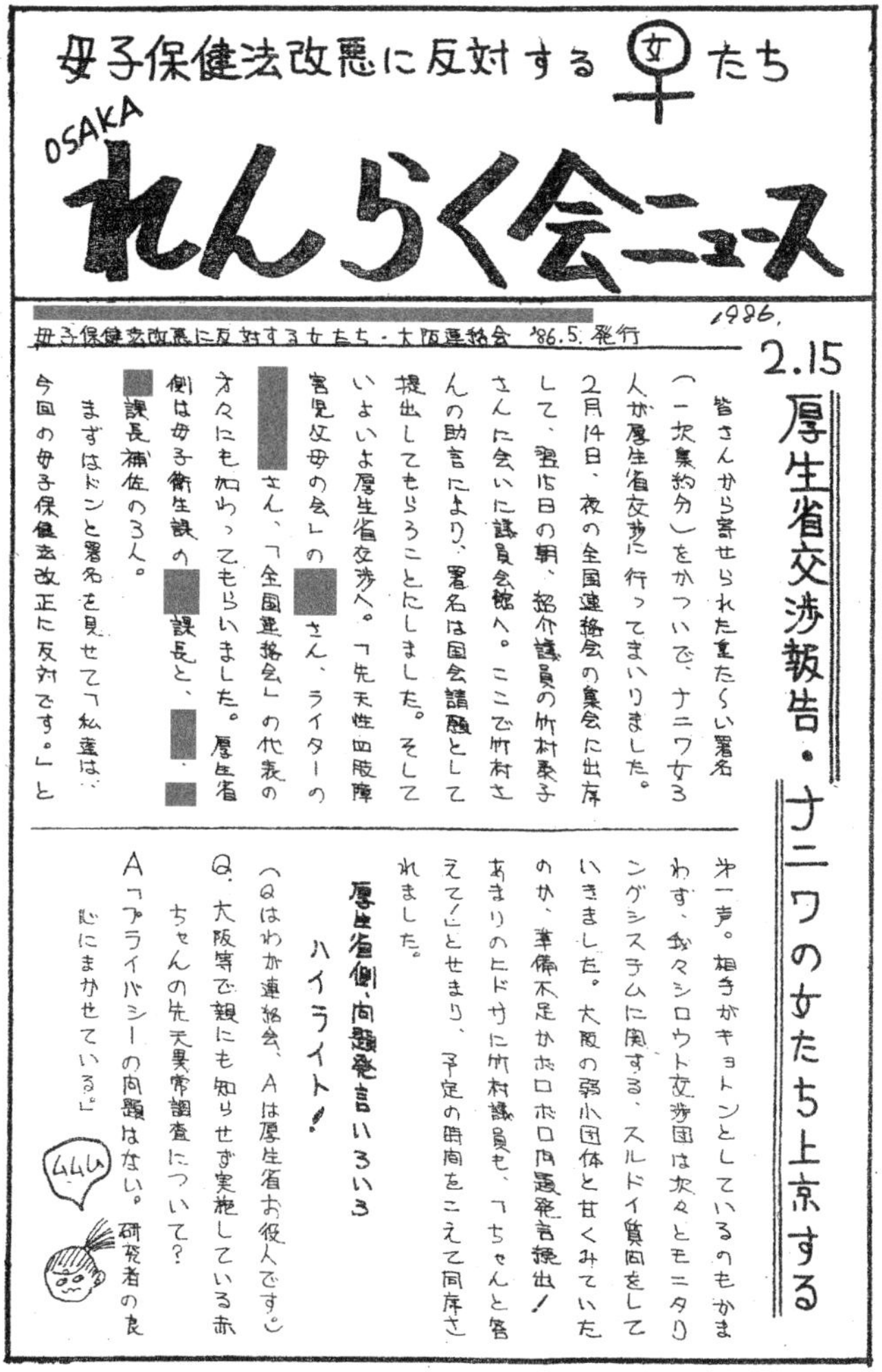
母子保健法改悪に反対する♀たち

OSAKA れんらく会ニュース

[redacted]
母子保健法改悪に反対する女たち・大阪連絡会　'86.5. 発行

1986.
2.15

厚生省交渉報告・ナニワの女たち上京する

皆さんから寄せられた重たくい署名（一次集約分）をかついで、ナニワ女3人が厚生省交渉に行ってまいりました。2月14日、夜の全国連絡会の集会に出席して、翌15日の朝、紹介議員の竹村泰子さんに会いに議員会館へ。ここで竹村さんの助言により、署名は国会請願として提出してもらうことにしました。そしていよいよ厚生省交渉へ。「先天性四肢障害児父母の会」の[redacted]さん、ライターの[redacted]さん、「全国連絡会」の代表の方々にも加わってもらいました。厚生省側は母子衛生課の[redacted]課長と、[redacted]・[redacted]課長補佐の3人。

まずはドンと署名を見せて「私達は：今回の母子保健法改正に反対です。」と第一声。相手がキョトンとしているのもかまわず、我々シロウト交渉団は次々とモニタリングシステムに関する、スルドイ質問をしていきました。大阪の弱小団体と甘くみていたのか、準備不足かボロボロ問題発言続出！あまりのヒドサに竹村議員も、「ちゃんと答えて！」とせまり、予定の時間をこえて同席されました。

厚生省側、問題発言いろいろハイライト！

（Qはわかか連絡会、Aは厚生省お役人です。）

Q. 大阪等で親にも知らせず実施している赤ちゃんの先天異常調査について？

A「プライバシーの問題はない。研究者の良心にまかせている。」

図7「OSAKA れんらく会ニュース」1986年2月15日発行のリーフレット
※本書掲載にさいして一部を加工しております。

4　出生前診断、遺伝相談がモニタリング研究に入っているがなぜか。
5　モニタリングシステムでは何を実施するのか。
6　モニタリング研究会の性格はなにか。
7　一九八五年度のモニタリング研究の研究費の金額の情報と報告書がほしい。
8　一九八六年度もモニタリング研究は継続するのか、継続する場合の予算、班員、研究計画は教えてもらえるのか。
9　一九八七年度の健全母子育成事業費一一〇〇万円の内容はなにか。

ここでは、事前に問題とされた「血液の流用」、「個人のプライバシー」、「モニタリングシステムの優生思想」のほかに、母性手帳問題に関連する「健全母子育成事業」についても言及されています。

これらの問題提起に関して、厚生省側は以下のように応答しました。

1　プライバシーについては今後のテーマである。何か問題が生じれば研究班をストップする可能性はある。しかし、現在は問題が起きておらず、研究者の良心にゆだねている。また、厚生省は補助金を交付しているのみである。

2　検査以外の血液の流用は研究であれば問題ない。

3 各都道府県の衛生部に確認してほしい。厚生省としてはデータの流用は問題ないと考えている。

4 出生前診断については、さまざまな意見があるが、研究者には研究する自由がある。厚生省としては出生前診断をして胎児に異常があったとき中絶をするということについては優生保護法に胎児条項がない以上認められない。モニタリングシステムのなかに胎児診断を入れることは考えていない。遺伝相談も入れない。遺伝相談は大事と思っている。現にやってはいるがモニタリングシステムには入れない。これらがモニタリング研究に入っており複雑である。今後は分けることも考えている。

5 環境要因による胎児の影響をみるため。今の世の中では色々な化学物質が多くある。最終的に影響が現れるのはヒトの胎児であるため先天異常のモニタリングを実施する。

6 厚生省とは関係なく、今回のモニタリングシステムの導入について先天異常学会に属している研究者の方もいるので意見は聞いている。

7・8 報告書はまだ出ていない。執行額は議員の請求があれば提出する。一九八六年度については五月末にはわかるので、執行額は議員の請求があれば渡す。

9 思春期、その親の性の悩みについて相談する窓口、詳しくは府県の衛生部に聞いてほしい。なぜ、こんなことをお聞きになるのですか。

最後の9について、厚生省は、健全母性育成事業をモニタリングと関連させて考えておらず、「なぜそんなことをお聞きになるのですか」と回答しています。しかし、母子保健法の改正を反対する運動においては、「母性強化」も重要な問題であったのです。

これらの、厚生省との交渉で提示された論点は、この時期の厚生省研究班の報告書でも言及されています。一九八五年度厚生省心身障害研究による「先天異常のモニタリングに関する研究」の研究報告書(一九八六年発行)の巻頭で、[23] 主任研究者の山村裕一はソ連の原発事故(一九八六年のチェルノブイリ原子力発電所事故)にともなう放射能汚染の影響について触れ、[24] 原発事故は、先天異常モニタリングの先進国である北欧をはじめとするヨーロッパ諸国の近くで起きており、今後の先天異常のモニタリング結果が注視されていると述べています。また、「各種情報の有効な利用とプライバシーの保護にからむ問題」という項目では、この問題はまず行政にとって重要な課題であり、管轄《かんかつ》が変わっても有効な情報を利用できるシステム設計が必要であると説いています。そのうえで、プライバシーの保護については、「種々の場合に問題になることが多く、利害が絡《から》んで泥沼にはいると間《あいだ》に立つ行政は身動き取れなくなるのが通例である」[25] というように、もっぱら官僚内部のリスク管理の視点に終始しています。

さらに注目すべきは、一九八六年度事業の研究報告書では、それまで使われてきた「遺伝要因」という用語に替わり、「遺伝子突然変異」、「遺伝子変異」という表現が使われ、突然変異であることが強調されている点です。林昭（大阪府立母子保健総合センター）たちによる研究報告書「新生児へモグロビン変異種をモデルとする先天異常モニタリングの試み」では、研究のテーマとして取り上げたへモグロビン変異種を、新たに「突然変異原モニタリング」の指標として位置づけています。さらには、新生児マス・スクリーニング検査で使用したろ紙血をマス・スクリーニングに応用した研究の報告（一九八六年発表）として、先天性甲状腺機能低下症（クレチン症）〔⬇19頁〕に関し、この疾患のスクリーニングの有効性が研究によって裏づけられ、新生児マス・スクリーニングの対象疾患になったこれまでの経緯も妥当なものであると請《う》け合っています。[26] くわえて、林たちは、新生児へモグロビン変異種をめぐる問題点について、以下のように述べています。

> 現在大阪府における新生児Hb変異種のマス・スクリーニングは順調に進められてきたが、これを突然変異原のモニタリングに発展させる道は残念ながら現在のところ閉ざされている。その理由は、特定のグループから提起されたプライバシーをめぐる声にからんで、行政当局が我々とスクリーニングされた新生児及びその両親との接触に同意しないからである。すなわち、この接触がなければ見出されたHb変異種が両親から直接伝えられたものか、あるいは突然変異により新しく出現したものかを区別する事はできない。さらに重要なことは、一部の医療を必要とする患者児がそのまま放置されている可能性もある

事で、臨床医としては誠にやり切れない気持ちである。[27]

厚生省は、前述の交渉での応答において、「検査以外の血液の流用は研究であれば問題ない」と回答しました。ところが林たちは、「特定のグループ」からの血液の流用についての指摘によって研究の継続が困難になった、と訴えています。この時期、大阪連絡会がさまざまな指摘や申し入れを行なっていたことは、前述のとおりです。

これら一九八五年度の研究に続く翌八六年度の事業は、なぜか、「先天異常モニタリングシステムに関する研究」へと研究班の名称が変更され、主任研究者も小西宏（神奈川県立子ども医療センター）へと交代します。そして報告書の冒頭で、小西は、研究班の性格について、「山村班の研究成果を踏まえつつ、主として外表奇形を「マーカー」として先天異常の要因のうち、主に環境要因（外的要因）の存在を早期に把握するための実用的な方法の検討を継続して行おうとするものである」[28]と表明しています。さらには、世界保健機構（ＷＨＯ）で先天異常の発生予防に関する検討会議が開催されるなど、国際的な動向も無視できないと前置きしながら、「わが国は脳死や臓器移植の問題に見られるとおりデリケートな国民感情が作用する風土があるため慎重な対応が求められている」[29]というように、細心の言葉選びで自重《じちょう》を言い足しています。

この一九八六年度の研究班では、前年度の、林昭たちが実施していたヘモグロビン変異種の研究は継続されず、林はどの研究班にも属していません。また、一九八〇年度から神奈川、大阪、鳥取で実施され、大阪班で開始当初から使用されてきた「先天異常モニタリングの実地調査に関する研究」については、一九八六年度に、「外表奇形実地調査」へと名称変更がなされ、メンバーも大幅に交代しています。[30] 一九八五年度から八六年度へと事業が移行するにさいして、どういった要因が、このような研究班内の変更や交代を促《うなが》したのでしょうか。あるいは、何によって余儀《よぎ》なくされたのでしょうか。厚生省や行政が、研究班になんらかの区切り（あるいは幕引き）を性急につけようとしたのではないでしょうか。

大阪府との交渉――大阪連絡会の応答

では、研究班の動向から視点を転じて、大阪連絡会のほうは、厚生省との交渉の後、どのような活動を展開していったのでしょうか。この点を確認していきます。

大阪連絡会は、一九八六年二月に、母子保健法改正阻止のために厚生省と交渉したさい、現行の具体的な問題点については「各府県の衛生部に聞いてほしい」、「各府県の衛生部の責任でやっていること」との回答を得ていました。そのため、大阪連絡会は、一九八六年七月十九日に、大阪府との交渉を開始しています。山本健治（大阪府議会議員・無所属）の仲介で、〈母子保健法の改悪に反対する女たち大阪連絡会〉、〈大阪青い芝の会〉、〈コンピューターによる住民管理に反対する枚方《ひらかた》市民の会〉などが参加して、交渉することになりました（図8）。大阪府衛生部からは四名が交渉に対応しています。▼31 質問項目は、以下のとおりです——

1　先天性代謝異常マス・スクリーニングについて
2　先天異常モニタリングについて
3　市町村の保健婦体制等について
4　出生届の提出時、母子手帳が必要である理由について——

これに対して、大阪府の担当者からは以下の回答がありました。

1　一九七七年一〇月から五項目で国により開始され、府も実施主体として開始した。親への説明は各医療機関で口頭の検査希望の有無を聞いている。血液の流用は保健センターで検査している検査後の廃棄処分のものについてプライバシーを尊重した上で研究していると聞いている。（本人が知らないということはどうなのかという質問に対し）医学の進歩というのは廃棄する血液などを用いて研究されてきた上に成り立っている。クレチン症の検査も廃棄処分のものについて研究されてきて実施

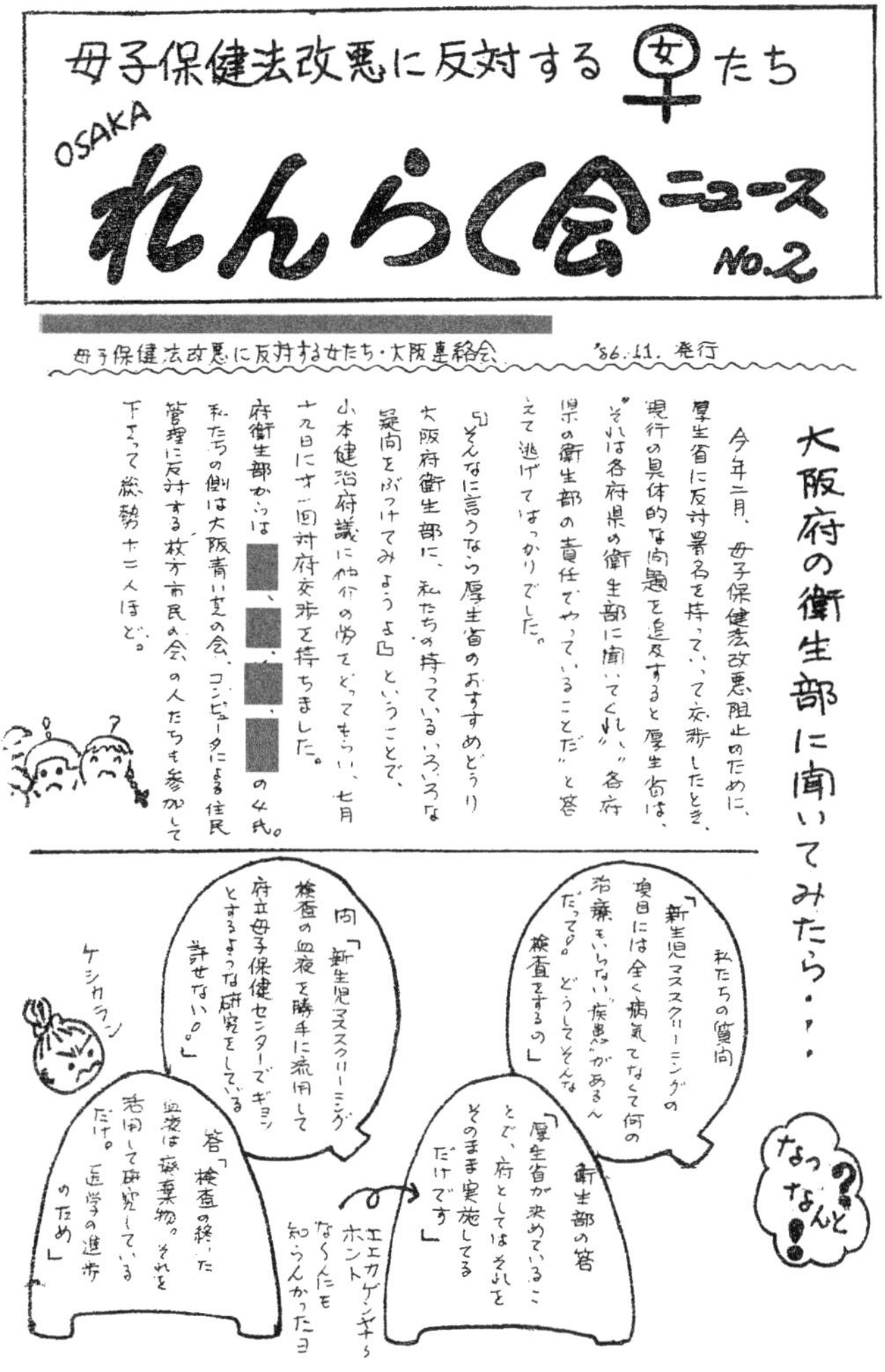

母子保健法改悪に反対する♀(女)たち

OSAKA れんらく会ニュース No.2

母子保健法改悪に反対する女たち・大阪連絡会　'86.11. 発行

大阪府の衛生部に聞いてみたら・・・

今年二月、母子保健法改悪阻止のために、厚生省に反対署名を持っていって交渉したとき、現行の具体的な問題を追及すると厚生省は、"それは各府県の衛生部に聞いてくれ"、"各府県の衛生部の責任でやっていることだ"と答えて逃げてばっかりでした。

「そんなに言うなら厚生省のおすすめどうり大阪府衛生部に、私たちの持っているいろいろな疑問をぶつけてみようよ」ということで、小本健治府議に仲介の労をとってもらい、七月十九日に第一回対府交渉を持ちました。

府衛生部からは[redacted]、[redacted]、[redacted]、[redacted]の4氏。

私たちの側は大阪青い芝の会、コンピュータによる住民管理に反対する枚方市民の会の人たちも参加して下さって総勢十二人ほど。

図8「OSAKA れんらく会ニュース」1986年11月発行のリーフレット
※本書掲載にさいして一部を加工しております。

の運びとなっている。母子手帳の説明文については言葉足らずの面があれば変更していきたい。マス・スクリーニングの母子手帳の説明文書は府が考えたもので変更可能とした。

2　厚生省心身障害研究は三年ごとに研究テーマが設定されている。一九八六年度のモニタリングシステムの内容についても、実地調査が継続されているかどうかも大阪府は知らない。一九八五年度の大阪班の会計についても関知しない。大阪班の事務局は大阪大学なので、そこで聞いてほしい。大阪府立母子保健センターはモニタリング研究の全国事務局である。モニタリング研究についての報告は府にはない。(調査票は府下で配布しているのに責任はどうなのかとの質問に)厚生省の研究で、委託《いたく》を受けた研究者が行っている。

3　厚生省で全国衛生係長会議があり、母子保健法の改正については内容時期とも現時点ではわからない。幅広い検討が引き続き必要であるとの説明があり、この表現は当分の間は改正がないと考えてよさそうである。大阪府の保健婦は総勢《そうぜい》一二〇名で多くない。未設置のところはなくなった。

4　戸籍法上必要ない。母子手帳がなくても法的問題はない。

他に残された問題点については、あらためて話し合いの席をもつということで、交渉は終了しました。[32]

この場では、厚生省との交渉において国の管轄《かんかつ》でないとされた点を中心に、質問がなされています。しかし、母子手帳における、新生児マス・スクリーニングの文面を変更すること以外は、大阪府で対応できるとされたものはありませんでした。市町村の保健婦体制と、出生届時における母子手帳の必要性とをめぐる質問については、母子保健法改正問題の観点から交渉が行なわれたと考えられます。

大阪府への公開質問状——研究班の最後

大阪連絡会は、前回の交渉の問題点を踏まえ、一九八六年九月一日に、岸昌大阪府知事宛に公開質問状を提出しています。これに対して、一九八六年十一月二二日に、大阪府衛生部保健予防課長からの回答がされました。大阪連絡会の質問項目は、以下のとおりです。

Ⅰ　**先天異常モニタリング実地調査について**

Ⅰ－①　この調査は、著しく人権を侵害し、優生思想を助長し障害児に対する差別を強化するものでしかありませんので、即時中止するよう、府として対処されることを申し入れます。

Ⅰ－② 大阪府民の人権とプライバシーを預かる立場にある府として、このような調査が行われていることに対しどのようにお考えなのか、府としての見解を示していただきたい。また、府の責任と関与の範囲について具体的に示していただきたい。

Ⅰ－③ 厚生省の研究でありながら、この調査の集計にあたって厚生省の研究班は大阪府の施設である府立母子保健総合医療センターへ調査票を送り、しかも、そこのコンピューターや職員を使用してデータ入力、集計をさせています。そのことについて府として、どうお考えですか。

Ⅰ－④ この調査の実施にあたり、大阪府医師会が調査票に拘《かかわ》る情報を医師会が取り扱うことについて、どうお考えですか。

Ⅰ－⑤ 回収された調査票及びコンピューターに入力されたデーター《ママ》は、どこに保存され、誰がどのように利用しているのか。また、その管理責任はどこにあるのかを明らかにしていただきたい。

Ⅱ 新生児マス・スクリーニングについて

Ⅱ－① このようなマススクリーニングの弊害《へいがい》及び疑問について、府の見解を明らかにしていただきたい。

Ⅱ－② 新生児マススクリーニングの実施にあたっては、希望者が医療機関、または保健所に申し込むという形がとられていますが、実際は当事者の知らない間に検査されていたというケースが多くあります。このような状況に対し、医療機関から妊産婦、保護者への説明、希望の有無の確認について府の指導方針を明らかにしていただきたい。

Ⅱ－③ 大阪府下では新生児の血液をしみこませたろ紙が本来の目的である検査以外に研究材料として勝手に流用されています。当事者である新生児の両親、保護者に何ら説明がなく、了解も得ずにこのようなことが行われることは、著しくプライバシーを侵害するもで《ママ》す。大阪府としてはこの事実についてどうお考えですか。見解を明らかにしていただきたい。▼33

この要望項目について、大阪府衛生部は以下のように回答しています。また、回答時に口頭での補足もされました。

Ⅰ 先天異常モニタリング実地調査について

Ⅰ－① 調査は、厚生省心身障害研究として実施されておりますが、貴会のご意見につ

きましては、厚生省及び研究会に伝えてまいりたいと考えています。▼34

I－② 調査は、厚生省及び研究班の責任のもと実施されており、府として監督指導立場にありません。しかし、お示しの府民の人権を守るという観点から、厚生省及び研究班に対し、プライバシーの保護の、一層の留意《りゅうい》を要望してまいりたいと考えています。

I－③ 本研究は国の研究であり、府立母子保健総合センター職員が研究班員として参加していたことから、同センターで調査票の集計を行うことに協力してきました。

I－④ 調査票の配布は研究班事務局が行い、回収は府医師会を通じて行っています。府医師会は、研究班に参加して調査票の回収を行っているもので、その調査票の管理は厳重に行われています。今後とも、厚生省及び研究班に対し、調査票の回収について、一層プライバシーの保護に留意するよう要望して参りたいと考えています。▼35

I－⑤ 回収された調査票及び集計結果は、研究班事務局で厳重に管理されております。集計結果は、研究班が研究に使用しています。これらの管理責任は、厚生省・研究班にあります。

Ⅱ　新生児マス・スクリーニングについて

Ⅱ－①　本事業は、先天性代謝異常症及び先天性甲状腺機能低下症の早期発見、早期治療を目的として、国の指導により全国的に実施されているもので、意義深いものと考えています。事業の趣旨から、できるだけ多くの新生児がこの検査を受けるように啓発を行っていますが、障害に対する偏見を持たれることのないよう一層留意してまいりたいと存じます。また、対象疾病につきましては、厚生省で決定したものでありますので、ご指摘の疑問については厚生省へ伝えてまいりたいと存じます。

Ⅱ－②　本検査は、希望者を対象に実施しておりますが、保護者の希望の有無の確認について、指導を一層強化してまいりたいと考えています。[36]

Ⅱ－③　マス・スクリーニングの検査後の検体につきましては、今後、利用目的、方法等、慎重に検討を行い、プライバシーの侵害にならないよう配慮してまいりたいと存じます。[37]

これらの対応に対し、大阪連絡会は、大阪府の姿勢はある程度評価できるとしながらも、モニタリング調査を厚生省と研究班が実施しているというのは責任回避とも受け取れる点を批判しました。[38]この大阪府の回答は、その後の厚生省の研究にも影響を与えました。その後、研究を実施する上で、対象者の人権を守ることが重要視されるようになっていったのです。

一九八七年度厚生省心身障害研究「先天異常モニタリングシステムに関する研究」の報告書では、それまで実地調査で参加していた大阪班が研究を中止し、代わって石川班が先天異常モニタリングに参加しています。[39]また、「先天異常モニタリングにおけるプライバシーの保護について」という課題が、研究班に新たに設定されました。同課題を担当した柳川従道（柳川法律事務所）は、「近時個人情報のコンピューターによる処理、蓄積、利用によるプライバシーの侵害またはその不安が社会問題化して[40]」おり、現行法によるプライバシーの保護は社会要請からみれば不十分で、そのため、部分的に立法化する試みがなされている、と述べています。また、モニタリングの機能を維持しつつ、法的要請を超えて、社会的要請にも応えることができるかどうかは困難な問題であると前置きしながら、情勢の推移を見つつ検討する必要があると、言い足しています。[41]

行政側の法的対応についても確認しておきましょう。大阪連絡会が厚生省に、そして大阪府に、問題点を質問してからそれほど間を置くことなく、一九八八年十二月十六日に、「行政機関の保有する電子計算機処理に係《かかわ》る個人情報の保護に関する法律」が制定されました。しかし、一九八八年度報告書の冒頭で、主任研究者の小西宏〔⬇204頁〕は、モニタリングシステムの研究への影響について、「この法律による規制対象は、当面行政機関による個人情報のコンピューター処理に限定されており、また、医療情報はその対象から除外されているので直接この法律の対象として規制を受けることはないと考えられる」と言及しました。[42]

このように、行政機関での個人情報は保護されることとなりましたが、医療情報は除外され、研究の継続に影響を与えることはなかったのです。この時点では、個人情報は保護されることが法的に認められたといえます。しかしこの事態は、個人の遺伝情報のような、医療情報とリンクするデータに関しては、たとえ個人の意思と選択で受けた医療であっても、医療情報として集団管理されることが許容されることをも意味しています。遺伝情報のような、一人ひとりの極めて私的な情報であっても、医療にかかわることで、個人の手から離れたもの、実在する特定の個人にとどまらないもの、いわば法人財産のようなものとなり、この膨大なデータベースのなかで個人情報は、きわめて不明瞭で輪郭《りんかく》も定まらない資格しか与えられないことになったのです。

まとめ

この章では、新生児マス・スクリーニングに対して、女性団体から疑義《ぎぎ》が示された事例を検証しました。女性団体の活動は、政府の母子保健法改正に向けた動きに反対する運動として始まり、しだいに全国的な規模となっていきました。この母子保健法改正反対運動の一環として、大阪連絡会が発足したのです。大阪連絡会が新生児マス・スクリーニングについて最初に疑問を表明したのは、厚生省が設置した「先天異常のモニタリングに関する研究班」の活動に対してです。同会は、先天異常モニタリングが女性の身体管理と優生政策につながるとして、警戒したのです。そして、これら複数の批判を受けて、一九八六年度以降の先天異常モニタリング研究は、環境要因による外表奇形モニタリングへと重点を移していくこととなります。すなわち、大阪連絡会は、「先天異常のモニタリングに関する研究班」に対する疑義をめぐって、厚生省や大阪府を相手に交渉し、同研究班の活動方針の一部を方向転換させることにつなげたのです。これは、個人情報は守られるべきものであるという認識――現在では当たり前の認識とはいえ、当時はまだそれほど自覚的でなかった認識――を、あらためて行政に要求することで、医療における問題性を表面化し、改善の方向性を示した結果となりました。

ですが、本書のテーマにおいて注目すべきなのは、大阪連絡会が、一連の先天異常モニタリング批判のなかで、新生児マス・スクリーニングについての問題も指摘していたにもかかわらず、批判の争点を、優生政策批判ではなく「プライバシーの侵害」に設定したことによって、「遺伝」という問題が霧消《むしょう》してしまった点です。

林昭たちは、「先天異常のモニタリングに関する研究班」において、優性遺伝病の保因者の検出も視野に入れながら、新生児マス・スクリーニングの新技術の開発を目的に、ヘモグロビン異常症研究を実施していました。つまり、新生児マス・スクリーニングの技術を使って、へモグロビン異常症の保因者を探し出すことも企図していたのです。
しかし、研究班では、遺伝性疾患の遺伝要因を明らかにするという目的ももっていました。研究班の代表であった山村裕一〔⬇202頁〕は、その理由として、遺伝的要因を分子レベルで明らかにすることで、その疾患における遺伝要因の関与が何%かを推定でき、さらにはその推定をもとに、環境要因の入る余地のない疾患に対しては、遺伝子治療の開発が見込まれる、と述べています。ところが、さらに展望を先へと延長して、現時点の技術では受精卵が「正常」か「異常」かについて見分けることはできないが、近い将来に見分けることができるようになれば、「異常なものは捨て正常なもののみを着床《ちゃくしょう》させればよく」、受精卵の遺伝子治療は将来的には必要なくなるだろうとも言い添えています。[43]
研究代表者である山村によるこのような意見があったものの、大阪連絡会や他の女性団体からは、「優生思想」であるとの指摘はなされませんでした。その後、「遺伝的要因」という言葉は前面に出されなくなりますが、研究自体は、遺伝的要因を明らかにする目的をもったまま、継続されていきました。つまり、保因者の発見という目的は、批判の目をかいくぐり、脈々と受け継がれることになったといえるでしょう。
もちろん大阪連絡会は、母子保健法改正に反対した他の女性団体とともに、先天異常モニタリング研究が「遺伝」や「発生予防」を意図していたという認識をもっていました。[44]しかし、先天異常モニタリングの一角を占める新生児マス・スクリーニングについては、検体《けんたい》流用によるプライバシー侵害問題と結び付けられた結果、優生政策批判の主張の外側に置かれることになったのです。

その理由として考えられるのは、大阪連絡会を中心とした女性団体が対象としていた優生政策に対する批判は、集団的な優生政策を対象としたものであったことです。つまり、個人の選択や「自己決定」の結果として起きる可能性のある個人的な優生政策的なるものに傾斜した振る舞いまでは、言及するつもりはなかったのです。そのため、個人の自己決定による人工妊娠中絶、「産む／産まない」の自由については議論されませんでした。こうして、新生児マス・スクリーニング研究は、「優生政策」としての側面をも内包《ないほう》していながらも、直接的な批判を免《まぬが》れて、「先天異常モニタリングシステム」として継続されていくことになりました。この継続は、新生児マス・スクリーニングの結果が出生前診断へとつながる道を、拓《ひら》いていったのです。

そこで次の章では、この道を拓くことへとつながる、新生児マス・スクリーニングの検査項目の拡大について、詳しく見ていきます。拡大の大きな要因となったタンデムマス質量分析計の開発と臨床研究が、いかなる論理のもとで導入されていったのか、そして、遺伝的要因を明らかにする目的がどのように継続し、「遺伝情報」の活用の企図が、いかにして医療や研究、行政の現場に、より深く組み込まれていったのかについて、明らかにしていきたいと思います。

第5章 タンデムマス法はどのように導入されたのか

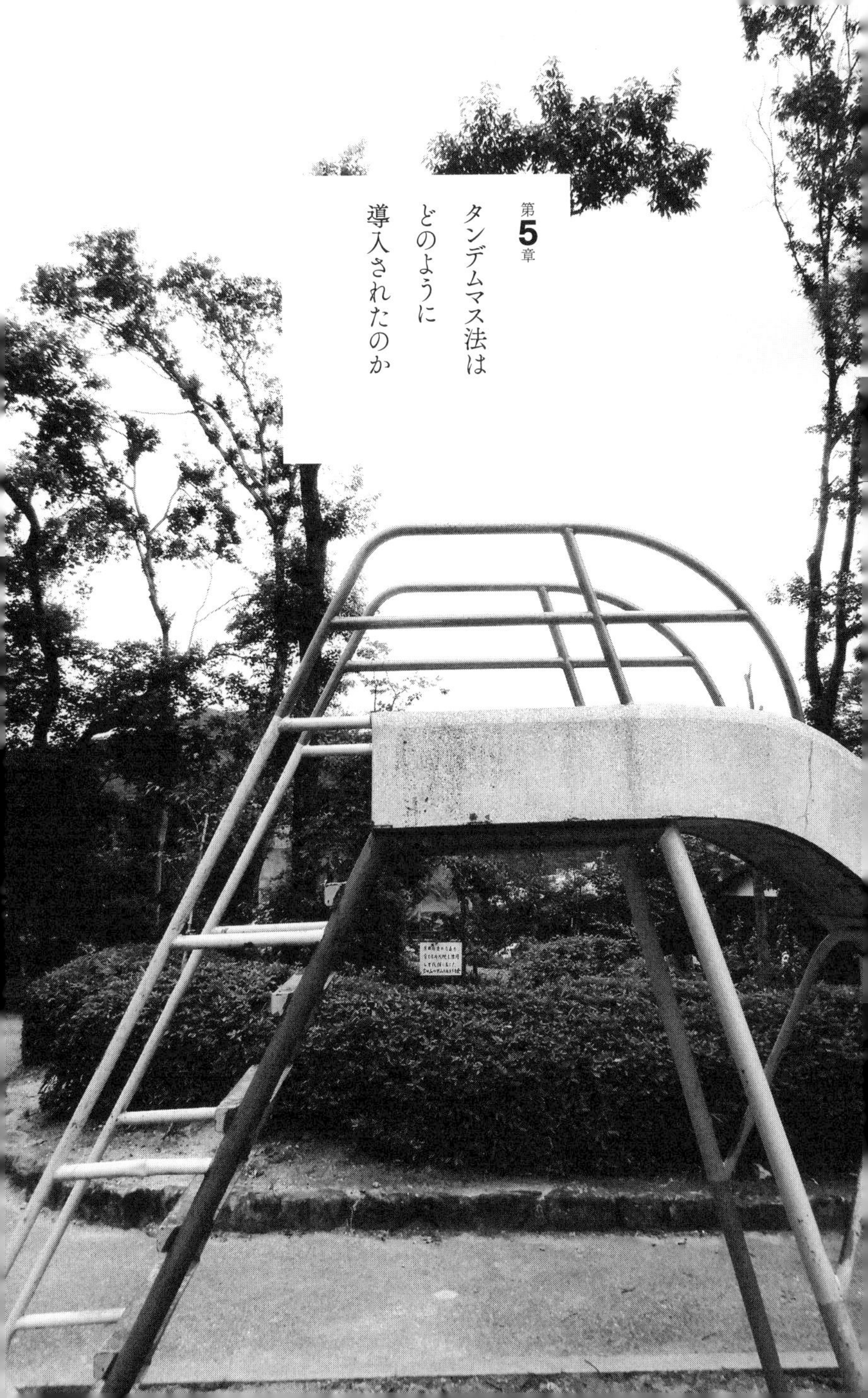

前の章までは、従来のガスリー法〔➡84頁〕を用いた、新生児マス・スクリーニングについて見てきました。この章では、二〇一四年に新しく導入された新生児マス・スクリーニングの方法、すなわち、タンデムマス質量分析計（Mass Spectrometer/ Mass Spectrometer）による分析方法（以下、タンデムマス法と略記）を取り上げます。タンデムマス法の導入の前段階として、いったいどのような臨床《りんしょう》研究や技術開発が行なわれたのか、導入のためにいかなる論理が駆使《くし》されたのか、検査対象の疾患《しっかん》数はどのように増えていったのか——これらの問いについて考えていきます。

従来の新生児マス・スクリーニング（ガスリー法など）の導入のさいに重視された「早期発見・早期治療」という目的は、新しいタンデムマス法の導入と検出疾患数の拡大とによって、それまで以上に、「予防」のほうが重視される体制へとつながっていきます。この「予防」は、発症後の「治療」を約束するものでは決してありません。第3章でも述べたように、「子どもを産む／産まない」の決定が、個人の選択へと変化する趨勢《すうせい》のただなかに、人々は、選択の余地なく巻き込まれています〔⬇181頁〕。「早期発見・早期治療」よりも「予防」に重点を移した社会のなかで、たとえば、親が疾患のない子を望んでそういう子をもつこともやはり、この「予防」に含まれるのでしょうか。タンデムマス質量分析計の導入とその受容は、リベラル優生主義〔⬇33頁〕の完成ともいえるのでしょうか——これらの問いについても考察していきたいと思います。

タンデムマス質量分析計の開発

日本では、タンデムマス質量分析計は、どのように開発されていったのでしょうか。まずは、その経緯《けいい》を確認していきます。

タンデムマス質量分析計による検査方法は、一九九〇年、化学出身の遺伝医学研究者であるデイヴィッド・S・ミリントン（David Stuart Millington）たちによって、新生児マス・スクリーニングの新しい方法として開発されました。▼1 これを受けて、早くも一九九二年に日本でも、タンデム質量分析計を用いた先天性代謝異常症の診断が、寺田直人（京都府立医科大学医学部小児科）たちによって報告されます。▼2 翌一九九三年には、やはり化学出身の生化学研究者のドナルド・H・チェイス（Donald H. Chace）たちによって、タンデム質量分析計を使用した、フェニルアラニンをはじめとする複数のアミノ酸代謝異常症の検出がなされ、新生児マス・スクリーニングへの応用の見通しが示されました。このチェイスたちの論文の共著者として寺田の名前もあったことから、日本の研究も、アメリカに比肩《ひけん》しうる水準にあったことがうかがえます。

続く一九九五年には、その寺田たちが、エレクトロスプレーイオン化法によるタンデムマス質量分析計（Electrospray Ionization-Mass Spectrometer/ Mass Spectrometer）▼を用いた、アミノ酸、アシルカルニチンの一斉《いっせい》分析の可能性について報告します。報告では、新生児マス・スクリーニングにおいては、正確さ、迅速《じんそく》性、簡便《かんべん》性が要求されると条件づけ、エレクトロスプレーイオン化法によるタンデムマス質量分析計には、この三つの条件が揃《そろ》っていると強調しました。また、脂肪酸代謝異常症〔後述↓232頁〕や、アミノ酸代謝異常症〔↓17頁〕など、二〇数種類の先天性

図9　タンデム法の概念図

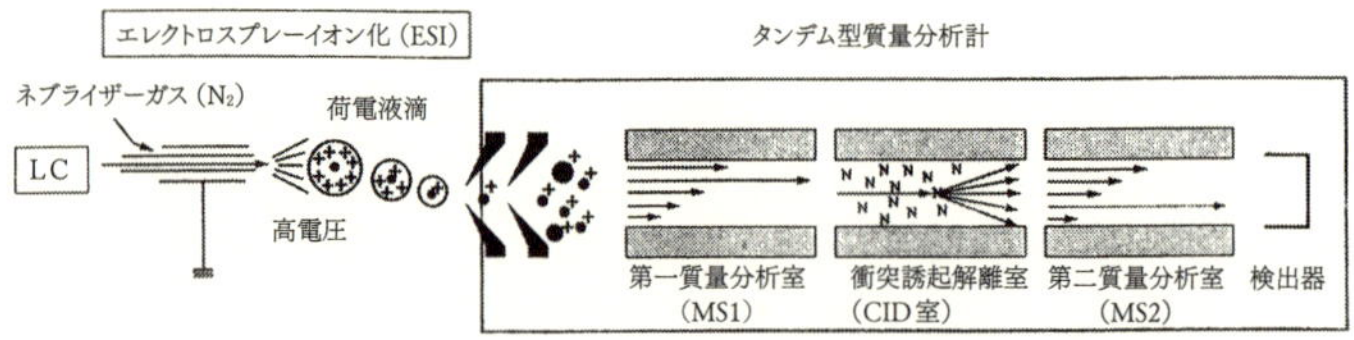

『タンデムマス・スクリーニング　ガイドブック』
（山口清次編集、診断と治療社、2013年、18頁）より転載

代謝異常症のスクリーニングが、この一回の測定で可能であるとも明言されました。しかしながら、エレクトロスプレーイオン化法によるタンデムマス質量分析計自体がまだまだ未完成であり、その定量性や、カットオフポイントの設定が困難である課題についても指摘されていました。しかし、近い将来に機器の感度の向上、処理の簡便化などがさらにすすみ、従来のガスリー法に取って代わる展望が示唆《しさ》されました。▼3

このように、タンデムマス質量分析計は、分析機器としては不十分な点をもちつつも、一度に多くの疾患を検出できる新たな手段として、医師や研究者のあいだで期待をもたれていました。この期待はやがて、新生児マス・スクリーニングによる検出疾患の追加を後押《あとお》しすることになります。その背景には、新生児マス・スクリーニングに対して、テクノロジーアセスメント（技術評価）がされはじめるという、社会的・政治的（政策的）な状況変化があったのです。

▼**タンデムマス法**——エレクトロスプレーイオン化法（ESI）とは、イオンや分子の質量を測定する分析法における、サンプルのイオン化法の一つです。このESIを用いて、イオン化した物質を直列に連結した二つの質量分析計（MS）で測定する方法がタンデマスです。当初は、ESI-タンデムマス質量分析計の名称が使用されていましたが、次第にMS／MSやタンデムマスの名称が使われるようになりました。本書では、ESI-MS／MS、MS／MS、タンデムマスは、同義として表記します。

北川照男〔⬇72・126・153・164頁〕は、日本の新生児マス・スクリーニングの収支バランスについての報告（一九九四年）のなかで、日本で新たに対象疾患を選定するとすれば、高い精度《せいど》でスクリーニングが可能で、適切な治療をすることもでき、なおかつ確実に障害を予防できるような疾患を選ぶべきであると提言しました。また北川は、有機酸代謝異常症▼、尿素サイクル代謝異常症▼については、フェニルケトン尿症〔⬇17頁〕やメープルシロップ尿症〔⬇17頁〕などと比べると、治療や予防は容易でないため、有効な治療法の検討がスクリーニングよりも先に行なわれるべきである、と述べています。[4] さらには、「マススクリーニングの対象疾患を選択したり、マススクリーニングの実施を決定するにあたっては、患者の実態を最も良く理解している小児科医がリーダーシップを取るべきであって、検査機器の企業などがこれに介入したり、分析化学の専門家がリーダーシップをとるべきではないと信じている」[5]と訴えており、新生児マス・スクリーニングにおける対象疾患の大幅な追加には慎重な姿勢を示すとともに、小児科医たちによるリーダーシップに期待をかけていました。

北川も指摘しているように、対象疾患の追加が検討されるようになった背景には、新生児マス・スクリーニングに、費用－便益《べんえき》という尺度があてはめられるようになった状況の変化があります。一九九二年発行の『代謝《たいしゃ》疾患・内分泌《ないぶんぴ》疾患等のマス・スクリーニング、進行阻止及《およ》び長期管理に関する研究 研究報告書 平成三年度』のなかで、フェニルケトン尿症のマス・スクリーニングに対する費用－便益分析の適用が開始され、厚生省心身障害研究班〔⬇185頁など〕によって翌年まで研究されたことが報告されています。[6]その研究班による報告書『マス・スクリーニングシステムの評価方法に関する研究 研究報告書 平成五年度』では、新生児マス・スクリーニングの制度全体での純便益は三五億円で、先天性甲状腺機能低下症（クレチン症）〔➡19頁〕の便益が全体の八八％を占めていると述べられています。フェニルケトン尿症、先天性副腎過形成症では純便益が認められましたが、メープルシロップ尿症、ホモシスチン尿症、そしてガラクトース血症では、純便益が二億円前後となることが明らかにされました。

もう少し詳しく述べると、この費用－便益の計算方法として、対象人口一二〇万人に対し、費用／便益比＝1対1.8で計算されています。この計算式にもとづいて、フェニルケトン尿症と先天性甲状腺機能低下症（クレチン症）は、効果が明確なプログラムであると評定されたのです。ですが、メープルシロップ尿症、ホモシスチン尿症、ガラクトース血症、先天性副腎過形成症、神経芽細胞腫は、効果が不明確なプログラムであるとの判定が下されています。[7]

つまり、新生児マス・スクリーニングの対象疾患は、費用－便益という経済性を尺度に、効

▼**有機酸代謝異常症**――アミノ酸の代謝に必要な酵素の異常によって、代謝がうまく働かなくなり、さまざまな障害を引き起こす疾患です。

▼**尿素サイクル代謝異常症**――身体に発生する有毒なアンモニアを無毒な尿素に変えていく経路（尿素サイクル）の異常によって、代謝機能がうまく働かなくなり、さまざまな障害を引き起こす疾患です。食事療法や薬物・アミノ酸療法などの治療を行ないます。

果がみられる疾患と、そうでない疾患とに区別されたわけです。この観点から、スクリーニングを実施すること自体の効果は認めつつも、各疾患に対するスクリーニングのありかたを再考する必要性が生じたのです。そのため、「今後の課題としては、既存のスクリーニングの効果評価をさらに進めるとともに、新規のスクリーニングについては、導入前に、効力の高い研究設計により効果評価を十分に行う必要がある。特に後者では、予備的な効果評価を基礎として予測的な経済的評価を実施し、スクリーニングの導入によりどの程度の利益が見込まれるかを、検討することが今後必要と考えられる」[8]と報告がまとめられ、新生児マス・スクリーニングにいっそうの経済的利益が課せられる事態が予告されました。このような新たな動向のなかで、新しい新生児マス・スクリーニングの方法、すなわちタンデムマス法が、きわめて具体的に検討されていきます。

一九九五年に、山口清次（島根医科大学医学部小児科）たちによって、尿による有機酸代謝異常症のデータ解析・診断プログラムの開発が始められ、厚生省心身障害研究班『新しいスクリーニングのあり方に関する研究　研究報告書　平成七年度』で報告されました。研究の内容は、先天性代謝異常（有機酸代謝異常）のマス・スクリーニングのためのデータ解析・診断プログラムの開発であり、ガスクロマトグラフィー質量分析計（Gas Chromatograph Mass Spectrometer）を用いた試行錯誤がなされました。[9] この研究開発においては、フェニルケトン尿症、メープルシロップ尿症、

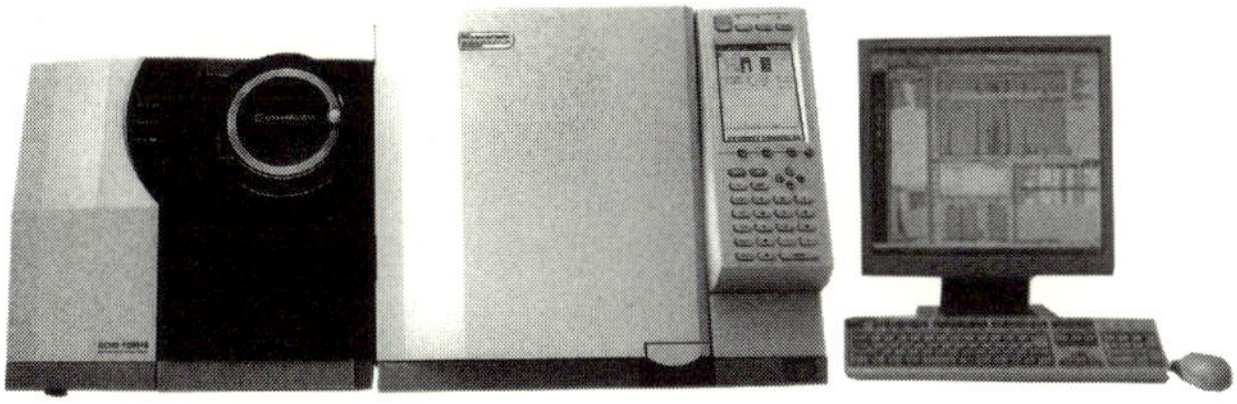

図10　ガスクロマトグラフィー質量分析計、2014年の型、島津製作所。この機器は本書本文とは関係ありません。あくまで機器の一例として掲げました。また、おおよそのサイズが分かるように、横にデスクトップパソコンを並置しました。

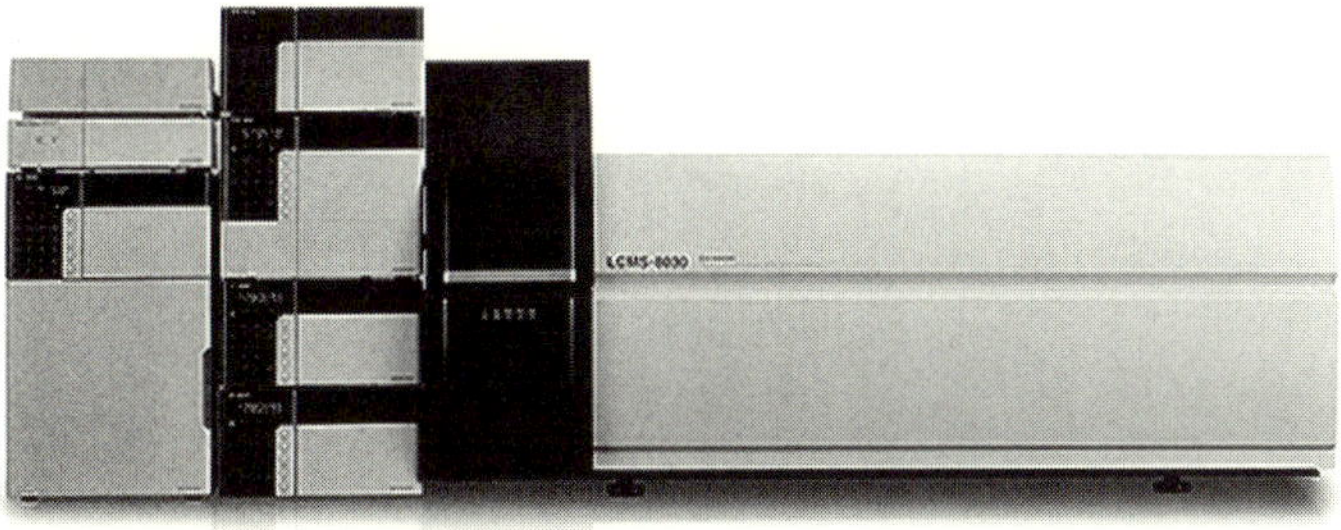

図11　タンデムマス質量分析計、2010年の型、島津製作所。この機器も本書本文とは関係ありません。あくまで機器の一例として掲げました。

上記のいずれも、新生児マス・スクリーニングのためだけに開発・製作された機器ではありません。食品中に残留した農薬の測定や、環境中に排出された汚染物質の検出、医薬品の探索など、さまざまな領域において、それぞれの目的に応じて使用されている機器です。

ガラクトース血症を含めた二五の疾患が、スクリーニングの対象疾患および検索項目として設定されています。また、「有機酸代謝異常のなかには早期発見しても予後《よご》のきびしい疾患が存在するのも事実であるが、早期発見が重要な意義を持つ疾患が多い」[10]というように、有機酸代謝異常症の発見のメリットにも言及しています。しかし、これは前述の北川照男が述べた、有効な治療法の検討が先に行なわれるべきという意見とは、相反する見解です。

また山口は、タンデムマス質量分析計による検査方法は、血液ろ紙の使用、前処理が簡便な点においても期待できると評しました。しかしながら、データの再現性、分析機器のメンテナンスなどの点でまだまだ検討の余地があるとして、この時点では、血液ではなく尿による分析が実施されることとなり、尿で分析が行なえるガスクロマトグラフィー質量分析計を用いての研究が優先されたのです。[11]翌年も尿を用いたパイロットスタディが、研究班で実施されます。しかし、ガスクロマトグラフィー質量分析計による分析は、新生児マス・スクリーニングにも対応できると評価される一方で、一部の有機酸代謝異常症に関しては、尿の検体量によっては十分な診断精度《せいど》を得られない症例があるという課題も、一九九七年に報告されます。[12]

同年（九七年）四月には、重松陽介（福井医科大学医学部小児科）たちを中心に、タンデムマス質量分析計による新生児ろ紙血を用いたパイロットスタディとして、「効果的なスクリーニングの施策に関する研究」が開始されました。研究では、対象疾患の患児は発見されませんでしたが、検体の処理能力の向上と、測定機器および測定法のさらなる改良とが、今後の課題として報告されています。[13]

翌九八年には、尿によるガスクロマトグラフィー質量分析計の有用性が、『マススクリーニングの見逃し等を予防するシステムの確立に関する研究』で報告されます。[14] 報告書によると、ガスクロマトグラフィー質量分析計とタンデムマス質量分析計の比較検討も行なわれたようです。この比較では、ガスクロマトグラフィー質量分析計のほうが分析情報が多く、診断だけでなく病態《びょうたい》解析にも役立つと評定されています。また、脂肪酸代謝異常症〔後述⬇233頁〕、アミノ酸代謝異常症〔⬇17頁〕については、診断の感度に関する追加の検討が必要であるが、有機酸代謝異常症〔⬇225頁〕については、診断の感度はほぼ確立されていると評価されました。さらに、ガスクロマトグラフィー質量分析計は、設備が比較的に安価で、初期投資のハードルが比較的に低いとも評されています。一方で、このガスクロマトグラフィー質量分析計の新生児マス・スクリーニングへの導入を想定すると、従来の方法が血液であるため、尿を使用した場合には検体の新たな配送システムの構築が必要である（結果的にコスト高になるかもしれない）などの点が、デメリットとして挙げられました。

他方のタンデムマス質量分析計については、従来のガスリー法と同様に血液ろ紙を使用できるため、検体の配送システムをそのまま活用でき、分析コストを抑えられるメリットを見込めると評価されています。しかし、タンデムマス質量分析計の初期投資の費用は、ガスクロマトグラフィー質量分析計と比べて高額となるうえに、最大の問題点として、診断の感度が十分に確立されていないという課題が残されたままでした。[15] しかし重松陽介たちは、従来のガスリー法では、検査の対象疾患を新たに追加すると、手間と費用が増加し、スクリーニング効率が低下すると進言しました。そのうえで重松は、タンデムマス質量分析計を用いれば一回の測定で数多くの疾患を診断できるため、これらの課題は克服できると見なしていました。さらに、従来と同じく血液ろ紙を使用でき、現行の対象疾患もスクリーニングできるため、正規の新生児マス・スクリーニングとして採用すべきである、と結論づけています。[16]

続く九九年の厚生省の研究班は、早期発見による早期治療の有用性を確かめるためには、大規模なスクリーニングが必要であるとの理由から、前年度までの、福井県を中心としたパイロット調査から、さらに地域を拡大していきます。この調査対象地域の拡大によって、プロピオン酸血症の一例が発見されます。この患者の発見について研究班は、「これまで本〔この〕スクリーニングで発見した患者はプロピオン酸血症一例のみである。患者は一歳十ヶ月の時点で、特殊ミルクを使用した低蛋白《タンパク》食と1-カルニチン服用により、急性発症することなく、小柄ながらもほぼ順調に成長発達がみられている」[17]と報告しています。[18] この一例をわざわざ報告に記した理由として、他の報告例において「死亡率の高い疾患は有機酸血症と尿路サイクル異常症である」と記述され、「その中でメチルマロン酸血症はおよそ半数の五〇%が経過中に死亡し、プロピオン酸血症は五五%に及んでいる」[19]という調査結果が挙げられているためです。[20] そのため、新生児マス・スクリーニングに新しい疾患を加えるには、早期発見のみならず、治療方法が確立されていることが、研究者や医師のあいだで重視されていました。そのため、このプロピオン酸血症の患児《かんじ》が順調に成長している点が強調された可能性もあります。

つまり、この時点では、尿で検査するガスクロマトグラフィー質量分析計と、血液で検査するタンデムマス質量分析計とが、同時期に並行して研究され、どちらを新生児マス・スクリーニングの新しい方法とするかは不確定な状況だったのです。次の節では、新生児マス・スクリーニングの疾患を増加させる要因となった、新生児突然死症候群（Sudden Infant Death Syndrome SIDS）〔⬇39頁〕と先天性代謝異常症との関連について見ていきます。

新生児突然死症候群との関連

新生児突然死症候群（以下、SIDSと略す）と先天性代謝異常症――この二つが関連づけられたのは、一九八四年に、A・J・ホワット（A.J. Howat）たちが報告した、先天性代謝異常症の一つの中鎖《ちゅうさ》アシル－CoA脱水素酵素《こうそ》欠損症〔⬇19頁〕が、突然死の原因になるとする研究が最初です。[21] その後一九八八年には、アメリカの小児病理学者のジョン・L・エメリ（John L. Emery）たちが、乳児の突然死のいくつかが先天性代謝異常症であり、出生時に診断ができれば、生存率を向上させることができると報告しています。[22]

これらの報告を受け、一九九二年には日本でも、突然死の原因のひとつが先天性代謝異常症であるかどうかを解明することによって、より適切な治療ができると考えられるようになります。そして、先天性代謝異常症であれば、「同胞《きょうだい》の発症」を未然に防ぐことができるようになると推定されました。[23]こうして、まずは、先天性代謝異常症と乳児の突然死とが、最初に関連づけられるようになったのです。

次に、ＳＩＤＳをめぐる研究の系譜《けいふ》をたどってみます。乳幼児の突然死は、一九六九年に、アメリカ国立小児保健発達研究所（NICHD）の「乳幼児の突然死に関する第二回国際会議」において、一つの疾患単位として定義され、ＳＩＤＳの略称で各国で認識されるようになります。[24]日本では、一九七三年に、松島富之助（日本総合愛育研究所・研究第三部）たちが、乳児の突然死に関する研究を行なったのが最初であるとされています。[25]日本でＳＩＤＳに関する本格的な研究が着手されたのは、一九八一年の厚生省心身障害研究班「乳幼児突然死（ＳＩＤＳ）に関する研究」からです。[26]研究班の研究成果は、一九九三年に『ＳＩＤＳの手引き』としてまとめられました。この『手引き』には、十年あまりにわたる、厚生省心身障害研究班が手がけたＳＩＤＳをめぐる研究内容と、一六〇〇を超えるＳＩＤＳ関連の論文リストとそのレビュー、そしてこれらの資料をもとにしたＳＩＤＳについての概要《がいよう》がまとめられています。注目すべきは、この『手引き』では、先天性代謝異常症は独立した疾患単位であり、ＳＩＤＳではないと記述されていることです。[27] この定義はその後、さまざまな異論や反証を招き寄せます。

まず一九九四年に、山口清次〔➡226頁〕は、ＳＩＤＳと脂肪酸代謝異常症▼との関連について、ＳＩＤＳに似た症状で発症した先天性代謝異常症を症例報告として取り上げ、低血糖発作〔エネルギー（ブドウ糖）が過度に不足して、速やかな回復が急用の状態〕の症状が、ＳＩＤＳの直接の死因に結びつく可能性を指摘しています。さらには、一九八〇年代から九〇年代にかけての、先天性代謝異常症とＳＩＤＳについての論文に関して、その先天性代謝異常症の報告数が異なっていることから推計すると、先天性代謝異常症のなかにＳＩＤＳが占める割合は、ほんとうに少ないのだろうか、と疑問を投げかけました。さらに、ＳＩＤＳの病因には、環境因子および遺伝的因子が少なからず関与していると指摘し、病因が解明されるとＳＩＤＳに占める「疾患の頻度」が減少するだろうとも述べています。[28]

一九九二年度から九六年度まで厚生省心身障害研究班[29]で班長を務めた仁志田博司〔東京女子医科

▼脂肪酸代謝異常症——脂肪からエネルギーをつくりだす過程で異常が生じることで、さまざまな症状を引き起こします。その症状は一定せず、無症状の場合もあり、乳幼児の突然死の鑑別《かんべつ》診断において発見されることもあります。

大学母子総合医療センター）は、ＳＩＤＳの中心病態が、睡眠時の無呼吸と、無呼吸にともなう呼吸中枢の未熟性とから起こるという仮説に、研究の焦点が絞られてきたと評しました。さらに仁志田は、ＳＩＤＳは環境要因に左右されるがゆえに、環境に診断の重点を置くことを主張しています。そして、家系内にＳＩＤＳが多数みられる場合は、診断されていない代謝異常症の可能性があるとはいえ、ＳＩＤＳ自体は、遺伝性のリスク因子ではないと述べています。[30] つまり、遺伝性の先天性代謝異常症とＳＩＤＳとの関連を推定した山口清次とは、異なる見解を打ち出しているわけです。

さらに、別の視野から、環境要因とＳＩＤＳとの関連を重視する見解が提起されます。一九九五年から日本では、「第十回修正国際疾病、傷害及び死因統計分類（ＩＣＤ－10）」が採用され、死亡診断書の死因記載《きさい》が大幅に変更されます。このＩＣＤ－10の採用によって、ＳＩＤＳが、同年の乳幼児死亡原因の第三位となったのです。[31] この基準変更を前提に、一九九六年には、ＳＩＤＳと環境要因に着目したアンケート調査が実施され、[32] また、厚生省の研究班においても「うつぶせ寝」とＳＩＤＳの関係に着目した研究が行なわれました。[33] 九八年には、疫学《えきがく》的な見地から、海外と比較した研究も報告されます。うつぶせ寝を避けるキャンペーンにおいてＳＩＤＳの減少が実証されたことや、海外のさまざまな疫学的研究が参照されることによって、日本でも、環境要因が乳幼児死亡のリスク要因となっている可能性が、たて続けに示唆されたのです。[34]

このような、ＳＩＤＳにおける環境要因が注視される潮流のなかで、山口清次たちは、遺伝的な先天性代謝異常の疾患頻度《ひんど》は低く、また緊急の場で的確に判断するのも容易ではないため、結果的に「ＳＩＤＳ」と診断されているケースが少なくないと、あらためて注意を喚起《かんき》しました。そのうえで、先天性代謝異常症を見つけるためには、家族歴の異常や、同胞《きょうだい》の原因不明の新生児死亡や乳児死亡、自家中毒が疑われる発作の再発、これらにも細心の注意を払う必要があると主張しました（ＳＩＤＳと診断されたなかの五％が先天性代謝異常症であろうと述べています）。そして、発症と再発の予防のためにも、ＳＩＤＳのモニタリング、病因検索の体制の確立が望ましいと進言しました。[35]

さらに、確実な実証を求める研究が継続されていきます。一九九九年には、厚生省の研究班によって、ＳＩＤＳの育児環境因子についての研究や、実際にＳＩＤＳで子どもを亡くした家族への聞き取り調査が行なわれます。この研究と調査は、育児環境因子として、うつぶせ寝、人工栄養、喫煙、これら三つがＳＩＤＳに関連する可能性を明らかにしています。[36]

このように、厚生省の研究班においては、ＳＩＤＳは病因は不明ではあるものの、環境要因である可能性がきわめて高いと推定して、環境の改善を含めた啓蒙活動を展開していきます。他方、ＳＩＤＳと先天性代謝異常症の関連に目を向けていた山口たちは、環境要因だけでなく遺伝要因にも留意し、ＳＩＤＳの病因を明らかにすることが救命や発症予防につながると推定して、現下にあってはＳＩＤＳをモニタリングすることによる死亡数の減少を目指しました。

つまり、ＳＩＤＳと環境要因との関連に注目が集まる潮流のなかで、先天性代謝異常症との関連に着目する研究も同時期に並存するという、ゆらぎのある状況が続いていたわけです。このような非確定状況のさなかに、新しい新生児マス・スクリーニングの方法であるタンデムマス質量分析計の導入が企図されていったのです。新生児のＳＩＤＳの病因をめぐっての見解、またはＳＩＤＳと先天性代謝異常症との関連についての見解が分かれるなか、タンデムマス質量分析計の導入は、どういった論理にもとづいて検討されていったのでしょうか。

なぜ候補から消えたのか――ガスクロマトグラフィー質量分析計

一九九九年までは、尿で検査するガスクロマトグラフィー質量分析計〔➡227頁の図〕と、血液で検査するタンデムマス質量分析計〔➡227頁の図〕とが同時期に並行して研究され、どちらが新しい新生児マス・スクリーニングの方法とするかは確定していませんでした。このような状況に変化を与えたのが、前述したＳＩＤＳだったのです。

二〇〇〇年に、従来の六つの疾患以外に、検査対象の疾患を新たに増やす計画についての検討がなされます。[37] 厚生科学研究（中央省庁再編前の厚生省の資金で行なった大学や国立・民間の研究機関での研究事業）でも、ガスクロマトグラフィー質量分析計とタンデムマス質量分析計を使った研究が継続されていました。[38] しかし世界的には、タンデムマス質量分析計を使用した新生児マス・スクリーニングが次々と導入されており、先進国のなかで、日本のタンデムマス質量分析計の導入の遅れが指摘されていました。当時の欧米では、ＳＩＤＳの五％が先天性代謝異常を病因とすると見なされており、そのため、子どもを疾患で亡くした親から、スクリーニングのさらなる展開への強い希望が背景にあったようです。[39]

そんななか、二〇〇一年三月十三日には、新生児マス・スクリーニング事業は、国から地方自治体に移管《いかん》され、一般財源化されます。[40] この一般財源化された理由としては、先天性代謝異常症と先天性甲状腺機能低下症（クレチン症）〔⬇19頁〕の検査費に関しては、制度創設から年数が経過したことで、都道府県・指定都市の経常的な事務として定着していたことが引き合いにだされています（二〇〇一年一月の中央省庁再編により、厚生省と労働省を廃止・統合して、厚生労働省が誕生しています）。

その数日後の三月二八日には、厚生労働省雇用均等・児童家庭局母子保健課長から「先天性代謝異常検査等の実施について」が通知され、先天性代謝異常等検査費が一般財源化されました。財源は地方交付税措置にともなうものですが、事業内容の低下がないようにという言葉が添えられています。[41] しかし、地方交付税措置がされても、各都道府県、指定都市での実施では、今までよりも費用－便益〔⬇224頁〕がより重視される状況となったといえます。そのため、ランニングコストが高いとされたガスクロマトグラフィー質量分析計より、初期投資が高くてもランニングコストが低いと評価されたタンデムマス質量分析計のほうが、選ばれる下地が整えられたともいえます。

そして二〇〇三年には、前年度まで研究されていたガスクロマトグラフィー質量分析計の研究は、新生児マス・スクリーニングの導入に向けたものでなく、血液を用いた診断支援という補完的なかたちになります。そしてタンデムマス質量分析計での新生児ろ紙血を使用したパイロットスタディでは、技術的な問題については解決されつつあると報告されました。しかし、疾患ごとの有用性や精度管理については、ひき続き課題として指摘がなされ、また、倫理的に解決すべき問題の存在も指摘されました。[42]

また、タンデムマス質量分析計の価格については、当初は高額であると見積もられてきましたが、世界的にこの機器が新生児マス・スクリーニングで使用されるようになったことで、一台あたりの価格は約三〇〇〇万円にまで低下していました。

価格の問題に加えて、先天性代謝異常症の患児《かんじ》の数と疾患の種類も、当初の見込みとはズレがあることが分かってきます。それまでのタンデムマス質量分析計を使用した試験研究では、十九万人をスクリーニングし、そのうち二五名の患児を発見したと報告されていました。ところがこのうち、欧米で多いフェニルケトン尿症、中鎖アシル－CoA脱水素酵素欠損症よりも、日本では、プロピオン酸血症とシトリン欠損症の頻度（発見頻度）が高いことが判明しました。

　このプロピオン酸血症は、検出される患者の多くが軽症型であること、シトリン欠損症は、タンデムマス質量分析計での一定の見逃し例が存在すること、思春期以降のII型シトルリン血症は、その発症を防ぐ治療法がいまだ確立されていないことも明らかになりました。これらの課題を重視した重松陽介（⬇228頁）は、「何らかの発症防止への対応が準備されないとスクリーニングすることの意義が薄れる」▼[43]と危惧《きぐ》しています。さらに重松は、タンデムマス質量分析計自体の問題点として、「このスクリーニングの対象疾患には、頻度《ひんど》がまれであるため自然経過や治療法や効果が明確でないものが多く含まれる。更に、一定の割合で見逃し例も存在すると考えられている。欧米におけるMSAD欠損症スクリーニングにおいても見逃し率は約一〇％と報告されている」▼[44]と付言しています。重松は他にも、タンデムマス質量分析計では、スクリーニングの指標はスクリーニングのためのものであり、確定診断法を別に用意すべきなのだが、軽症例では確定診断までに時間がかかることが推測されると述べています。そのため、偽陽性《ぎようせい》率が高くならないための精度管理と、診断指標の工夫の必要性が強調され、これらの事実にもとづいた適切な対処法を用意した上での試験研究の拡大を、重松は唱えています。

試験研究で何がわかったのか
——タンデムマス質量分析計

このように、検出される疾患をめぐる問題点や、タンデムマス質量分析計が抱える課題が指摘されていくなか、二〇〇四年には、厚生労働科学研究費補助金にもとづいて、新生児マス・スクリーニングの新しい技術の候補として「特にタンデムマス」を中心に研究が進められる運びとなります。この研究では、①新しい新生児マス・スクリーニング体制に関する研究と研究総括、②タンデムマスによるスクリーニングの効果に関する研究、③現行マス・スクリーニングの問題解決に関する研究、これら三つの課題を軸として取り組み、日本でのスクリーニング事業の質的向上と効率化を図ることが目的とされました。[45] この時点で、それまで新生児マス・スクリーニングへの導入も企図されてきた、尿によるガスクロマトグラフィー質量分析計は、「マス・スクリーニング関連技術」として研究はなされているものの、新生児マス・スクリーニングへの新しい技術導入という意味では、タンデムマス質量分析計のほうが中心に据《す》えられることとなったのです。

ここでいったん、これまで述べてきた話を整理しておきます。日本でのタンデムマス質量分析計の導入の背景には、前述したように、この検査機器が先進国を中心に普及していったことによって、当初の見積もりよりも安い価格で多種類の疾患をスクリーニングできるようになったという、国際的な市場の変化がありました〔⬇238頁〕。また、新生児マス・スクリーニングを事業として効率的に行なうには、費用−便益《べんえき》の尺度において、便益性が重視されねばならないという、国内的な圧力も強まっていました〔⬇223・224頁〕。この尺度から見ると、フェニルケトン尿症、クレチン症の便益性は良好でしたが〔⬇225頁〕、メープルシロップ尿症、ホモシスチン尿症の便益性は決して良くはありませんでした〔⬇225頁〕。しかしながら、タンデムマス質量分析計では、従来の血液ろ紙を使用することができ〔⬇229頁〕、対象疾患も二五種類以上に拡大できることから〔⬇222頁〕、便益性の良くない疾患の損益分をカバーできる見込みが開かれたのです。その検査対象のなかには、ＳＩＤＳに類似する疾患も含まれるため、発生予防への貢献も期待できると加《か》勢《せい》されていきます▼46。

　さて、この費用−便益という尺度における、新生児マス・スクリーニングの費用−便益について、黒田泰弘と松田純子は次のように述べています。

> 治療せずに放置すると知的障害をきたして長期生存するフェニルケトン尿症の新生児マス・スクリーニング検査よりも発見頻度《ひんど》は六倍高いが、放置すると短期間で死亡する副

腎過形成の新生児マス・スクリーニング検査の方が純便益は少ない。この計算は「患者の回避された生産損失」、すなわち子どもの価値が低く評価されていることによって成り立つものである。小児期のマス・スクリーニングの評価においては、「子どもの将来性」がもっと高く評価されるべきであろう。[47]

さらにこの観点から、次のような評価法を提唱しています。

費用－効用分析では、費用については、お金で評価するが、健康については、その指標として命の量（たとえば生存年数）と質（たとえば生活の質）の二つの側面を統合した「生活の質を調整生存年数」（quality adjusted life year: QALY）が用いられる。具体的には、命の量（生存年数）と命の質（効用：死亡を0、健康を1、として障害の程度によりその間の数値で評価する）を掛け合わせる。たとえば、ある障害（効用：0.3）をもって二〇年間生きるとすると0.3×20＝6QALYsとなり、六年間健康で生きることに等しいと評価する。[48]

つまり、1QALYを延長させるのにどの程度の費用がかかるのかが重要であるということです。そして、1QALYを延長させるのに一〇〇〇万円を超える場合は、検査を行なう根拠は弱いと主張しています。したがって、新生児マス・スクリーニングの予防効果を明確にするためにも、追跡調査の実施が今後も不可欠であると進言しました。[49]

追跡調査の必要性が訴えかけられる一方で、二〇〇五年三月には、ＳＩＤＳに関するガイドラインが、厚生労働省の研究班から報告されます。ガイドラインでは、ＳＩＤＳは除外診断ではなく、一つの疾患単位であり、診断のさいには、乳幼児の突然の死をもたらす疾患と、窒息や虐待《ぎゃくたい》との鑑別《かんべつ》診断が必要であると述べられています。[50]また、ＳＩＤＳの病因や病態の基本的な考えとして、病理的に明らかな異常が認められない場合でも乳児は死に至ることがある、と位置づけられました。[51]ところが、ＳＩＤＳと虐待との関連については言及されたのですが、先天性代謝異常症や遺伝性疾患との関連については、ガイドラインに記されていません。

このように、先天性代謝異常症や遺伝性疾患がＳＩＤＳの枠《わく》から括《くく》り出されたうえで、二〇〇六年には、タンデムマス質量分析計を導入したさいの、新しいスクリーニング対象疾患の治療指針（ガイドライン）が示されます。治療指針として、疾病概念、臨床所見《しょけん》、治療と予後《よご》についてが記載されています。また、治療指針を参考に救急処置を含めた治療が可能であるとも記されました。この治療指針では、現行のガスリー法で検出されているフェニルケトン尿症、メープルシロップ尿症、ホモシスチン尿症の疾患以外に、新たに十九の疾患の治療指針が加えられています。他方で、神経学的な予後が良くないとされる疾患や、長期予後に関する知見が少ないとされる疾患についても、記載がなされています。[52] つまり、この時点ですでに、対象疾患を増やすだけでなく、他の疾患への応用をも織り込むかたちで、タンデムマス質量分析計の導入に向けての動きに拍車がかかっていたことがうかがえます。もちろん並行して、費用－便益という壁を突破するための模索も継続されていました。

二〇〇四年から厚生労働科学研究費補助金を受けて実施されてきた研究事業の報告書『わが国の二一世紀における新生児マススクリーニングのあり方に関する研究』のなかで、新技術であるタンデムマス質量分析計の導入が臨床的にも経済的にも有用であることが、政策的な根拠をもって明らかにできた、と明言されました。[53]

少子高齢化社会にあって、高齢者に対しては主にQOL（クオリティ・オブ・ライフ（暮らしの質））の向上を主眼にするのに対し、小児領域では、特に予防医学の重要性が占める割合が大きい。小児保健の障害予防事業として、(1)乳幼児健診事業、(2)予防接種事業、および(3)代謝異常マス・スクリーニング事業があげられる。いずれも著しい成果を上げている。新しい技術導入による新生児マススクリーニング対象疾患が拡大できれば、多くの小児が障害から救われる。

現在のスクリーニングでは六疾患を対象としているが、このうちアミノ酸代謝異常三疾患の発見頻度は、あわせて四・五万人に一人である。タンデムマスを導入すると、一回の検査で現在のアミノ酸代謝異常三疾患を含む二〇種類以上の疾患がスクリーニングされ、少なくとも約一万人に一人の頻度で発見されることがわかってきた。

効率よくスクリーニングを行うためには、スケールメリットを生かして検査施設あたり年間三万検体以上検査できる体制が望ましい。現在自治体単位で行われているため、年間出生数（スクリーニング検査数）は五〇〇〇〜一〇万と様々であり、コスト、精度管理、検査結果報告までの時間などの面で無駄が多いと推測される。タンデムマスを導入したときのコストは、本研究の試算によると、一つの検査施設で年間三万検体以上検査すれば、現在のコストよりも数百円程度のコストが加わるのみですむことがわかった。検査施設の集約が望まれる。また、費用対効果も十分良いことがわかった。[54]

この報告書では、現行のガスリー法による新生児マス・スクリーニングにおいては、(a)先天性甲状腺機能低下症と高フェニルアラニン血症に関しては、長期的予後がきわめて良好であること、(b)成人後の医療負担、生命保険の加入制限などの問題点も明らかになってきており、精度管理体制、追跡調査体制の改善も課題であること、さらに、(c)患者と研究者・医療者とのあいだの、双方向の情報交換に向けたネットワーク構築の必要性について述べられています。そのうえで、「タンデムマスなどの新技術導入を機に、新生児スクリーニング体制を立て直し、効率的に国民の福祉向上に貢献する体制を作るべき時が来ている[55]」と訴えかけ、今後は現行のガスリー法による新生児マス・スクリーニングをさらに検証し、新生児スクリーニング体制を刷新していく必要があると結論づけています。

さらに二〇〇七年からは、研究事業「タンデムマス等の新技術を導入した新しい新生児マススクリーニング体制の確立に関する研究」が開始されました。[56] タンデムマス質量分析計の導入目的として、この三〇年間で事業を取り巻く環境が大きく変化しているために新生児マス・スクリーニング体制を立て直す時期にきていると、まずは前置きとして唱えられています。そして、導入の目的についての具体的な記述としては、タンデムマス質量分析計を使えば、有機酸代謝異常症〔⬇225頁〕や脂肪酸代謝異常症〔⬇233頁〕がスクリーニングできることが挙げられています。これらの疾患は、感染などがきっかけとなって、急性発作やSIDS、急性脳症に似た症状を発症するケースが多いため、出生してすぐに診断することができれば、発症を予防できるケースも多いと強調されています。この発症予防の観点から、新生児マス・スクリーニングを、乳幼児健診や予防接種とならぶ、小児の健康を守る手段として捉えるべきであろうと述べられています。[57]

この主張におけるタンデムマス法の位置づけは、従来のガスリー法による新生児マス・スクリーニングの主な目的であった、疾患の早期発見による早期治療にもとづいた障害の予防とは異なっています。つまり、早期発見による疾患の発症予防へと、新生児マス・スクリーニングのありかたが変化していると捉《とら》えることができます。裏を返せば、発症した場合には治療が困難であると見なされるようになった、ともいえます。

実際に、タンデムマス法の有用性を評価するため、十三例の先天性代謝異常症の血液ろ紙の分析が実施されています。十三例のうち四例は、新生児早期に発症しており、治療の効果なく死亡したと報告されています。新生児期早期の発症を除く九例も、発症時期にかかわらず、いずれも生命を脅かす重篤《じゅうとく》な症状や、不可逆《ふかぎゃく》的な「精神運動発達遅滞」▼があったと報告されました。この結果から、スクリーニングによる予後《よご》の改善効果には、限界があることがわかります。また別の問題として、タンデムマス質量分析計による血液ろ紙の分析では、疾患による検出率に差があるという指摘も唱えられました。▼58

このような異論もあるさなかに、タンデムマス質量分析計によるパイロット検査がすでに

▼精神発達遅滞 Mental Retardation ——医学関連の用語としては、十八歳までの発達期に現われる場合を精神発達遅滞（もしくは精神遅滞）と呼びます。厚生労働省の説明によると、「知的障害（ID: Intellectual Disability）」は、医学領域の精神遅滞（MR: Mental Retardation）と同じものを指し、「知的発達の障害」を表わします。すなわち、「⑴全般的な知的機能が同年齢の子どもと比べて明らかに遅滞し」「⑵適応機能の明らかな制限が」「⑶18歳未満に生じる」と定義される」とのことです。また、「知的障害」という用語は、学校教育法や児童福祉法などの法律で使用されています。医学、教育学、法学、心理学などの分野において、障害のある子どものどういった側面（たとえば治療、法権利、学習など）に注意を向けるかの違いから、それぞれ異なった定義と表記がなされているようです。

実施されていた地域に関して、その調査報告がなされました。報告では、「現行の六種のスクリーニングに加えタンデムマス・スクリーニングを希望する新生児家族が九九％と高率であり、タンデムマス・スクリーニング実施に対する否定的な受け止め方は殆《ほとん》ど無いといえる」[59]と明言し、検査の受診費用が家族に無料であったことが希望率に影響している可能性を認めつつも、検査が地域に受け入れられている状況を力説しています。そのうえで今後は、この事業について、突然死をなくすという意義をより明らかにしていく必要があると述べています。[60]つまり、検査に対する受検者の反撥《はんぱつ》や否定的意見がない状況を、受容されている状況と同一視することによって、さらには突然死の予防というロジックを強調することによって、今後の展開の理由を補強しようとする、前のめりの姿勢を見て取れるかもしれません。

遺伝子診断の導入へ

異論や課題がまだまだ残されたまま、新生児マス・スクリーニングをめぐる動きは、さらに加速していきます。二〇〇七年十月、稀少遺伝性疾患の遺伝子検査ネットワーク「オーファンネットジャパン」が日本で設立されます。設立の目的は、稀少疾患に対する遺伝子診療の普及、情報提供、技術開発、育成支援によって、国民の健康増進に広く寄与すること、と謳《うた》われました。[61] そして二〇〇八年には、厚生労働科学研究費補助金を得た研究事業の「タンデムマス等の新技術を導入した新生児マス・スクリーニング体制を確立するための研究」で、タンデムマス質量分析計を使用した、新生児マス・スクリーニングの確定診断に、分子遺伝学的方法による解析が導入されました。[62] 同年には、但馬剛（広島大学大学院医歯薬学総合研究科小児科学）と佐倉信夫（重症心身障害児施設鈴が峰）が、今後さらに有機酸代謝異常症、脂肪酸代謝異常症の発症前診断が増加するだろうと指摘しています。そのため、多様な疾患の診断を速やかに確定して、適切な治療や経過観察をしていくには、多施設での確定診断の分担と、発見症例の情報の共有が必須であると唱えています。また、遺伝子診断についても、すべての疾患に関して確定検査として有意義であると位置づけ、とりわけ酵素診断が難しい疾患では遺伝子診断に頼るしかない場合もあると言及しています。[63]

長尾雅悦（国立病院機構西札幌病院小児科）は、新生児マス・スクリーニングの対象疾患であるフェニルケトン尿症に対して、遺伝子診断を適用することによって、精密検査（負荷試験）の量と回数を必要最小限にできること、さらに病型の確定による治療方針の決定が可能になることを、利点として取り上げています。そして、既存の遺伝子検査の多くが健康保険適用外であるため、家族の経済的負担を軽減する対策を含めた、遺伝子検査を専門とする病院機構の整備が必要であると、まとめています。▼64 また長尾は、タンデムマス質量分析計でスクリーニングされる疾患について、別の論文でも言及しています。そこでは、対象疾患の遺伝子解析が進むことで、疾患によっては、短時間での診断が可能になった、と評しています。特に疾患のなかでもシトリン欠損症は、日本での頻度が高く、タンデムマス質量分析計でスクリーニングした後に、遺伝子検査によって確定診断できる、モデル的な疾患であると位置づけています。▼65

他にも、新生児マス・スクリーニングの検出疾患の拡大をめぐって意見が述べられています。「日本マススクリーニング学会」理事長を務めたこともある松田一郎は、諸外国、特にアメリカでのタンデムマス法の導入状況を踏まえ、日本での導入には、現状のパイロット研究をもとにしながらも、日本独自の立場から、検出する疾患を選定する必要があると指摘しています。たとえばアメリカでは、州によっては新生児マス・スクリーニングを強制的な検査として位置づけているが、日本ではインフォームドコンセントを取得して実施しているため、強制的な新生児マス・スクリーニングではないと、松田は違いを述べています。検査の拡大についても、検査の有用性が確立している必要があり、鑑別診断には、尿によるガスクロマトグラフィー質量分析計や遺伝子解析が必要になると指摘しています。また、費用‐便益の検討に関しても、確実な追跡調査と定期的な見直しが必要であるとして、国内のみならず国外への説明責任が必要であると唱えました。そのうえで、「いずれ遺伝子解析費用が安くなり、生まれた子どもの遺伝子を新生児期にすべて解析して、newborn profilingをする日が近いとする話は、生命倫理の立場からは、何としても、ＳＦの世界に留めておかなければならない」[66]と、危惧を示しました。[67]

タンデムマス質量分析計の導入には、疾患によっては、確定診断が必要だったわけです。この機器の導入へ向けた、厚生労働省が描いた方針とは、かなり異なる危うい現実が、出生という営みの手前に、つねにすでに横たわっていたのです。この確定診断には、遺伝子診断も含まれ、むろんそのことで、保因者診断が行なわれるという重大な倫理的問題も、新たに派生してきます。繰り返し強調しますが、タンデムマス法の導入は、従来の、疾患の早期発見による早期治療よりも、早期発見による疾患の発症予防を重視するシステムに変わるということなのです〔⬇246頁〕。この変化と、変化にともなう新たな課題に対して、ほとんど覚悟も準備もないまま、費用－便益計算に依拠した前のめりの施策に、一人ひとりの人生が呑み込まれるということでもあります。

タンデムマス法、未解決の課題

前述の、二〇〇七年に始まった研究事業「タンデムマス等の新技術を導入した新しい新生児マススクリーニング体制の確立に関する研究」〔➡249頁〕は、三年間の成果をまとめた報告書を、二〇一〇年に発表します。この報告書によると、タンデムマス質量分析計の導入によって、年間に約一二〇名の患者の発見を予測できたとのことで、新しく発見された患者のなかには、新生児マス・スクリーニングで疾患を発見しても予後の改善が見込めない「最《さい》重症型」や、発見されても生涯にわたり無症状で過ごす「最軽症型」もあると述べられています。この最軽症型の場合では、診断によって患者家族に強いストレスを与えるだけの結果に終わる弊害もあるため、タンデムマス法の導入を前提とする場合には、臨床経過を詳細に検討し、対象疾患を慎重に設定する必要があると指摘されています。さらには、確定診断、診療支援、療育《りょういく》などを整備していく必要とともに、患者の追跡システムの配備も不可欠であると記されています。これらを踏まえ、この報告書は、タンデムマス法の導入は、安心して子どもを生み育てるための重要な少子化対策になりうる利点をもち、さらには、医療福祉費用の低減をはかる好機でもあると、結論づけています。[68]

つまり、タンデムマス質量分析計の導入は、「最重症型」や「最軽症型」の疾患や型（タイプ）を発見するという、より明確な診断を得られる展望とともに、倫理的な問題も派生させます。しかし、そういった倫理的問題があるという観点以上に、小児の病気は「治療」よりも「予防」が大切であるという観点のほうが重視され、そのうえで、少子化対策や、医療と福祉に関する費用の削減など、国の利益が強調されているのです。

この報告書が発表された二〇一〇年には、新たな研究事業「タンデムマス導入による新生児マススクリーニング体制の整備と質的向上に関する研究」が開始されます。タンデムマス質量分析計で異常を発見した場合には、確定診断として、やはり従来の報告と同様に〔⬇239・249頁〕、追加のガスクロマトグラフィー質量分析計や遺伝子解析による検査が必要であると報告しています。また、新生児マス・スクリーニングを母子保健の向上の契機《けいき》として位置づけ、自治体単位での検査の実施は、少子化が原因で検査効率の悪い地域もあるため、タンデムマス法による新生児マス・スクリーニングを統括《とうかつ》する中央機関の設置が必要である、と報告しています。[69]

二〇一一年三月三一日には、「先天性代謝異常の新しい検査法（タンデムマス法）について」が、厚生労働省雇用均等・児童家庭局母子保健課長から通知されています。通知では、山口清次〔⬇226・233頁〕が研究代表者を務める研究事業（厚生労働科学研究費補助金成育疾患克服等次世代育成基盤研究事業）の報告書にもとづき、各都道府県や指定都市での、タンデムマス法の積極的な導入が推奨《すいしょう》されました。通知では、検査の対象として考えられる疾患として、それまで研究されてきた十六の疾患が挙げられています。[70]

同年三月には、新生児マス・スクリーニング検査施設基準が、日本マス・スクリーニング学会によって制定されるなど、[71]タンデムマス法の導入と普及に向けての動向がますます本格化していきます。この全国導入の潮流に対して、小林弘典（島根大学医学部小児科）と山口清次は、タンデムマス法の導入による利点とともに、現行のタンデムマス質量分析計のもつ問題点を指摘して釘を刺します。

まず第一に、タンデムマス質量分析計では一度に多くの疾患が検出できる一方、見逃し例や偽陽性《ぎようせい》になる問題があること、第二に、タンデムマス質量分析計では臨床的に問題とならなかった軽症例が検出される可能性とともに、子どもの検査結果から親の先天性代謝異常症が診断されるといった、遺伝病ゆえの倫理的問題があること、さらには、希少《きしょう》疾患であるがゆえに、診断体制や治療体制もまだまだ不十分であることなどの問題点が指摘されたわけです。しかしながら、小林と山口は、このような問題を含みつつも、従来の新生児マス・スクリーニングの改革は不可避であると提言し、タンデムマス質量分析計の導入の必要性を唱えています。[72]小林は、別の論考で、やはり前述の問題点を挙げながらも、タンデムマス法が試験的な運用の段階を終え、普及期に入ろうとしていると述べ、社会全体が新生児マス・スクリーニングに関心を向ける重要性を訴えかけるとともに、そこに小児科医が啓発者として積極的にかかわる姿勢を呼びかけています。[73] 小児科医たちによるリーダーシップに期待をかけるという点では、北川照男による一九九四年の提言と似ています〔⬇224頁〕。

小林と山口が釘を刺した、タンデムマス法の検査精度と軽症者に対する治療の問題について、石毛（和田）美夏（駿河台日本大学病院小児科）、浦上竜彦（駿河台日本大学病院小児科）もまた、タンデムマス法においては偽陽性や偽陰性《ぎいんせい》が避けられない問題があると指摘しています。また、発見された軽症者や境界にある患者が、どこまで治療の適応となるのかを明確にする必要があると、臨床的視点からの提言を付け加えています。[74] つまり、実際にタンデムマス法の導入にかかわっていた小児科医たちも、さまざまな問題が山積する状況を自覚し、問題視していたのです。しかし、タンデムマス法の導入は、たとえこれらの問題が山積みであったとしても、導入すべきであるという前提で、推し進められていったのです。最初の新生児マス・スクリーニングの導入〔⬇91頁〕、そして特殊ミルクの開発と研究〔⬇127頁〕、これらにも見られたのと同じ「まず導入ありき」という前のめりの構造を、ここでも垣間見《かいまみ》ることができるかもしれません。

二〇一一年度の同研究事業「タンデムマス導入による新生児マススクリーニング体制の整備と質的向上に関する研究」は、前述の厚生労働省雇用均等・児童家庭局母子保健課長通知によって、タンデムマス法が全国に普及し始めたと言及しています。具体的には、二〇一二年二月の時点で、二〇ヶ所以上の検査機関にタンデムマス質量分析計が導入され、六つの自治体において自治体事業となっていました。費用－便益の課題は、一台の分析計で多くの検体を分析することで克服できるとの見通しが述べられ、そのために、検査施設の集約化が必要視されています。さらには、軽症型と重症型に関する研究では、軽症型については、長期予後の追跡による対応の必要性と、さらには、タンデムマス質量分析計による検出の限界ゆえに、遺伝子検査による確定診断の必要性とが、やはり述べられています。重症型については、新生児マス・スクリーニングで検出された場合とそれ以外で診断された患者とを比べた場合、新生児マス・スクリーニングで検出されたほうが予後が良いという結論には至らなかったことを報告しています。また、アンケート調査によって、産婦人科医や開業医、医療関係者のタンデムマス法への理解が不十分であることが明らかになったため、小林弘典が指摘したのと同じく〔➡254頁〕、啓発活動の必要性が強調されています。[75]

続く二〇一三年には、同研究事業の三年間の成果として、報告書が公表されました。このなかでは、二〇〇四年から実施されてきたタンデムマス研究の集大成としての意見が、まとめられています。報告書では、従来の新生児マス・スクリーニングの検査費用を二〇〇〇円とした場合、タンデムマス法での費用－便益比は六・四四倍になると見積もり、これを予防接種と比較すると、ＨＰＶワクチン〔子宮頸がんなどのワクチン〕とほぼ同等で、ＨｉＢワクチン〔インフルエンザ菌ｂ型による感染症を予防するワクチン〕や肺炎球菌ワクチン〔肺炎、髄膜炎、敗血症を予防するワクチン」よりも優れていると推計されています。さらに、海外との比較では、アメリカのほうが日本より費用対効果は優れていると評されています。その理由を、報告書は、医療費や予後の設定の違いと推察しています。またＳＩＤＳについては、突然死の原因となる中鎖《ちゅうさ》アシル－CoA脱水素酵素（ＭＣＡＤ）欠損症は、十万人に一人という数であり、発症後に診断された九例のうち八例が死亡もしくは後遺症を残したと報告されています。この先天性代謝異常症による突然死とされたのが、ＳＩＤＳの一五五例のうち二例（一・三％）で、乳幼児突発性緊急事態▼76とされたのは、一五二例のうち八例（五・三％）でした。

全体として三・三％に先天性代謝異常症と関連があったとされ、タンデムマス法の導入による発症の予防が期待できると報告されています。また、以前から指摘されていた重症型については、新生児期発症例では、新生児マス・スクリーニングの効果は十分に期待できないことが多いと、最終的に結論づけられました。なお、前年までは半数であった、タンデムマス法の導入に対する産婦人科医の認知率は、約八〇％となり、現場での認識は高まりつつあると報告はまとめられています。しかし、新生児マス・スクリーニングが自治体事業になった結果、地

▼**乳幼児突発性緊急事態**（Apparent Life Threatening Event: ＡＬＴＥ）——死に至らないものの健康な乳幼児に突然発症する無呼吸、チアノーゼ、顔面蒼白《そうはく》などの緊急事態を指します。

域での実施には、温度差があることも明らかになっています。そのため、中心となる組織を設立することで、さまざまな情報の共有ができ、効率的な新生児マス・スクリーニングが実現できると結論づけられています。

この報告書の後の二〇一三年には、タンデムマス・スクリーニングの検査施設基準、そして検査実施基準が提案されるなど[77]、導入への具体的な準備がさらに進んでいきます。また、研究で中心的役割を果たしてきた山口清次や重松陽介は、タンデムマス法の導入の意義をはじめとする報告書の内容を、小児科医向けの講演などで発表し、雑誌でも報告を行なっていきます[78]。

このような経緯から、二〇一四年四月九日に、「先天性代謝異常の新しい検査法（タンデムマス法）の実施にあたって」が通知され、タンデムマス・スクリーニングが全国導入される見込みとなりました[79]。しかし、タンデムマス法を導入する主な目的とされた費用－便益の理由については、従来の新生児マス・スクリーニングと比較して純便益が向上するという報告は出されずに、予防接種との比較にとどまりました。しかも、検査費用によっては便益に差が出るという、従来の報告とほぼ同じような結論でした。また、SIDSや乳幼児突発性緊急事態の減少への明らかな効果は示されることなく、タンデムマス法を全国導入することによって期待できる発症予防や病態解明への楽観的な展望に終始しています。また、問題とされてきた軽症型や重症型の問題も棚上《たなあ》げとされたままになっています。つまり、まだなお問題は山積みのまま、全国的にタンデムマス法が実施されることとなったのです。

導入の問題点――二〇一四年のタンデムマス法

二〇一四年の「先天性代謝異常の新しい検査法（タンデムマス法）の実施にあたって」の通知では、以下のように記されています。

新生児マススクリーニングの検査方法については、「先天性代謝異常の新しい検査法（タンデムマス法）について」（平成二三年三月三一日雇児母発〇三三一第一号厚生労働省雇用均等・児童家庭局母子保健課長通知）において、「タンデムマス法を用いた検査の導入を積極的に検討する等適切に対応していただくようお願いしているところである。今年度より、全ての都道府県及び指定都市（以下「都道府県等」という。）において、タンデムマス法を用いた検査が導入される見込みであることから、改めて、新生児マススクリーニング検査の意義等の周知、都道府県等と医療機関、検査機関等との連携体制の構築、検査によって疾病であることが判明した子どもやその保護者に対する保健指導等のきめ細かい対応、検査精度の維持向上を図る精度管理等により、一層効果的な検査の実施に努めていただくようお願いする。[80]

タンデムマス法の導入にともなって、検査結果の解釈や精密検査の実施方法、診断後の治療方法などについて、専門的な相談に対応できる体制の整備が重要になると要請しています。[81] この通知によって、日本で生まれる新生児は、ほぼ全員が、タンデムマス法による新生児マス・スクリーニングをうけることになったのです。

同じ年（二〇一四年）には、厚生労働科学研究委託費を受けた、「新生児タンデムマススクリーニング対象疾患の診療ガイドライン改訂、診療の質を高めるための研究」が開始されます。この研究では、新生児マス・スクリーニングの対象疾患に対する診断基準と診断ガイドラインの作成が目標とされました。研究班は、新生児マス・スクリーニングで診断される疾患について、可能な限り全例の追跡調査を行ない、日本初のエビデンスを得て、診療の質を高めることを目指しました。そのうえで、患者の登録システム（遺伝子型を確定したうえでの追跡調査）の制度化と、日本発の新生児マス・スクリーニング関連疾患の遺伝子パネル検査（一度に複数の遺伝子を検査する方法）の開発による、遺伝子診断体制の構築とを柱としていました。

しかしながら、先天性代謝異常症は希少疾患でありながら全数調査がなされていないこと、また、対象疾患がすべて「小児慢性特定疾病」となっているにもかかわらず、乳幼児の医療費補助が存在するため、「小児慢性特定疾病」に登録されない恐れがあることが指摘されています。さらに、遺伝性疾患では、遺伝型を評価することが重要であるにもかかわらず、一部の疾患を除けば、遺伝子変異を検討する調査研究が行なわれてこなかったことも問題視しました。そのため、研究班では、効率的に遺伝子診断を実施できるシステム設計と、保険診療内での遺伝子診断とが必要であろうと結論づけています。[82]

同じ研究事業（厚生労働科学研究費補助金成育疾患克服等次世代育成基盤研究事業）において、「新生児マススクリーニングのコホート体制、および精度向上に関する研究」も実施されています。この研究では、タンデムマス法が全国導入されたことによって、「「新生児マススクリーニング（NBS）が小児の障害予防、国民の福祉向上に役立っているのか、国民の福祉により効率よく貢献するためには何が必要か」をテーマに研究[83]」することが課題として掲《かか》げられました。そして、スクリーニングされる疾患が希少疾患であるため、東京にコンサルテーション窓口を設置し、専門家にアクセスする体制が整えられます。また、患者登録のコホート体制（比較にもとづく詳細な追跡調査）も整備され、自治体から厚生労働省に、一年間に発見された疾患と患者数が報告されています。この研究への一年目の参加自治体は、四七都道府県のうち四一（八七％）が参加しました。まさに、タンデムマス法による新生児マス・スクリーニングの導入が、ほぼ全国展開を完遂しようとしている状況だったといえるでしょう。

他にも、次世代のマス・スクリーニングに関する研究が行なわれています。研究では、さらに歩を進め、新生児マス・スクリーニングへの遺伝子解析法の応用が検討されています。現行でも、乾燥ろ紙血からDNAを抽出することはすでに広く行なわれていることであり、今後は、さらに多くの遺伝性疾患が対象になるだろうと予測しています。また、将来的には次世代シーケンサーを使用して、網羅《もうら》的な遺伝子解析を行なう可能性もあるとしました。同時に、次世代シーケンサー〔遺伝子の情報を高速に読み出せる装置〕の応用として、常染色体劣性遺伝〔➡21頁〕の先天性代謝異常症の保因者頻度の推定が試みられています。保因者の推定には、日本人ボランティア一〇七〇人の全ゲノム配列が使用され、フェニルケトン尿症の推定患者頻度と実際の新生児マス・スクリーニングの結果とが照合されました。この結果から、条件の十分な検討は必要であると留保しながらも、今後、日本での遺伝性希少難病の患者数を把握するのに有効な手段になる可能性が示されました。▼[84]

タンデムマス法が、新生児マス・スクリーニングに導入されたことによって、患者の追跡調査や、中央機関での把握と治療の実施は、遺伝医療としての性格が強まったといえます。一九九九年頃より、各自治体で個人情報保護条例が制定されたことで、しばらくの間、新生児マス・スクリーニングで発見された患者の追跡調査は困難となりつつありました。▼[85] 二〇〇一年には、全出生児のうち、五〇%が追跡不可能となり、また、特殊ミルク共同安全開発事業〔➡122・128頁〕による追跡調査も不可能とされ、追跡調査は実質的に機能しなくなっていたのです。[▼86] しかし、タンデムマス法の導入で、再び追跡調査が可能な状況となったといえます。さらに、患者登録システム、遺伝子パネルによる遺伝子診断体制の整備、そして次世代シークエンサーを使用した網羅的遺伝子解析の展望が述べられるなど、過去の優生学への憚《はばか》りや躊躇《ちゅうちょ》を拭《ぬぐ》い去った、新しい遺伝医療として、遺伝管理を行なうための整地がなされたといえるでしょう。

費用−便益という経済尺度に依拠しながら、タンデムマス質量分析計は導入され、より多くの疾患を検出できるようになりました。しかし、検出疾患が増加すればするほど、「遺伝子」の多様性、つまり、同じ疾患であっても、治療の必要がない軽症例や、治療が困難な重症例が検出されるという、より個別的な現実が顕《あら》わになっていきました。この新たな現実の発見は、医師や研究者、行政にかかわる者、そして出生を前にしたさまざまな家族のあいだで、従来の早期発見・早期治療という目的から乖離《かいり》する動向を促《うなが》しました。また、国による「追跡調査」は、集団的優生学として、生命倫理《バイオエシックス》の観点から問題視されてきましたが、患者自身や患者の親の意思という個人の意思にもとづく遺伝「医療」へと変容を遂げることで、許容され、やがて推進されていくようになるのです。

まとめ

日本では、一九九〇年代から、海外の研究を受け、タンデムマス質量分析計の研究が開始されました。タンデムマス質量分析計は、新生児マス・スクリーニングに対するテクノロジーアセスメント（技術評価）〔↓223頁〕がなされるようになり、検出疾患の増加での費用－便益が重要視される傾向が圧力となって、導入が考慮されていきます。一九九七年からは、重松陽介（福井医科大学医学部小児科）たちによる、タンデムマス質量分析計を用いたパイロットスタディが実施されました。それまでの日本では、尿を使用したガスクロマトグラフィー質量分析計の研究が主流でした。日本では、ガスクロマトグラフィー質量分析計の歴史は古く、その分析から、多くの有機酸代謝異常症が新たに明らかになっていました。しかし、現行のガスリー法と同じく、血液ろ紙を使用できるタンデムマス法のほうが、新生児マス・スクリーニングへの導入が、より容易であると考えられはじめます。さらに、ＳＩＤＳの原因に先天性代謝異常症の一つである、中鎖アシル－CoA脱水素酵素《こうそ》欠損症が含まれることが報告されました。この疾患は、タンデムマス質量分析計やガスクロマトグラフィー質量分析計での検出が可能な疾患だったのです。

ＳＩＤＳについて、厚生省のＳＩＤＳ研究班は、ＳＩＤＳの原因は不明としながらも、環境が要因であるという啓蒙《けいもう》活動を実施していました。一方、ＳＩＤＳと先天性代謝異常症との関連を注視していた山口清次〔➡226・233・253頁〕たちは、遺伝要因に着目し、疾患の発症予防が突然死の減少につながると考え、SIDSのモニタリングを目指していました。

日本では、長年、ガスクロマトグラフィー質量分析計とタンデムマス質量分析計を使った研究が実施されてきました。しかし、海外の先進国では、タンデムマス質量分析計を使った新生児マス・スクリーニングが主流となりつつあり、日本の導入の遅れが、多方面から指摘されていきます。また、二〇〇一年には、新生児マス・スクリーニング事業が国から地方自治体に移管され、よりコスト面が強調される傾向になります。つまり、海外の動向と国内的な圧力（経済的課題の優先）という影響を受け、二〇〇四年からは、タンデムマス質量分析計が研究の主流となり、新生児マス・スクリーニングへの導入が具体的に目指されるようになります。

新たな新生児マス・スクリーニングとして、タンデムマス質量分析計が導入されることで、検出が増加するであろう疾患には、救命が難しい疾患も含まれていました。そのため、従来の目的であった、疾患の早期発見による治療によって障害を予防することから、疾患の症状を発症させない発症予防へと、スクリーニングの流れがシフトしていきます。症状を発症させないことに重点がおかれたため、症状を発症した場合の救命の方法については、あまり言及されなくなっていきます。

また、タンデムマス法の導入は、疾患によっては確定診断を必要としました。確定診断には、遺伝子検査が含まれています。さらに、タンデムマス質量分析計の特徴として、軽症例のほうが確定診断を必要とするという状況も明らかになっていきます。

そんななか、二〇一四年四月には、厚生労働省から全国導入に向けて、通知が出されます。しかし、ＳＩＤＳと先天性代謝異常との関連の問題や、救命できない重症型や、治療の必要ない軽症型の問題などについては、制度の導入後に克服の期待がもたれることで、棚上《たなあ》げされた状態での導入となりました。

遺伝性疾患が、優生学のような「淘汰《とうた》」ではなく、疾患が検出される「医療」として捉えられるようになったことで、遺伝医療は優生学的な文脈を含みつつも「医療」としての道を歩み始めたといえます。疾病構造の変化により、疾患が「治る」ことや、疾患を「治癒《ちゆ》する」ことが、医療の目的でなくなったとき、新生児マス・スクリーニングにおいても、「早期発見・早期治療」ではなく、早期発見による「予防」が重視されることとなりました。繰り返しますが、この予防には、症状の発生を予防するための早期発見が重視され、発症後の「治療」については言及されていません。発症しないために治療を受けることが「医療」となり、希少疾患の遺伝医療として「集団」管理される必要も唱えられはじめます。症状を発症して、亡くなった子どもをもつ親は、次の子どもについて、どのように考えるのでしょうか。親が疾患のない子を望んでそういう子をもつことも、この「予防」に含まれるのでしょうか。

「医療」という文脈が全面に出てくることで、「遺伝情報」という、「個人」であって「個人」でないものが管理されることに対して、違和感がなくなっていき、あくまで個人の自由な選択にもとづいて、「集団」遺伝医療が行なわれていくのです。新生児マス・スクリーニングへのタンデムマス質量分析計の導入とその受容は、リベラル優生主義の一定の到達点と考えられるでしょう。

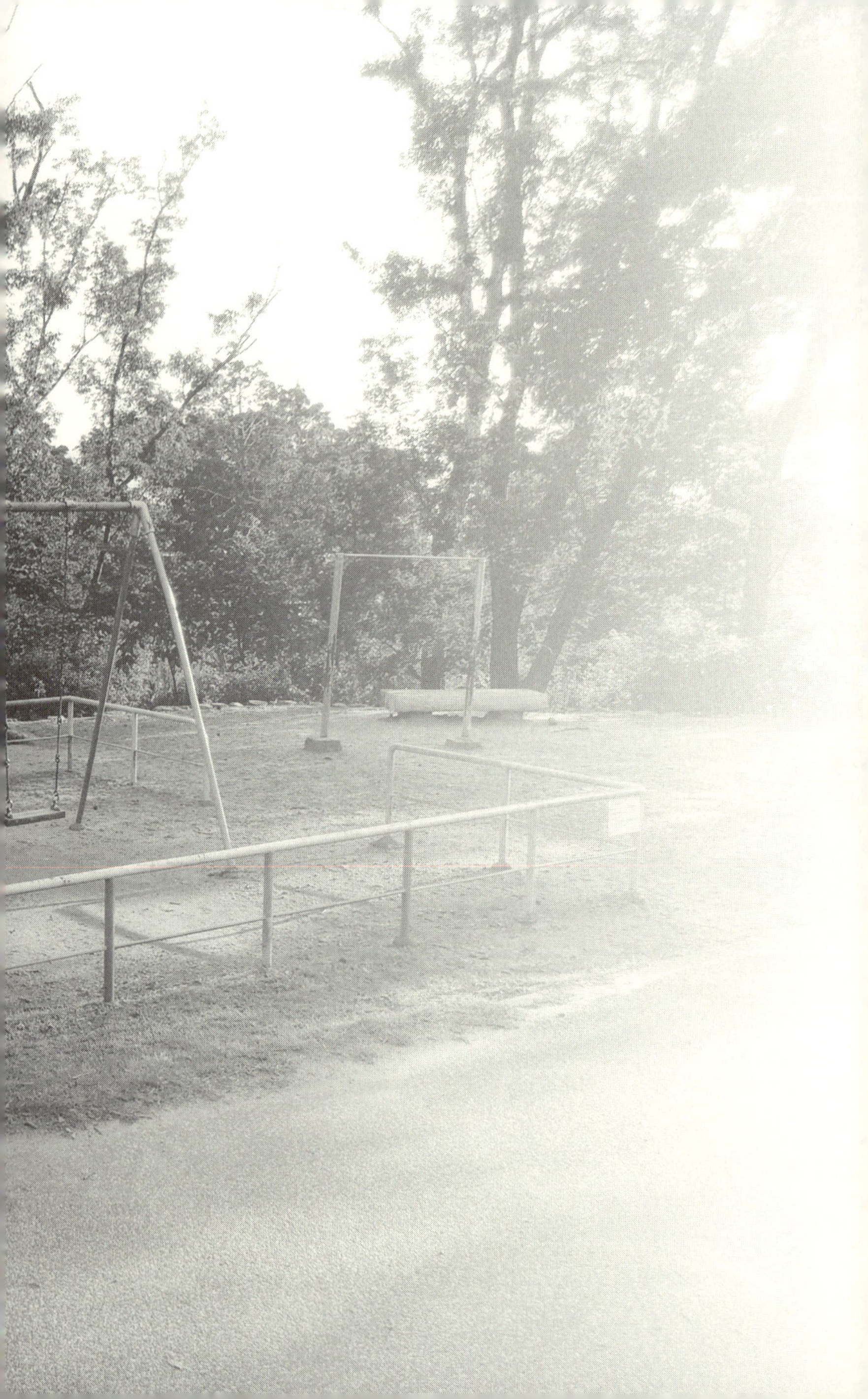

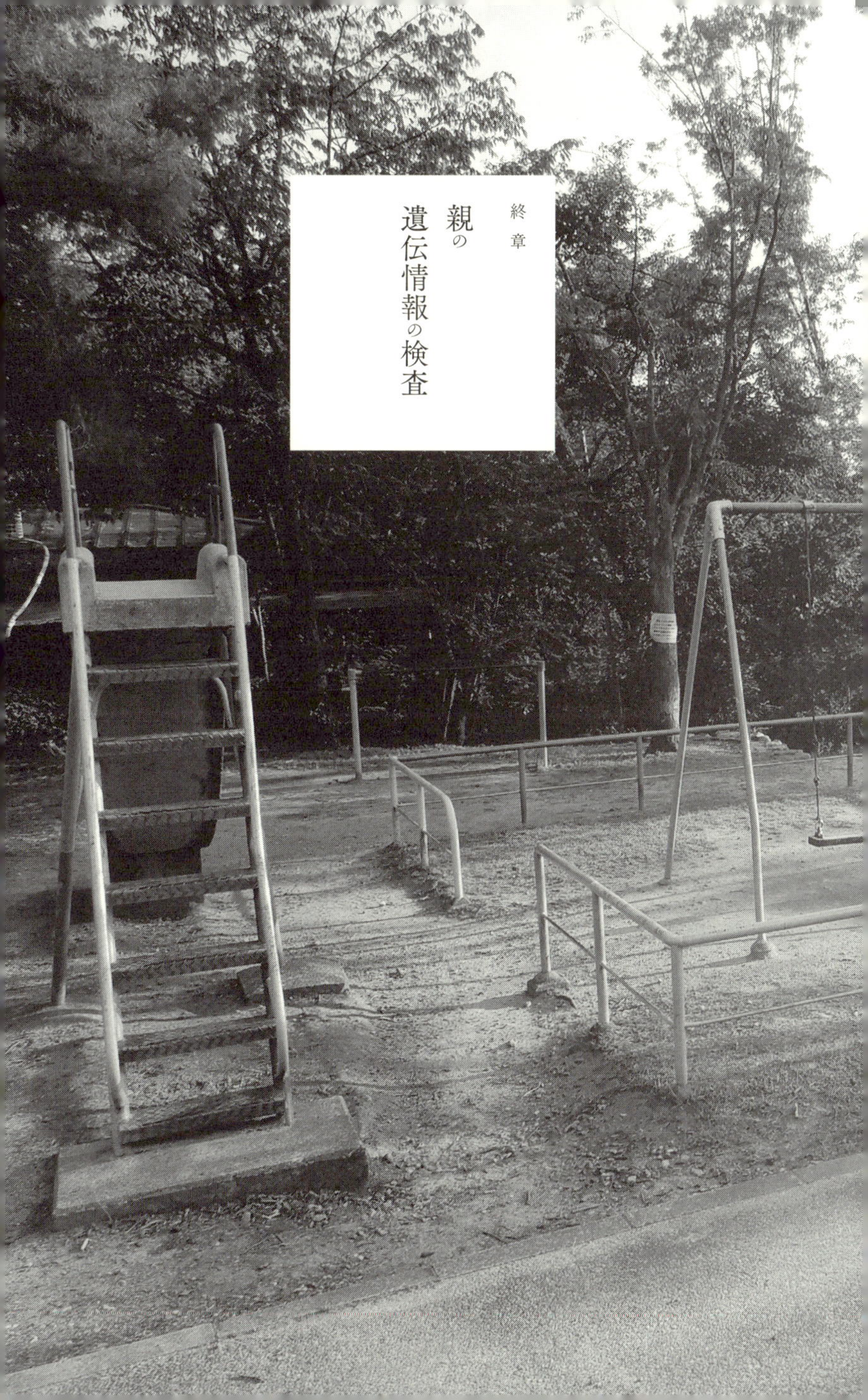

終章

親の遺伝情報の検査

この本では、新生児マス・スクリーニングの歴史について書いてきました。日本の新生児マス・スクリーニングは、フェニルケトン尿症をはじめとする先天性代謝《たいしゃ》異常症を発見するために導入されました。先天性代謝異常症は、早期に発見して早期に治療を行なうことで、知的障害などの心身障害を予防することができると見なされてきたためです。

まず序章では、二〇一八年時点で、すべての新生児が受ける検査として、新生児マス・スクリーニングが普及《ふきゅう》している現況を確認しました。[1] 従来の新生児マス・スクリーニングをめぐる先行研究では、子どものみが注目されてきました。ですが、対象疾患の多くが遺伝性の疾患であるため、検査によって疾患のある子（患児《かんじ》）であることが判明した場合、その親は、保因者として、すなわち疾患のある子どもを次も産む恐れのある存在者として扱われてきたのが、今日に至る日本の新生児スクリーニングの歴史なのです。患児に焦点を絞《しぼ》ることで、その親の存在が視界の外におかれてしまって、看過《かんか》されてきたのです。

そこで、この本では、日本における新生児マス・スクリーニングが、子どもの疾患の早期発見・早期治療のための検査とされながらも、同時に、親の遺伝情報の検査としても機能してきた過酷な現実を、過去に戻って現在へと歴史的に描いてみました。

序章では、新生児マス・スクリーニングについての基本的な情報を概観《がいかん》し、本書における考察の目的とそのスタンスを検討しました。さらに、新生児マス・スクリーニングが実施されるまでの母子政策を再確認することによって、本書を遺伝医療史や優生学史の文脈にどのように位置づけ得るのかを吟味《ぎんみ》しました。

続く第1章では、先天性代謝異常症のなかでも、フェニルケトン尿症を対象とした尿によるスクリーニングから、新生児マス・スクリーニングの導入までの経緯を辿《たど》りました。一九六〇年代には多くの先天性代謝異常症が発見されますが、そこには、遺伝性の疾患であることが多い先天性代謝異常症が、当初より、保因者の検索と出生防止の観点から注目されていたという背景がありました。このような状況のなか、フェニルケトン尿症は、特殊なミルクや食事療法で知的な障害を予防できるとして、医師や研究者たちの関心を惹きました。ただし、その関心は、早期発見による治療よりも、保因者の発見と次子《じし》の出生予防に主眼が置かれていたのです。また、当時は、フェニルケトン尿症の出生前診断は、技術的には不可能とされていました。ですが、他に治療方法があると認知されていたはずの先天性代謝異常症も、ひとたび技術がともなえば、羊水《ようすい》による出生前診断の対象となっていたのです。一九六五年からは、尿によるフェニルケトン尿症のスクリーニングが開始され、次第に全国に拡大していきます。一九七四年からは、厚生省の研究班によって、血液を使用したスクリーニングが検討されます。研究班は、疾患患者や保因者の発見にも力を入れていたのです。新生児マス・スクリーニングの導入は、疾患を早期に発見して治療するという道を拓《ひら》きましたが、親に対しては、保因者として次の子どもを産むか／産まないかの過酷な選択を突きつける制度になってしまったのです。

第2章では、先天性代謝異常症の治療に用いられる特殊ミルクに注目し、新生児マス・スクリーニングの導入が特殊ミルクの開発に与えた影響を、歴史的に検証しました。今日まで、人工乳や育児用調製粉乳《ふんにゅう》については、さまざまな分野で研究発表がなされてきましたが、先天性代謝異常症の治療に使用される特殊ミルクについては、ひとつのまとまったかたちでは考察されてきませんでした。本書では、特にフェニルケトン尿症を取り上げることで、特殊ミルクの開発と生産にまつわる諸問題の系譜《けいふ》を紹介しました。当時すでに、フェニルケトン尿症は、先天性代謝異常症のなかでもとりわけ、食事療法や特殊ミルクで知的障害を予防できる疾患として、注目されていました。実際に、フェニルケトン尿症は、母子保健政策や公衆衛生上の成功例として、しばしば語り草になっています。しかし、フェニルケトン尿症以外の先天性代謝異常症に関しては、特殊ミルクなどの食事療法をはじめ、確立された治療方法がないまま、見切り発車のような前のめりのかたちで、新生児マス・スクリーニングが導入されていったのです。

この新生児マス・スクリーニングは、一九七七年に全国に導入されます。新生児マス・スクリーニングの導入は、特殊ミルク開発にも影響を与えました。制度の導入後、治療の重視と特殊ミルクの安定供給とが企図されます。一九八一年には、特殊ミルク共同安全開発事業が設立され、事業の設立後、新生児マス・スクリーニングの対象疾患の治療に用いる特殊ミルクは、医薬品となりました。その背景には、新生児マス・スクリーニングによる患者の発見が、特殊ミルクの利用者数を増大させ、やがて特殊ミルクの安定供給も実現できるだろうという見込みがあったのです。ところが、「医薬品」の安定供給を目指しながらも、他方では同じ次元において、新生児マス・スクリーニングの拡大も意図されていたのです。ところがその後、疾患や病型によっては、特殊ミルクや食事療法だけでは有効な治療法にならないことも、追跡調査から明らかになったのです。さらには、食品衛生法の改正によって、微量元素を特殊ミルクだけでなく、育児用調製粉乳にも添加《てんか》できる制度となったことで、企業が医薬品としての特殊ミルクを開発・生産するメリットが消失してしまったのです。

続く第3章では、この新生児マス・スクリーニングが、保因者の検出も目的として実施され、保因者の次の妊娠のさいには、保因者が人工妊娠中絶や出生前診断の対象となってきたことを紹介しました。新生児マス・スクリーニングの対象疾患であるフェニルケトン尿症は、「遺伝性精神薄弱」として、優生保護法下での親（保因者）の人工妊娠中絶が認められ、推進されていました。しかも新生児マス・スクリーニングの導入の後も、検出される疾患は依然、出生前診断の対象となっていました。しかしフェニルケトン尿症は、当時、羊水による出生前診断は不可能とされ、出生前診断の対象にはなっていませんでした。ところが、その後にＤＮＡ診断技術が開発されたことによって、フェニルケトン尿症は出生前診断の研究対象に組み込まれていきます。

第1章でも述べたことですが、新生児マス・スクリーニングの対象疾患の多くは、制度の導入以前から、すでに出生前診断の対象でした。そして、新生児マス・スクリーニングの導入の後も、出生前診断や保因者検索によって、患者の出生予防が模索《もさく》されていたのです。特に、治療が困難であるとされたメープルシロップ尿症とガラクトース血症は、出生前診断の実施例が報告されています。むろん、すべての疾患が出生前診断の対象になっていたわけではありませんが、症状が重くて急激に症状が進行して死にいたる恐れのある疾患や、知能に重篤《じゅうとく》な障害をまねく可能性のある疾患が、出生前診断の対象となっていました。

しかしながら、一九九五年に、出生前診断や選択的人工妊娠中絶は、個人やカップルの自発意思にもとづいて行なわれるものである、と報告されて以降、新生児マス・スクリーニングの対象疾患と出生前診断や選択的人工妊娠中絶との関連づけは、研究結果として報告されなくなっていきます。このことからも、出生を予防するような集団的優生政策から、個人の選択を主とするリベラル優生学の萌芽《ほうが》に至るまでの日本の歴史において、新生児マス・スクリーニングの対象疾患は、優生学的な意図と決して無縁でなかったという暗流を垣間見ることができます。その歴史は、ときに改革の呼びかけ（特殊ミルク、タンデマス法の導入など）をバネに編成《へんせい》されなおされることで、脈々と流れていたといえます。一九九八年には、フェニルケトン尿症の九〇％以上の遺伝子変異が同定《どうてい》され、出生前診断の臨床応用は現実的に可能となりました。その問題点の考察は、次の第4章と第5章につないでいます。

その第4章では、一九八五年の母子保健法改正の議論をめぐり、厚生省の研究班で実施されていた先天異常モニタリング研究と関連して、新生児マス・スクリーニングの問題点が提起されていく動向を見ていきました。一九八五年に、母子保健法の改正案をめぐって新聞報道されたことをきっかけに、全国で、母子保健法改正反対運動が組織されました。反対運動の結果、母子保健法の改正案は国会に提出されませんでした。しかし、この母子保健法の改正の動きを、優生政策の強化と母性管理の徹底と考えた人々によって活動は継続されました。活動のなかのひとつが、「母子保健法改悪に反対する女たち・大阪連絡会」でした。大阪連絡会は、新生児マス・スクリーニングで採取している血液が、他のさまざまな研究に使われていることについて、個人のプライバシーの侵害であると指摘しました。この問題をめぐって、大阪連絡会は厚生省と交渉を行ない、その結果、血液の流用は問題ないとされたものの、研究班での研究は中止となります。翌八六年には、今度は大阪府との交渉を行ない、公開質問状も提出しました。これに対して大阪府は、個人のプライバシーに配慮すると回答することで、大阪連絡会から一定の理解を取り付けています。その後、厚生省の研究班においても、個人のプライバシーについての配慮がなされるようになります。大阪連絡会をはじめとする運動は、大きな意味をもつ活動でした。このことは強調されるべきことでしょう。しかし、先天異常モニタリング研究の一角を占めた、新生児マス・スクリーニングに関する問題は、検体の目的外流用とともに一括《ひとくく》りに捉えられてしまった結果、優生政策批判の文脈の外に据《す》え置かれ、「遺伝医療」としての側面を内包《ないほう》した研究がそのまま継続される将来を、結果的に見逃してしまいました。

そして第5章では、二〇一四年に全国導入されたタンデムマス質量分析計による、新しい新生児マス・スクリーニングについて検討しました。この章では、タンデムマス質量分析計の開発から二〇一七年までを対象に記述しています。

タンデムマス質量分析計は、一九九〇年に、先天性代謝異常症に対する新しい新生児マス・スクリーニングの方法として開発されました。日本では、一九九七年から、タンデムマス質量分析計を使った研究が厚生省の研究班で開始され、検出疾患の拡大が企図されます。この疾患の拡大には、先天性代謝異常症とＳＩＤＳ（新生児突然死症候群）との関係が報告されたことも影響していました。また、先天性代謝異常症の一つである、中鎖《ちゅうさ》アシル－CoA脱水素酵素《こうそ》が突然死の原因になると報告され、タンデムマス質量分析計やガスクロマトグラフィー質量分析計を使えば検出可能であると評価されたことも、新しい新生児マス・スクリーニングの検討に取り組む要因になりました。しかし当初は、タンデムマス質量分析計とガスクロマトグラフィー質量分析計の、どちらを新しい方法として採用するかは、まだ不確定だったのです。

このような、分析機器の競合状態のなか、先進諸国では、タンデムマス質量分析計がすでに広く導入されていました。そして先進国のなかで、日本での導入の遅れが指摘されるようになります。また一九九二年から、新生児マス・スクリーニングに対しても費用－便益《べんえき》が求められるようになっていった社会的・政治的（政策的）な潮流《ちょうりゅう》の変化が圧力となって、タンデムマス質量分析計の便益性に期待が高まったという背景もありました。このような状況のもとで、二〇〇四年からは、タンデムマス質量分析計を中心に据えた研究が実施されていくことになります。タンデムマス法の導入によって、新生児マス・スクリーニングの目的は、早期発見による早期治療によって障害を予防することから、早期発見による疾患の発症予防へと変化し、発症後の治療については、あまり言及されなくなっていきます。他方では、タンデムマス法の導入によって拡大された検査の対象疾患のなかには、救命が難しい重症型や治療の必要がない軽症型も含まれること、SIDSとの関連もまだ不明点が多いこと、さらに、費用－便益の尺度において本当に便益性が高いのかという疑問、これらの指摘や懐疑《かいぎ》が口にされていたにもかかわらず、問題点や疑問点は棚上《たなあ》げされた状態で全国導入されたのです。そしてタンデムマス法が導入されたことで、個人のプライバシーの点で縮退《しゅくたい》していた追跡調査が再び可能な状況となります。さらには、患者登録システム、遺伝子パネルによる遺伝子診断体制が必要であるとの提言まで、唱えられるようになります。次世代シークエンサーを使用した、網羅《もうら》的な遺伝子解析の可能性が展望されるといったように、タンデムマス法が新生児マス・スクリーニングに導入されたことによって、遺伝医療としての側面がより強まった現実が顕《あら》わになりました。

それぞれの章では、新生児マス・スクリーニングが、優生学的な意図をもちながら実施され、遺伝学の進展とともに、遺伝医療としての意味が付与《ふよ》されていった過程を、歴史的な観点から整理しました。本書で見てきたように、新生児マス・スクリーニングは、疾患の早期発見・早期治療という目的とともに、親の遺伝情報を取得するという目的でも、機能してきたのです。さらに、患者の次子《じし》は、疾患をもたない子にするという、出生を防止する意味も強くもっていました。

治療による障害の予防は重視されていましたが、順調な積み重ねのもとに実施されていったわけではありませんでした。このことも一因となって、疾患が検出された子どもの親は、次子が出生前診断の対象となって、疾患のある子どもを産まない方向性が提示されていました。しかも、技術の進歩によって、疾患のない子を選ぶという選択が可能となっていったのです。遺伝をめぐる議論は、すでに厚生省の研究班でもされていました。遺伝性疾患の検出やモニタリングは、母子保健政策上でも重要視されていたのです。しかし、新生児マス・スクリーニングの遺伝性疾患としての倫理的問題は、あまり指摘されてこなかったのです。この新しい技術の開発とともに、新生児マス・スクリーニングの対象疾患の拡大も企図されていきます。繰り返し述べますが、タンデムマス質量分析計の導入後、新生児マス・スクリーニングは、遺伝医療としての性格をいっそう強めたのです。

本書の研究史上の貢献が、新生児マス・スクリーニングが子どもの検査ではなく、親の検査としても機能してきたことを優生学史に位置づけ、遺伝医療の歴史として明らかにしたことにあればと願っています。従来の新生児マス・スクリーニング研究は、先天性代謝異常症をめぐる治療の実践や、実際に関与してきた医師たちによる概説《がいせつ》が主となっていて、「公衆衛生」における成功として語られ、多くの場合は、子どもの検査として捉えられてきました。そして、優生学史や母子保健史の文脈においても、新生児マス・スクリーニングは十分に検討されてこなかったのです。本書では、これまで検討されてこなかった、新生児マス・スクリーニングの親の遺伝情報の取得による「次子《じし》の選択」に注目し、その歴史を綿密《めんみつ》に記述することに精力を傾けました。

むろん、ひとつの歴史の側面に焦点を絞《しぼ》ることで、あえて視野の外に置いた事柄もたくさんあります。また、新生児マス・スクリーニングの導入から現在（二〇一七年）までを、通史的に扱う手法を採《と》ったために、十分に考察できなかったテーマも少なくありません。また、本書は、医学・医療、技術、生命倫理など、分野が広範囲に及ぶものでもあります。そのため、今後のさらなる課題として、以下の三点を挙げたいと思います。

第一に、治療に関する問いの検討が挙げられます。この本では、治療に関する記述を、特殊ミルクの開発にあえて限定しました。焦点を絞ることで、新生児マス・スクリーニングが抱える問題点を析出できると考えたためです。しかしそのため、他の先天性代謝異常症の治療に関する側面に十分な光を当てることができていません。先天性代謝異常症の治療には、薬物療法や移植など、さまざまな方法があります。これらの治療方法が、出生前診断による次子の出生にも、影響を与えていたと考えられます。

また、タンデムマス法の導入によって、疾患の治療ではなく、疾患の発症を予防することに重点が置かれるようになり、加えて、検出される疾患には、救命が困難とされる重症型や、治療が必要でないとされる軽症型も含まれていました。そのため、実際の疾患の発症予防と治療との違いや、症状を発症した場合の治療方法を検証していくことは、拡大した新生児マス・スクリーニングに対する、今後の研究課題です。

第二に、制度の導入に影響を与えた学会の動向が挙げられます。本書で何度も触れていますが、新生児マス・スクリーニングは、法律によって定められたものではなく、通知によって実施されてきた制度なのです。そのため、検査や治療、研究に関与してきた小児科医や産婦人科医を中心とした、医師たちの動向を左右した学会にも注目する必要があります。第1章と第2章では、新生児マス・スクリーニングの導入に対して、小児科医や産婦人科医が中心となっていた先天性代謝異常症の研究会について言及しました。しかし、研究会が学会となった後の動向や、タンデムマス法の導入にさまざまな学会が関与してきた経緯については、触れることができませんでした。このような、医師と学会との関連は今後、調査をしていく必要があります。

第三に、新生児マス・スクリーニングをめぐる倫理的課題が挙げられます。本書は、新生児マス・スクリーニングの歴史に重点を置いて記述してきたため、歴史的な検討が主になっています。そのため、新生児マス・スクリーニングのもつ、生命倫理的な課題への問いが、残されたままになっています。タンデムマス法の導入によって、遺伝医療としての側面がより強まることで、倫理的課題もより大きなテーマとなったといえます。新生児マス・スクリーニングに対する研究も、その実際の検査も、その行政実務も、日々行なわれています。この本で明らかにしたような、遺伝学的検査としての新生児マス・スクリーニングのもつ課題に対処していくことは、社会的に急務だといえます。

実際に、日本では北米に比べ、遺伝子技術や遺伝子に関する研究が社会に与える影響について、慎重に研究・調査さがなれてきたといえます。[2] とはいえ、他国とはかなり文化基盤が異なっている側面も無視できません。たとえば北米では、子どもの遺伝子情報を取得することは親の権利であり、たとえ治療方法のない疾患であっても、次の子どもを選ぶ手段としての新生児マス・スクリーニングが必要である、と認識する傾向があることが報告されています。[3] また、検査の実施で遺伝性疾患であることが明示されることが、新生児とその家族に永続的な影響を与える、という報告もあります。さらには、州や地域によっては、検査では四〇種類以上の疾患が検出されているところもあります。[4] アメリカ国立衛生研究所長を務める遺伝学者のフランシス・セラーズ・コリンズ（Francis Sellers Collins）は、遺伝子医療の「進展」に向けた肯定的楽観を、自著『遺伝子医療革命——ゲノム科学が私たちを変える』のなかで、次のように述べています。[5]

パーソナルゲノム医療の時代はもう到来している。いくつか重要な点がまだ不足しているとはいえ、ＤＮＡに隠されているとほうもなく貴重な情報は、つぎつぎと明らかになっている。あなたのゲノムはあなただけのものだ。それを知りたくはないのだろうか？[6]

また、保因者スクリーニングについても、推進に向けた展望を述べています。

今後、自分のゲノムの全ＤＮＡ配列情報を手に入れる人が増えてくれば保因者リスクの確認が高まり妊娠前にそのリスクを知りたいと思うカップルも増えてくると思われるからだ。おそらく二〇年もすれば、妊娠前スクリーニングがほとんどおこなわれていない現在の私たちの時代を振り返って、信じられないと目を丸くすることになるだろう。妊娠してからでないとスクリーニングが受けられないという現在のアメリカの医療システムが多くのカップルを苦しめていることも、驚きと不可解さをもってながめられることになるだろう。[7]

このように、自分たちのDNA情報を得て、自分たちがもちたいと望む子どもを選べることを、「パーソナルゲノム医療の成功は、私たちがそれぞれ自分の健康に責任をもってこそ達成できる」[8]と述べています。この『遺伝子医療革命』のなかでコリンズは、ガンや人種、感染症、脳、老化などと遺伝子との関係についても述べているため、決して遺伝性疾患にのみ言及しているわけではありません。しかし、保因者スクリーニングや出生前診断、着床前遺伝子診断は、私たちそれぞれの「健康」といえるのでしょうか。

今後、世界の動向も踏まえ、日本の新生児マス・スクリーニング、保因者スクリーニングや保因者診断のあり方に関心をもって注視していき、見切り発車的な前のめりの施策《しさく》に対しては、かつて母子保健法改正の動きに迅速《じんそく》に応答した運動がそうであったように、声をあげて疑問を突き付けていく必要があるのではないでしょうか。問題点を棚上《たなあ》げにしたままの施策が、さらなる過酷な現実を家族や子どもに強いてきた歴史については、本書のなかで、繰り返し言及したつもりです。

このような遺伝医療の変化を櫻井晃洋（札幌医科大学医学部遺伝医学）は、次のように述べています。

遺伝子解析技術の進歩は、かつてのような「見たいもの＞見えるもの」の時代から「見たいもの≪見えるもの」の時代に変遷《へんせん》してきた。こうした時代においては臨床型をもとに遺伝型を推定し、確認する医療ではなく、遺伝型の情報が得られる"Genotype first"の医療が展開されるようになる。さらに、今は一般市民が医療を介さずに自らの遺伝情報を入手することも可能となっている。遺伝医学の進歩は医療のありように大きく影響するのみならず、社会のあり方にも影響を及ぼすものである。▼9

私たちの身体は、遺伝情報によって成り立っています。しかし、私たちは一人ひとり異なる遺伝情報をもつのです。コリンズが指摘したように、なんらかの疾患の「保因者」であることが予期できれば、疾患のある子どもをもつことをあらかじめ予防することは、可能なのでしょうか。私たちは、誰しも遺伝子に欠陥をもち、なんらかの疾患の保因者である可能性があります。それらの可能性をすべて排除することは、実質的に不可能なのではないでしょうか。すべての遺伝情報を身近に取得できる状況にあるなかで、すべて「優良」な遺伝子をもつことは不可能であるがゆえに、エンハンスメント（enhancement）という「増強」や「追加」を意味する概念が、社会的に浸透しつつあるともいえます。私たち一人ひとりが、異なることを受け入れるように、あるがままの遺伝情報を受けいれることも、私たちに必要なことなのではないでしょうか。私たち自身が、その決断の鍵《かぎ》を握っているのかもしれません。

あとがき

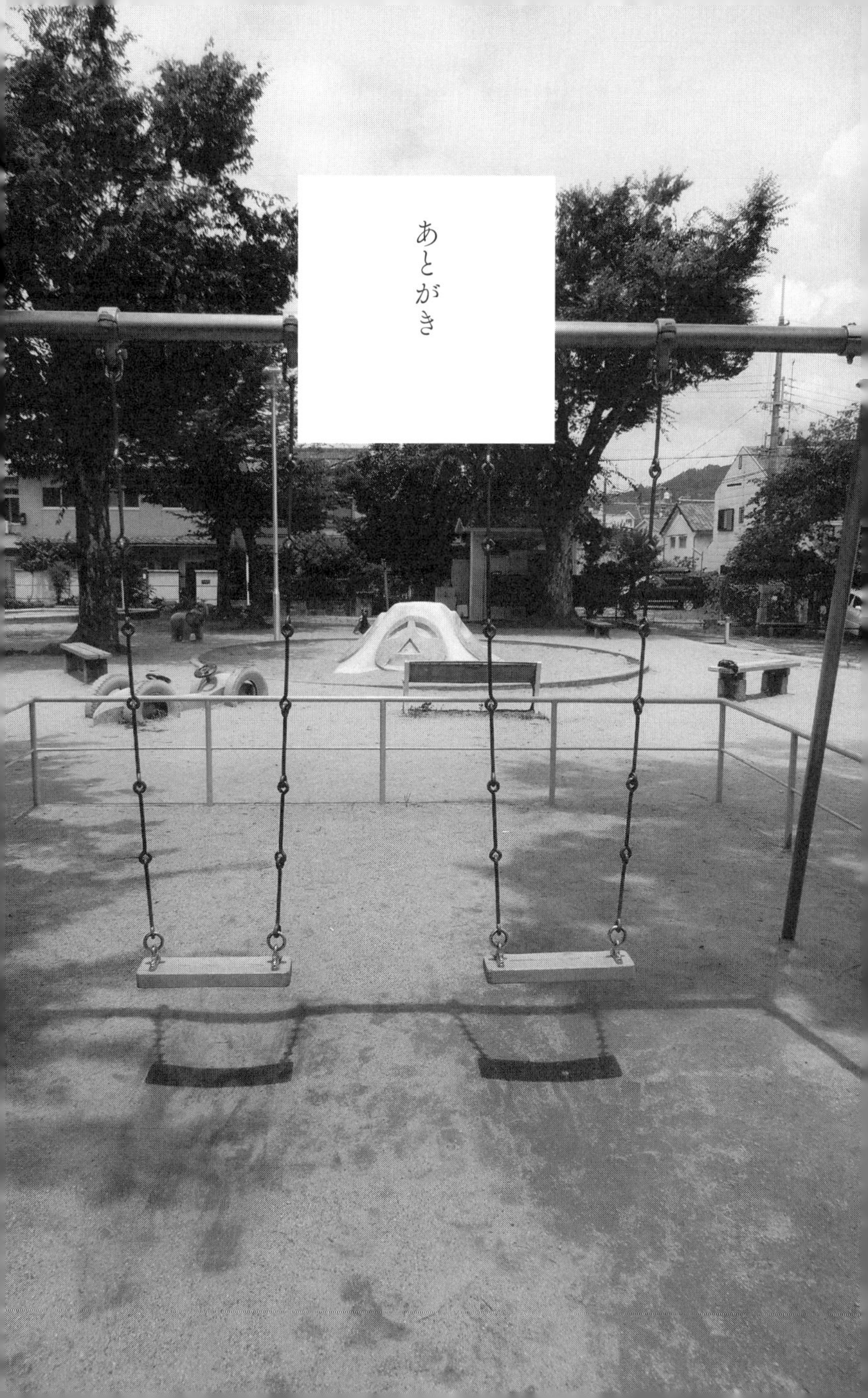

新生児マス・スクリーニングをなぜ研究テーマに選んだのかというのは、今まで幾度となく質問されてきたことです。そして、このテーマを選んだ理由はまったく個人的な私の体験に基づいています。すこし、長くなりますが、まず、その体験を読んでいただければと思います。

私自身、結婚後二人の子どもを育てながらフルタイムで働く中、あるチャンスに恵まれ、立命館大学の博士課程を受験することとなりました。その時は、漠然と母親同士の人間関係や義理の両親との関係性といった家族社会学に近いテーマを想定していました。これらのテーマを選定した理由は、無意識ながら他者との関係に「しんどさ」を感じていたからかもしれません。その、しんどさが理解できないまま受験し、そのあいまいさも包括する形で合格し、同時に三人目の子どもの妊娠が分かりました。うれしさと研究の両立に不安はありましたが、家族が増える喜びを感じていました。

ですが、身近なある人にこう言われました。「男の子と女の子がいるのに、もう一人産むというのはおかしい。三人いたらひとりぐらい「ややこしい」子になるで」と。「ややこしい」子の意味が自分の中で、消化できない中、妊娠十一週を迎え、つわりも落ち着いてきたとき、突然出血しました。その量は身体を動かすたびに、血がドバッと出るのがわかるくらいの大量出血で、おなかの子が、「もうだめかもしれない……」という思いと「何とか助かってほしい」という思いが交錯しながら、救急車でかかりつけだった総合病院に運ばれました。血まみれのズボンをハサミで切られる中、診察台の上で見たエコーには、拍動している心臓が私の眼にもはっきり見えました。よかったと思うと同時に、助かったこの命を大切にしようと心に誓いました。

その後も出血は続き、絶対安静の中、ある人がお見舞いに来てくれました。その人はプリンを冷蔵庫に入れながらこう言いました。「やっぱり「ややこしい」子、やったんやわ。私が言った通りになったわ。もし、生まれてきて「ややこしい」子やったら私は面倒をみないから」、「このまま流れてしまった方がよかったんじゃないの」と。まだまだ出血が続く中、その言葉は私の心に大きく突き刺さり、この人のいうややこしい子は「障害のある子」という意味なのだと理解できました。絶対安静の中、お腹の子は週数をかさね、よく動いて存在を誇示してくれました。三六週目に、安静が解除されてすぐに大学院の入学を迎えました。そして、よく動くこの子は最終的に横位となり、二〇一四年五月二日に帝王切開で生まれました。やや黄疸が強い、少し小さめという以外にはとくに何もなく退院の日を迎えました。そして、退院しました。

少し、前置きが長くなりましたが、ここから新生児マス・スクリーニングの話に入っていきます。もう少し、体験談にお付き合いいただければと思います。

退院から一週間程度たったころでしょうか。本当はもう少し早い時期だったかもしれません。出産した病院の看護師長から電話がありました。電話をとった瞬間から少し嫌な気持ちがありましたが、こういわれました。「入院中に受けた先天性代謝異常等検査のなかで、先天性甲状腺機能低下症（クレチン症）に関して再検査を受けてほしい、たぶん値も悪くないので、少し小さめだったことが影響しているのだと思います」。その時、正直、何とも言えない不安と、どうしようという気持ちがこみ上げてきました。先天性代謝異常という言葉は医療関係者であった私は知っていて、早期に発見し、治療すれば大丈夫なものという程度の知識もありました。ですが、三人目の子どもを産んで再検査になるまで、「一か月検診で母子手帳に貼られるペラッとした紙」程度の認識しかもっていませんでした。そして、この、「先天性代謝異常等検査」を調べていくと、多くが遺伝性疾患であること（本書をお読みの方すでにご存じと思いますが、先天性甲状腺機能低下症（クレチン症）は多くの場合遺伝性の疾患ではありません）、親は遺伝情報をもつ保因者として、また同じ疾患のある子を次も産む可能性があるということを知りました。そして、二〇一四年四月からこの検査で調べることができる疾患数が大幅に増えたことも、その時初めて知ったのです。結果的に、再検査の結果は「異状なし」でした。ほぼすべての新生児が検査を受けているのに、何もない場合（疾患をもたない場合）は認識もなく、通りすぎ、検査結果によっては、次の子どもをどうするのかを考えなければならず、家族に大きな影響を与えてしまう、遺伝学的検査である新生児マス・スクリーニングの機能をその時、改めて強く意識しました。

では、この話のオチについて、もう少しお付き合いいただければと思います。再検査結果がまだわからないまま、お宮参りの日を迎えました。その時、天性甲状腺機能低下症（クレチン症）で引っかかっていて、まだ結果が返ってきていないが、何かあればすぐに連絡があるはずだからと楽観的にとらえていると身内に伝えました。その時、ある人が、「やっぱり、私の言った通り「ややこしい」子やったんやわ」、「だから、三人も産んだらややこしいって言ったのに」といい、お宮参りの間、一度も子どもを抱いてくれませんでした。私のなかでふつふつと、なぜ、同じ子どもなのに「ややこしい」子と「ややこしくない」子に分けられるのだろうか。「ややこしい」子だった場合なぜ、生まれてきたことを喜んでくれいない人がいるのだろうか。この、「ややこしい」子を巡る一連の個人的な体験が、ずっと感じてきた、他者との関係の「しんどさ」に行きつくのではないかとの思いにいたりました。

このしんどさは、「子どもとはこうあるべき」や「こう育てるべき」、「健康であるべき」というさまざまな「べき」にあるのではないだろうかと。その「べき」のなかには、「子どもは健常で健康であるべき」という「べき」が含まれるのではないだろうかと思いました。さらに、親がある一定の確率で疾患のある子どもを持つ可能性がある保因者だった場合、この「べき」を行使するかしないかのサジェスチョンを親が握っていることになります。その場合、親はどのように「べき」を考えるのでしょうか。さらに、社会はどのような「べき」を親に望むのでしょうか。それはどのように変わってきたのか、むしろ変わってきていないのかを知りたいと思いました。

長々と個人的体験にお付き合いいただきありがとうございました。このような変遷をへて、私は新生児マス・スクリーニングの歴史を研究し始めました。

そして、本書はその研究成果として、二〇一八年九月に立命館大学先端総合学術研究科に提出した博士論文「日本における新生児マス・スクリーニングの歴史的検討――「遺伝」をめぐる問題に着目して」を大幅に加筆修正したものです。そして、この新生児マス・スクリーニングを研究した既発表論文に加筆・修正を加えたものとなっています。本書のもととなる初出掲載雑誌は次の通りです。

初出論文

序　章　**この本について、背景について**

「日本の母子政策の歴史——環境改善と遺伝的改善による「質の向上」に着目して」、『徳島科学史雑誌』、第三七号（二〇一八年）、三九－四九頁。

第1章　**新生児マス・スクリーニングはどのように始まったのか**

「日本における新生児マス・スクリーニングの導入——「保因者」の発見と「出生防止」に着目して」、『Core Ethics』、第十二巻（二〇一六年）、一〇三－一一四頁。

第2章　**新生児マス・スクリーニングと特殊ミルク**

「新生児マス・スクリーニングと治療可能性——特殊ミルク開発の歴史に照らして」『保健医療社会学論集』、第二八巻・第二号（二〇一八年）、七六－八六頁。

「日本の特殊ミルクをめぐる論争の歴史——「医薬品」と「食品」をめぐる小児科医と乳業企業の協働と離反」、『医学史研究』第一〇〇号（二〇一九年）、八三－一〇〇頁。

第3章　**新生児マス・スクリーニング、出生前診断、そしてDNA診断へ**

「新生児マス・スクリーニング導入後の保因者検索と出生前診断」、『立命館人間科学研究』、第三七号（二〇一八年）、一七－三〇頁。

第4章　**新生児マス・スクリーニングへの抗議**

「新生児マス・スクリーニングをめぐる論争の再検討——女性団体の運動と先天異常モニタリン

グ研究の議論を中心に」、『立命館人間科学研究』、第三五号（二〇一七年）、三三‐四八頁。

第5章　**タンデムマス法はどのように導入されたのか**

「新生児マス・スクリーニングへのタンデムマス質量分析計の導入」、『徳島科学史雑誌』、第三六号（二〇一七年）、三二‐四四頁。

資料の収集及び閲覧については、立命館大学図書館、国立国会図書館、京都府総合資料館、京都府立医科大学図書館、京都大学医学部図書館、大阪市立大学学術情報総合センター医学分館、滋賀医科大学附属図書館、同志社大学図書館、同志社女子大学図書館、京都府立大学図書館にお世話になりました。

本書は多くの方々の助けによって完成しました。博士論文の執筆の際には、指導教員であり、学位論文の主査をしていただいた、小泉義之先生に言葉では言い表せないほどお世話になりました。小泉先生の、厳しくも温かいコメントと、緻密な添削からは研究者として必要な心構えや姿勢を学ばせていただきました。さらに、教員として学生を真摯に指導する姿勢は、私の教育に対する姿勢の根本になっています。また、博士論文の副査をしていただいた、美馬達哉先生には、後述の医療社会学研究会も含め、医師でもある先生の医学知識と医療社会学者としての理論面から、多くの重要なコメントをいただきました。同じく副査の竹中悠美先生からは、ご専門の芸術学のみならず、ジェンダーの視点や薬剤師としての知識に基づく、薬に対するご指摘には、学術という研究分野の懐の深さを感じずにはいられませんでした。外部副査である土屋敦先生には、母子保健や児童福祉政策の歴史の観点からの貴重な示唆をいただきました。主査・副査の先生方からのコメントやご指摘は、問いを明らかにする意義、博士論文とは「何か」ということを明確にしてくれました。

修了生であり、先輩である利光惠子氏には、研究内容が具体的に定まらない状況から、新生児マス・スクリーニングを研究することの重要性をご指摘いただくとともに、あたたかい励ましをいただきました。さらには、ご自身の大切な資料も貸与いただくなど、利光氏なくしては、この研究はなかったといえる重要な存在です。渡辺克典氏には、社会運動をどう捉えて、記述すべきかについて丁寧にご指導をいただきました。本書の第4章は渡辺氏のご指導、ご助言がなければ完成していなかったといえます。先輩でありながら、同年齢の坂井めぐみ氏には、公私ともに大変お世話になりました。坂井氏の存在は常に心の支えであり、会うたびにいつも元気をいただいています。今後も、研究者としてお互い高めあっていける関係でありたいと思っています。櫻井悟史氏と髙木美歩氏には、博士論文の提出前に内容について確認いただきました。他にも、個々にはお名前をあげることはできませんが、立命館大学先端学術研究科の院生の皆様や職員の方々にもとてもお世話になりました。

研究会では、医療社会学研究会で黒田浩一郎先生、佐藤純一先生など多くの方にお世話になりました。佐藤先生には、口頭試問の前にとても鋭く、重要なご指摘と質問をいただき大きな学びになりました。徳島科学史研究会では、西條敏美氏や四宮義正氏など多くの方より励まし、ご助言をいただきました。いつも暖かく見守ってくださる徳島科学史研究会は私の第二の故郷です。医学史研究会では、香西豊子氏はじめ、多くの医学史研究者の方から、歴史研究の醍醐味を教えていただきました。

出版にむけては、洛北出版の編集者竹中尚史氏から、原稿を懇切丁寧に確認いただき、書籍にする上での有益なアドバイスをいただきました。北村政次氏、青木久里氏、角田孝典氏には書籍化にあたり、内容について緻密に確認いただきました。本書は、「立命館大学大学院博士課程後期課程　博士論文出版助成制度」に採択され、本書を出版することができました。この場をおかりし、感謝を申しあげます。

最後に、家族に感謝を述べたいと思います。まず、夫である笹谷幸生は私の無謀なる挑戦につきあい、時にはなだめ・励まし応援してくれていることに感謝しています。彼がいなければ今の私はありません。私の研究を一番評価・理解してくれているのは彼かもしれません。次に、母である松井千枝子は、大学進学から今まで、常に私の取り組みを評価し、支え続けてくれています。「私ができることはやってあげるから、絵里は絵里にしかできないことをやりなさい」

という言葉は、いつも私の心の支えになっています。娘の柚日は、忙しくて何もできない私の代わりにご飯を作り、時には研究のアドバイスをしてくれる心強い存在です。「お母さんは私たちだけじゃなくで、みんなが幸せになるために研究してるんやろ」という言葉は、今でも私の宝物です。息子の宗希は、私が行き詰まり、落ち込んでいるときにそっと抱きしめてくれる優しい子です。「お母さん、疲れてるから」といって、家で入れてくれる彼のコーヒーは格別で、新しい研究のアイデアを与えてくれました。最後に、私にこの新生児マス・スクリーニングという研究テーマを与えてくれた娘の季布に感謝します。彼女がいなければこの研究テーマに出会うことはありませんでした。また、「命」について深く考えることができていなかったのかもしれません。五歳となった今でも、私の隣で寝ていて、寝相が悪く、肘鉄や足蹴りをされて目が覚めることがあり、おなかの中で大暴れしていたことを思い出させてくれます。

本当に、生まれてきてくれてありがとう。

二〇一九年七月　梅雨の京都にて

笹谷絵里

終 章

1———厚生省児童家庭局、「先天性代謝異常検査等の実施について」、(昭和52年7月12日 児発第441号) 1977年。厚生省児童家庭局、「先天性代謝異常検査等の実施について」(昭和52年7月12日 児母衛第18号) 1977年。受診率については、厚生労働省雇用均等・児童家庭局母子保健課、「先天性代謝異常等検査実施状況 (平成26年度)」、『特殊ミルク情報』、第51巻 (2015年)、37-40頁を参照ください。

2———山中浩司、額賀淑郎 編、『遺伝子研究と社会——生命倫理の実証的アプローチ』、昭和堂、2007年。柘植あづみ、加藤秀一 編、『遺伝子技術の社会学』、文化書房博文社、2007年。

3———Etchegary, Holly, et al., "Public Attitudes About Genetic Testing in Newborn Period," *Journal of Obsteric, Gynecologic, & Neonatal Nursing*, 41(2), 191-200, 2012. Hayeems, Z. Robin et al,"Expection and values about expended newborn screening: a public engagement study," *Health Expectations*, 18(3), 419-429, 2015.

4———NEW YORK STATE Newborn Screening Program (https://www.wadsworth.org/programs/newborn/screening 2017年12月31日取得)

5———Collins, F, S, Collins, Francis Sellers., *The Language of Life: DNA and the Revolution in Personalized Medicine,* Harper Perennial, 2010 (矢野真千子訳『遺伝子医療革命——ゲノム科学が私たちを変える』、NHK出版、2011年)

6———同書、136頁。

7———同書、85頁。

8———同書、339頁。

9———福島義光 監修、『遺伝カウンセリングマニュアル——改訂第3版』、南江堂、2016年、改訂第3版の序。

業、『乳幼児突然死症候群（SIDS）における病態解明と臨床的対応および予防法開発とその普及啓発に関する研究 平成20～22年度 総合研究報告書』、2011年。厚生労働科学研究費補助金成育疾患克服等次世代育成基盤研究、『乳幼児突然死症候群（SIDS）および乳幼児突発性危急事態（ALTE）の病態解明および予防法開発に向けた複数領域専門家による統合的研究　平成23年～平成25年度 総合研究報告書』、2014年。

77――――日本マス・スクリーニング学会精度保証システム委員会・日本マス・スクリーニング学会技術部会、「タンデムマス・スクリーニングの検査施設基準及び検査実施基準」、『日本マス・スクリーニング学会誌』、第23巻・第3号（2013年）、328-338頁。

78――――重松陽介、畑郁江、「Ⅲ．マス・スクリーニング異常の対応のポイント タンデムマス・スクリーニング」、『小児科診療』、第76巻・第1号（2013年）85-91頁。重松陽介、「タンデムマス・スクリーニングの全国展開」、『小児保健研究』、第72巻・第5号（2013年）、605-609頁。重松陽介、「新生児タンデムマス・スクリーニングの全国的導入の意義」、『小児科学会雑誌』、第117巻・第11号（2013年）、1728-1736頁。山口清次、「新生児マススクリーニングの新時代――タンデムマス法の導入」、『日本周産期・新生児医学会雑誌』、第48巻・第4号（2013年）、827-829頁。山口清次、「タンデムマスを用いた新生児マススクリーニングによる先天代謝異常症の早期診断」、『小児科臨床』、第66巻・第2号（2013年）、193-198頁。

79――――厚生労働省雇用均等・児童家庭局母子保健課長通知、「先天性代謝異常の新しい検査法（タンデムマス法）の実施にあたって」（平成26年4月9日 雇児母発0409第1号）、2014年。

80――――同通知より引用。

81――――同通知。

82――――厚生労働科学研究委託費 難治性疾患実用化研究事業、『新生児行政機関で対象疾患の診療ガイドライン改訂、診療に質を高めるための研究（H26－委託（難）一般－063）平成26年度 委託業務成果報告書』、2015年。

83――――厚生労働科学研究費補助金 成育疾患克服等次世代育成基盤研究事業（健やか次世代育成総合研究事業）、『新生児マススクリーニングのコホート体制、支援体制、および精度向上に関する研究 平成26年度 総括・分担研究報告書』、2015年、3頁。

84――――同書、3-13、95-98頁。

85――――青木菊麿、木下和子、「新生児マス・スクリーニングの追跡調査に関する報告」、『特殊ミルク情報』、第35号（1999年）、77-92頁。

86――――北川照男ほか、「新生児マス・スクリーニングで発見された症例のフォローアップシステムの再検討」、『特殊ミルク情報』、第38号（2002年）、21-23頁。

ども家庭総合研究事業、『タンデムマス等の新技術を導入した新しい新生児マススクリーニング体制の確立に関する研究 平成20年度 総括・分担研究報告書』、2009年、30-32頁。

63————但馬剛、佐倉伸夫、「タンデムマス新生児スクリーニング——確定診断とフォローアップにおける問題点」、『日本マス・スクリーニング学会誌』、第18巻・第1号（2008年）、17-22頁。

64————長尾雅悦、「先天性代謝異常症の遺伝子診断——新生児マススクリーニング陽性例の早期診断への応用」、『IRYO』、第62巻・第2号（2008年）、69-75頁。

65————長尾雅悦、「新生児マススクリーニング陽性例の遺伝子検査を用いた確定診断」、『日本マス・スクリーニング学会誌』、第19巻・第3号（2009年）、217-223頁。

66————松田一郎、「新生児スクリーニングに関する倫理的、法的、社会的問題の歴史的背景」、『日本マス・スクリーニング学会誌』、第19巻・第3号（2009年）、210頁。

67————同書、189-215頁。

68————厚生労働科学研究費補助金 子ども家庭総合研究事業、『タンデムマス等の新技術を導入した新しい新生児マススクリーニング体制の確立に関する研究 平成19～21年度 総合研究報告書』、2010年。

69————厚生労働科学研究費補助金 成育疾患克服等次世代育成基盤研究事業、『タンデムマス導入による新生児マススクリーニング体制の整備と質的向上に関する研究 平成22年度 総括・分担研究報告書』、2011年。

70————厚生労働省雇用均等・児童家庭局母子保健課長通知、「先天性代謝異常の新しい検査法（タンデムマス法）について」（平成23年3月31日 雇児母発0331第1号）、2011年。

71————山口清次ほか、「新生児マス・スクリーニング検査施設基準 日本マス・スクリーニング学会制定（2010年3月）」、『日本マス・スクリーニング学会誌』、第21巻・第3号（2011年）、207-209頁。

72————小林弘典、山口清次、「タンデムマスによる新生児スクリーニング」、『小児科』、第51巻・第12号（2010年）、1697-1703頁。

73————小林弘典、「新生児拡大マススクリーニング——タンデムマス法」、『小児科臨床』、第63巻・第10号（2010年）、2063-2069頁。

74————石毛（和田）美夏、浦上竜彦、「新生児マス・スクリーニング」、『小児科診療』、第73巻・第9号（2010年）、1599-1603頁。

75————厚生労働科学研究費補助金 成育疾患克服等次世代育成基盤研究事業、『タンデムマス導入による新生児マススクリーニング体制の整備と質的向上に関する研究 平成23年度 総括・分担研究報告書』、2012年。

76————山口らは、SIDSやALTE様症状の患者の代謝解析として以下の研究も実施しています。厚生労働科学研究費補助金 成育疾患克服等次世代育成基盤研究事

44―――同書、22頁。

45―――厚生労働科学研究費補助金 子ども家庭総合研究事業、『わが国における新生児マススクリーニングのあり方に関する研究 平成16年度 統括・分担研究報告書』、2005年。

46―――山口清次、「新生児マススクリーニングの新しい動き――質量分析の導入による新展開」、『日本医事新報』、第4175号（2004年）、19-25頁。

47―――黒田泰弘・松田純子、「マス・スクリーニングの費用－便益――新生児マス・スクリーニングを中心に」、『小児内科』、第36巻・第12号（2004年）、1862頁。

48―――同書、1862頁。

49―――同書、1858-1862頁。

50―――厚生労働科学研究費補助金 子ども家庭総合研究事業、『乳幼児突然死症候群（SIDS）における科学的根拠に基づいた病態解明および臨床対応と予防法の開発に関する研究 平成17年度 統括・分担研究報告書』、2006年、12頁。

51―――仁志田博、「乳幼児突然死症候群（SIDS）に関するガイドラインの意味するところ」、『日本医事新報』、第4238号（2005年）、7-10頁。

52―――特殊ミルク共同安全開発委員会 編、「タンデムマス導入にともなう新しいスクリーニング対象疾患の治療指針」、『特殊ミルク情報』、第42号別刷、2007年。

53―――厚生労働科学研究費補助金 子ども家庭総合研究事業、『わが国の21世紀における新生児マス・スクリーニングのあり方に関する研究 平成16～18年度 総合研究報告書』、2007年。

54―――同書、9-10頁。

55―――同書、10頁。

56―――厚生労働科学研究費補助金 子ども家庭総合研究事業、『タンデムマス等の新技術を導入した新しい新生児マススクリーニング体制の確立に関する研究 平成19年度 総括・分担研究報告書』、2008年。

57―――山口清次、「大きく変わろうとしている新生児マス・スクリーニング」、『日本周産期・新生児医学会雑誌』、第43巻・第4号（2007年）、802-805頁。

58―――小林弘典ほか、「先天代謝異常症13例における新生児期ろ紙血を用いたタンデムマス分析による後方視的検討」、『日本小児科学会誌』、第111巻・第9号（2007年）、1155-1159頁。

59―――重松陽介、「広がりはじめたタンデムマス・スクリーニングの現況」、『日本マス・スクリーニング学会誌』、第17巻・第3号（2007年）、23-24頁。

60―――同書、19-24頁。

61―――Orphan Net Japan（http://onj.jp/index.html　2017年1月17日取得）

62―――厚生労働科学研究費補助金 子ども家庭総合研究事業、『タンデムマス等の新技術を導入した新しい新生児マススクリーニング体制の確立に関する研究 平成19年度 総括・分担研究報告書』、2008年、25-27頁。厚生労働科学研究費補助金 子

32――――吉永宗義、仁志田博司、「乳幼児突然死症候群における育児環境のアンケート調査」、『日本小児科学会雑誌』、第100巻・第2号(1996年)、201頁。
33――――厚生省心身障害研究、『小児の心身障害・疾患の予防と治療に関する研究 研究報告書 平成8年度』、1997年、35-43頁。
34――――太神和廣、「わが国のSIDSの疫学」、『小児内科』、第30巻・第4号(1998年)、464-468頁。
35――――山口清次ほか、「乳幼児に突然死をきたす先天代謝異常――そのアプローチ」、『小児内科』、第30巻・第4号(1998年)、499-504頁。山口清次「先天代謝異常と突然死――その病態」、『小児科診療』、第63巻・第3号(2000年)、400-407頁。SIDSの原因が先天性代謝異常と判明すると、患児はSIDSの定義から外れるため、論文では「SIDS様」〔SIDSに似た症状〕と記述されています。
36――――厚生省心身障害研究、『乳幼児死亡の防止に関する研究 研究報告書 平成9年度』、1998年、35-56頁。疫学の面からも、環境要因について検討がなされています。詳しくは、田中哲郎ほか、「わが国の乳幼児突然死症候群(SIDS)の疫学」、『厚生の指標』、第46巻・第3号(1999年)、3-10頁。
37――――青木継稔ほか、「将来マス・スクリーニングに取りあげられる可能性の高い疾患について」、『小児科診療』、第63巻・第9号(2000年)、1385-1390頁。
38――――厚生科学研究(子ども家庭総合研究事業)、『マススクリーニングの見逃し等を予防するシステムの確立に関する研究 研究報告書 平成12年度』、2001年、545－558頁。厚生科学研究(子ども家庭総合研究事業)、『マススクリーニングの効率的実施及び開発に関する研究 研究報告書 平成13年度』、2002年、172-181頁。
39――――Marshall, Eliot, "Fast technology Drives New World of Newborn Screening," *Science*. 294 (5550), 2272-2274, 2001.
40――――厚生労働省雇用均等・児童家庭局、「全国児童福祉主管課長会議資料」、2001年(http://www.mhlw.go.jp/topics/0104/tp0419-2/13.html#8　2016.12.13日取得)
41――――厚生労働省雇用均等・児童家庭局母子保健課長通知、「「先天性代謝異常検査等の実施について」の廃止について」(平成13年3月28日 雇児発第170号)、2001年。
42――――厚生労働科学研究費補助金 難治性疾患克服研究事業『マススクリーニングの効率的実施及び開発に関する研究 平成15年度 統括・分担研究報告書』、2004年、87-93頁。具体的には、II型のシトルリン血症では、生涯発症しない場合や新生児期に肝機能障害を呈してもII型のシトルリン血症に至らない場合も多く、新生児期に検出することはさまざまな社会的問題があると考えられるため、慎重な対応が求められるとされました。
43――――重松陽介、「タンデムマス質量分析計による新生児マス・スクリーニング――有機酸・脂肪酸代謝異常症を中心に」、『特殊ミルク情報』、第39号(2003年)、22頁。

16———同書、74-76頁。

17———厚生省科学研究(子ども家庭総合研究事業)、『マススクリーニングの見逃し等を予防するシステムの確立に関する研究 平成11年度研究報告書』、2000年、121頁。

18———同書、120-122頁。

19———青木菊麿、木下和子、「特殊ミルク使用症例で、これまでに報告された死亡例のまとめ」、『特殊ミルク情報』、第37号(2001年)、54頁。

20———同書、54-56頁。

21———Howat, AJ, Bennett ,MJ, Variend, S, Shaw ,L. Deficiency of medium chain fatty acylcoenzyme A dehydrogenase presenting as the sudden infant death syndrome," *BRITISH MEDICAL JOURNAL*. 288(31), 976, 1984.

22———Emery, John L, Variend, Sadick, AlecJ. Howat, Alec J ,Vawter, Gordon F., "Investigation of inborn errors of metabolism in unexpected infant deaths," *The Lancet*. 332 (8601), 29-31, 1988.

23———成澤邦明、「先天性代謝異常症と突然死」、『小児内科』、第24巻・第8号(1992年)、1267-1272頁。

24———加藤稲子、「乳幼児突然死症候群——統計」、『周産期医学』、第46巻・第3号(2016年)、385-387頁。

25———松下富之助、木田市治、「小児の突然死の頻度調査」、『日本総合愛育研究所紀要』、第8集(1973年)、123-131頁。松島富之助、「乳児の突然死の疫学に関する研究」、『日本総合愛育研究所紀要』、第9集(1973年)、31-49頁。

26———厚生省心身障害研究、『「乳幼児突然死(SIDS)」に関する研究 研究報告書 昭和56年度』、1982年。

27———坂上正道、小宮弘毅 監修、『SIDSの手引き』、東京医学社、1993年。

28———山口清次、「乳児突然死症候群と脂肪酸代謝異常症」、『日本小児科学会誌』、第98巻・6号(1994年)、1165-1168頁。

29———厚生省心身障害研究、『小児の心身障害予防、治療システムに関する研究 研究報告書 平成4年度』、1993年、221-263頁。厚生省心身障害研究、前掲(註7)、1994年、181-228頁。厚生省心身障害研究、『小児の心身障害予防、治療システムに関する研究 研究報告書 平成6年度』、1995年、207-265頁。厚生省心身障害研究、『小児の心身障害、疾患の予防と治療に関する研究 研究報告書 平成7年度』、1996年、3-53頁。厚生省心身障害研究、『小児の心身障害、疾患の予防と治療に関する研究 研究報告書 平成8年度』、1997年、3-66頁。

30———仁志田博司、『乳幼児突然死症候群とその家族のために』、東京書籍、1995年。

31———厚生統計協会・編、『国民衛生の動向』、財団法人 厚生統計協会、1997年、65-68頁。

第5章

1———— Millington, D. S., Kodo, N., Norwood, D. L., Roe, C. R. "Tandem mass spectrometry: A new method for acylcarnitine profiling with potential for neonatal screening for inborn errors of metabolism," *Journal of Inherited Metabolic Disease*, 13(3): 321-324. 1990.

2————寺田直人 ほか、「Tandem Massによる Acylglycine分析」、『日本医用マススペクトル学会講演集』、第17巻(1992年)、229-230頁。

3————寺田直人ほか、「ESIMS/MSにおけるアシルカルニチンとアミノ酸の一斉分析」、『日本医用マススペクトル学会講演集』、第20巻(1995年)、39-44頁。

4————北川照男、「新生児マススクリーニングの17年間を回顧して」、『小児内科』、第26巻・第12号(1994年)、1951-1955頁。

5————同論文、1954頁。

6————厚生省心身障害研究、『代謝疾患・内分泌疾患等のマス・スクリーニング、進行阻止及び長期管理に関する研究 研究報告書 平成3年度』、1992年、194-200頁。厚生省心身障害研究、『マス・スクリーニングシステムの評価方法に関する研究 研究報告書 平成4年度』、1993年。厚生省心身障害研究、『マス・スクリーニングシステムの評価方法に関する研究 研究報告書 平成5年度』、1994年。

7————厚生省心身障害研究、『マス・スクリーニングシステムの評価方法に関する研究 研究報告書 平成5年度』、1994年、63-67頁。

8————同書、64-65頁。

9————厚生省心身障害研究、『新しいスクリーニングのあり方に関する研究 研究報告書 平成7年度』、1996年、72-75頁。山口は80年代からガスクロマトグラフィー質量分析計を使用した研究を実施していました。詳しくは、山口清次ほか、「有機酸代謝異常スクリーニングのためのGC-MSデータ自動検索システム」、『日本小児科学会雑誌』、第90巻・第12号(1986年)、2673-2682頁。

10————同書、74頁。

11————同書、74頁。

12————厚生省心身障害研究、『効果的なスクリーニングの施策に関する研究 研究報告書 平成8年度』、1997年、201-210頁。

13————厚生省心身障害研究、『効果的なスクリーニングの施策に関する研究 研究報告書 平成9年度』、1998年、73-75頁。新生児の血液ろ紙については、書面による説明と同意を得て実施されていました。

14————厚生省科学研究(子ども家庭総合研究事業)、『マススクリーニングの見逃し等を予防するシステムの確立に関する研究 平成10年度研究報告書』、1999年、77-78頁。

15————同書、79-83頁。

43————山村研一、「先天性代謝異常の遺伝子治療と疾患モデル動物」、『蛋白質 核酸 酵素』、第33巻・第5号・臨時増刊（1988年）、475頁。

44————1988年7月16日、『母子保健』、「みんなでしゃべろう会・資料」において、先天異常モニタリング研究が、1979年の研究班発足時は、遺伝要因の解析、保因者の検出、比較的単純な発生予防、環境要因の解析にもとづく発生予防が、先天異常の発生要因の解析を志しながら研究が行なわれていたと記述されています。また、治療不可能であれば優生学的な排除が意図されたこと、また、発生予防とは、環境の改善を意味しているのではなく、胎児の出生予防による予防が想定されていたことも書かれています。詳しくは、『母子保健』、「みんなでしゃべろう会・資料」、主催自治労大阪本部・大阪医療・年金・福祉抜本改革大阪運動センター・母子保健法改悪に反対する女たち・大阪連絡会、1988年。

『先天異常のモニタリングに関する研究 昭和59年度研究報告書』、1985年、132頁。『先天異常に関するモニタリング研究』では、遺伝や染色体にも着目し、外表奇形のモニタリングが行なわれていたといえます。

31――――母子保健法改悪に反対する女たち・大阪連絡会、「母子保健法改悪に反対する女たちOSAKAれんらく会ニュースNo.2」、1986年。

32――――利光惠子氏から提供された利光氏自身が整理・作成した交渉メモにもとづいています。大阪府との交渉における質問事項および大阪府衛生部の回答も、交渉に参加した利光氏のメモを参照しています。

33――――大阪府衛生部、「質問状に対する回答について(回答)」、1986年。

34――――質問状に対する回答についての大阪府衛生部職員との話し合いを行なったさいに、衛生部職員が口頭で補足的に述べたことを利光氏自身が整理・作成したメモにもとづいています。以下の註35、36、37も、このメモにもとづく補足です。口頭で――今年度の大阪班は改組され、大阪府立母子総合センターの職員は入っていない、今後の研究については検討中であり、現在は新生児調査票を回収していない、データ入力も止まっている――このように補足されています。

35――――補足として、府医師会は回収を手伝っただけで、医師会は中を見ていない、と述べています。

36――――補足として、これまでは、希望の有無を確認せずに検査していたこともあったことを認め今後は何らかの形で確認したい、と述べております。

37――――補足として、これまでは了解を得ずに勝手に血液を流用していたが、今後は了承を得ずにはしない、これまで血液流用したデータはすべて破棄する、と述べています。

38――――母子保健法改悪に反対する女たち・大阪連絡会、『異議あり! 母子保健――なにわやかましレポート』、1993年、5頁。大阪連絡会は、新生児マス・スクリーニングの制度自体の問題性は指摘しつつも、その後、積極的な議論はなされませんでした。その後の大阪連絡会の運動の中心は、受精卵診断や着床前診断の議論に変化していきます。詳しくは、利光、前掲書(註12のなかの『受精卵診断と出生前診断』)を参照ください。

39――――石川県は厚生省の研究班には参加していませんでしたが、1981年より、県内の産婦人科医療機関や保健所等の衛生行政機関のもとに、先天異常児発生調査(先天奇形、染色体異常、遺伝性疾患、先天性代謝異常、その他の先天性の疾患をすべて含む)を実施していました。詳しくは、厚生省心身障害研究、『先天異常モニタリングシステムに関する研究 昭和62年度研究報告書』、1988年、37-51頁。

40――――同書、5頁。

41――――同書、5-9頁。

42――――厚生省心身障害研究、『先天異常モニタリングシステムに関する研究 昭和63年度研究報告書』、1989年、3頁。

伝子を救い上げることになる。これがどういう意味を持つことになるか先天異常モニタリングの立場からも見守っていきたい——。

19————同書、113-119頁。

20————厚生省心身障害研究、『先天異常のモニタリングに関する研究 昭和59年度研究報告書』、1985年、15-19頁。

21————利光、前掲（註12のなかの『受精卵診断と出生前診断』）。

22————厚生省への質問と厚生省からの回答は、交渉に参加した利光恵子氏が作成した交渉メモにもとづいています。交渉メモは、利光氏から著者（笹谷）に提供されました。この厚生省との交渉は、後の大阪府との交渉との課題を一定数網羅しています。

23————厚生省心身障害研究、『先天異常のモニタリングに関する研究 昭和60年度研究報告書』、1986年、1-3.

24————チェルノブイリ原子力発電所の事故が起こったのは1986年4月26日のことです。報告書は、その後に発行されたと考えられます。1979年の『先天異常のモニタリングに関する研究』では、欧米における先天異常モニタリングシステムの実情を調査する目的とし、先天異常の原因の大部分が、遺伝子や染色体とそれを取り巻く環境の相互作用であるとし、研究班の着手の第一歩として、先進諸国の遺伝医学の実態調査を行なっています。

25————厚生省心身障害研究、前掲（註23）、3頁。

26————厚生省心身障害研究、前掲（註23）、22-28頁。

27————厚生省心身障害研究、前掲（註23）、28頁。この報告書の林昭たちの意見に対して、大阪連絡会は、「あきれた話である」と述べ、「彼は反省するどころか、研究がストップされてしまったことを不服に思っているのです」と指摘しています。詳しくは、母子保健法改悪に反対する女たち・大阪連絡会、『異議あり！母子保健——なにわやかましレポート』、1993年、10頁。

28————厚生省心身障害研究、『先天異常モニタリングシステムに関する研究 昭和61年度研究報告書』、1987年、1-3頁。

29————同書、1頁。

30————1980年度の報告書の「先天異常モニタリングシステムの統計的方法の検討」のなかで、安田徳一（放射線医学総合研究所遺伝研究部）は、先天異常モニタリングの検討項目の一つとして、先天異常に遺伝の寄与が大きいかどうかの検討も行なうと立言しました。厚生省心身障害研究、前掲（註17）、148頁。1982年度の研究報告書（1983年発行）のなかで、山村は「外表奇形モニタリングの真の目標は、最終的には催奇形原をみつけてこれを取り除くことにある」と位置づけています。厚生省心身障害研究、前掲（註18）、1頁。1984年度の先天異常モニタリングの実地調査に関する研究（大阪班）で、母親の年齢が上昇するほど出生するダウン症候群の児の発生頻度が高くなることが確かめられています。厚生省心身障害研究、

14————母子保健法改悪に反対する女たち・大阪連絡会、「しらぬ間に私たちはモルモット、NO！ 赤ちゃんや私たちの血液を無断で流用しないで！ 母子保健法改「正」の目玉商品先天異常モニタリングシステムのねらいはなにか？」、No.2. 1986年。大阪のマス・スクリーニングの血液流用とともに、1982年に鳥取県の保健所や公立病院で妊婦1161人の検診時の血液でαプロテインを測定した問題も指摘しています。

15————母子保健法改悪に反対する女たち・大阪連絡会、「母子保健法改悪に反対する女たちOSAKAれんらく会ニュース」、1986年。

16————このなかで、班長（主任研究者）の山村雄一（大阪大学学長）は、先天異常とは「あらゆる病気は遺伝要因と環境要因のからみから生ずる」というのが病気に対する基本的な考え方であるが、この考えのなかで先天異常を位置づけるとすれば「病気のなかでもとくに遺伝要因の明らかなモデル疾患」ということになる」とし、研究班で検討する先天異常は遺伝性が明らかでなくても、遺伝要因の解析の進んでいる病気はすべて含まれると定義づけています。具体的には、遺伝子、染色体の基礎知識の開発、病気としての先天異常の診断技術の向上と情報収集への応用、病態の正確な把握、発生および発症の予防、評価と治療法の開発と受け入れ準備が対象となります。「これらのテーマはいずれもこの班の本来の使命である先天異常のモニタリングに欠くべからずものである」と明言しています。さらに、環境に関して、大気の汚染、化学物質、薬剤、食品添加物、薬品類、放射線物質が与える影響についても言及しています。他にも、胎児が母体を通して受ける環境要因（薬剤）や遺伝子そのものに対する環境要因の影響について、「環境要因は常に遺伝要因と密接な関係の下病気を発現する」と規定し、「新しい環境要因、とくに新しい薬剤や化学薬品の開発は、常にかくれた遺伝素因と結びついて新しい病気を発現する可能性がある」と述べ、環境要因についてのモニタリングの必要性を記述しています。つまり、環境の改善を目的とするのではなく、環境が与える遺伝的変化に着目していたと考えられます。詳しくは、厚生省心身障害研究、『先天異常のモニタリングに関する研究 昭和54年度研究報告書』、1980年、1-4。

17————厚生省心身障害研究、『先天異常のモニタリングに関する研究 昭和55年度研究報告書』、1981年、124-129頁。

18————厚生省心身障害研究、『先天異常のモニタリングに関する研究 昭和57年度研究報告書』、1983年、1-3頁。研究が行なわれた理由について1982年度の報告書のなかで、班長の山村は、次のように述べています——現在〔1982年当時〕、先天性代謝異常マス・スクリーニングの対象となっている疾患の大部分は常染色体劣性遺伝病である。この種類の劣性形質は常識的に発生頻度が大きく変動するとは考えられないので、先天異常モニタリングの対象としては不適当である。したがって、対象疾患の選定がモニタリングにおいて重要な意味を持ち、さらに先天性代謝異常マス・スクリーニング事業は、ある意味で、これまで自然に淘汰されていた変異遺

第4章

1―――読売新聞社、「讀賣新聞」、「未婚女性に「母性手帳」健康診査も厚生省が六二年度実現めざす」、1985年8月25日・朝刊・22面。

2―――婦人民主クラブの「婦人民主新聞」は、1946年8月22日に「女たちの手による女たちの新聞」として創刊されております。母子保健法の改正に反対する運動の記事の多くは、主に当時の婦人民主新聞に掲載されています。

3―――婦人民主クラブ、「婦人民主新聞」、「母子保健法 厚生省、全面改悪にのりだす 女のからだを生涯管理 障害の"発生予防"狙う」、1985年9月13日・3面。

4―――婦人民主クラブ、「婦人民主新聞」、「母子保健法改悪　厚生省説明」、1985年9月27日・3面。

5―――朝日新聞社、「朝日新聞」、「厚生省、先天異常の監視システム導入へ 発生急増すればすぐ原因究明」、1985年9月23日・朝刊・3面。

6―――「先天性四肢障害児父母の会」(1985)、「母子保健法改「正」とモニタリングの制度化――父母の会として反対表明へ――ただなお必要な議論」、No.101、「父母の会通信」(1985年)、1頁。

7―――同書、5頁。

8―――「婦人民主新聞」、「母子保健法改悪に反対する同時多発大行動」、1985年12月6日・1面。母子保健法改悪に反対する同時多発大行動に参加したのは、以下の7つの都市です。札幌:ゼッタイこれはまずい!母子保健法改「正」に反対する集会。仙台:母子保健を共に考える集い。富山:母子保健法改「正」案ってなんだ。名古屋:母子保健法って何だろう。京都:母子保健法改悪阻止全国同時大行動・京都編。大阪:母子保健法改悪させへんで! 大阪集会。母子保健法改悪阻止全国同時大行動・東京編。詳しくは、「婦人民主新聞」、「11.23 母子保健法改悪阻止 全国同時多発行動」、11月15日・3面。

9―――「婦人民主新聞」、「改悪阻止にむけ全国に運動広がる 母子保健法」、1985年12月27日・3面。

10―――「婦人民主新聞」、「大阪でも反対集会 母子保健法改悪NO !」、1986年2月27日・3面。

11―――「婦人民主新聞」、「母子保健法改悪今国会上程阻止」、1986年3月28日・3面。

12―――「母子保健法改悪に反対し、母子保健のあり方を考える全国連絡会」に参加した団体は障害者団体、女性団体、自治体労働者などです。詳しくは、利光惠子『受精卵診断と出生前診断――その導入をめぐる争いの現代史』、生活書院、2012年、100頁。

13―――同書、67-141頁。

殊ミルク情報』、第24号(1992年)、32-34頁。
57————松原洋一、「先天性代謝異常:DNA診断——疾患別に診断技術を有する施設情報」、『小児科診療』、第56巻・第4号(1993年)、579-584頁。
58————同論文、584頁。
59————衛藤義勝、「先天代謝異常——わが国における出生前診断の現状」、『小児科診療』、第56巻・第4号(1993年)、591頁。
60————同論文、585-595頁。
61————松田一郎、「出生前診断とバイオエシックス」、森川良行・編、『NEW MOOK小児科8——出生前診断と胎児新生児管理』所収、金原出版、1994年、2頁。
62————岡野善行 ほか、「フェニルケトン尿症の遺伝子解析——100%の遺伝子変異検出システムの構築と臨床症状との相関関係」、『日本小児科学会』、第102巻・第3号(1998年)、494頁。現在、フェニルケトン尿症の遺伝子変異の同定は約95%であるとされています。ONJ検査情報 http://onj.jp/list/download/PAH.pdf 2017年5月28日取得。
63————Dorothy C Wertz, *et al.*, "Guidelines on Ethical Issues in Medical Genetics and The Provision of Genetics Services," 1995, WHO.(松田一郎 監修、小児病院臨床遺伝懇話会有志 訳、『遺伝医学の倫理的諸問題および遺伝サービスの提供に関するガイドライン』、1997年。
64————松田、前掲(註61)、3頁。
65————Albert A. Jonsen, *A Short History of Medical Ethics*, Oxford and New York, Oxford University Press. 2000(藤野昭宏・前田義郎 訳、『医療倫理の歴史——バイオエシックスの源流と諸文化圏における展開』、ナカニシヤ出版、2009年、156-186頁。
66————米本昌平、『バイオエシックス』、講談社、1985年。
67————木村利人、『いのちを考える——バイオエシックスのすすめ』、日本評論社、1987年。
68————土屋貴志、「「bioethics」から「生命倫理学」へ——米国におけるbioethicsの成立と日本への導入」、加藤尚武・加茂直樹 編、『生命倫理学を学ぶ人のために』所収、世界思想社、1998年、14-27頁。1997年に日本で成立した臓器移植法が生命倫理学に与えた影響は考慮しておく必要があるでしょう。
69————丸本百合子・山本勝美、『産む／産まないを悩むとき——母性保護時代のいのち・からだ』、岩波書店、1997年、11-22頁。
70————経済条項の拡大解釈によって、障害や疾患があるとされる胎児の中絶が実施されることになりました。

田操、「メープルシロップ尿症とホモシスチン尿症」、『小児医学』、第22巻・第2号(1989年)、283-285頁。

42———1983年には、メープルシロップ尿症の古典型、間歇《かんけつ》型、中間型、サイアミン反応型、E3欠損症の、5つの臨床病型が明らかにされています。森田潤、「メープルシロップ尿症の治療経験より」、『特殊ミルク情報』、第15号(1987年)、10-14頁。ですが、出生前診断が実施可能とされていたのは、乳幼児重症型(古典型を指すと思われる)と間欠型のみとされています。坂元ほか、前掲(註27)、181頁。むろん、現在においても、詳細な型の分類は、確立されたものであるとはいえません。

43———厚生省心身障害研究、前掲(註25)、285頁。

44———大浦敏明、「心身障害の予防と治療——予防」、『脳と発達』、第5巻・第5号(1973年)、34-38頁。

45———多田啓也ほか、「羊水のアミノ酸パターンならびにアミノ酸代謝異常症の出生前診断の可能性」、『先天異常』、第14巻・第3号(1974年)、233-234頁。

46———大浦、前掲(註23)、77-79頁。

47———Savio L. C. Woo, *et al.*, "Cloned human phenylalanine hydroxylase gene allow prenatal diagnosis and carrier detection of classical phenylketonuria," *Nature* .306(10), 1983. 151-155, 1983. Savio L. C. Woo, "Prenatal Diagnosis and Carrier Detection of Classic Phenylketonuria by Gene Analysis," *Pediatrics*. 74(3), 412-423, 1984.

48———多田啓也、「最近の進歩——臨床の立場から」、『最新医学』、第40巻・第11号(1985年)、2228-2232頁。

49———須川佶・松本雅彦、「先天異常出生前診断——現況と将来」、『産婦人科治療』、第52巻・第2号(1986年)、203-210頁。

50———大浦敏明、「フェニルケトン尿症」、『蛋白質 核酸 酵素』、第33巻・第5号(1988年)、487-492。

51———黒田泰弘、「先天異常の研究とその重要性」、『日本小児科学会雑誌』(1988年)、2477-2480頁。

52———福島久雄・藪内百治、「3. 先天性代謝異常症の出生前DNA診断」、『日本臨床』、第47巻増刊号(1989年)、236-237頁。

53———同論文、237頁。

54———同論文、236-241頁。

55———厚生省心身障害研究『平成2年度厚生省心身障害研究 小児慢性疾患のトータルケアに関する研究』、1991年、181-183頁。日本で出生前診断へのＤＮＡ診断の応用について、161施設(大学病院を対象)にアンケート調査が実施され、119施設(74%)から回答を得ています。回答では、産婦人科の83.6%、小児科の64.9%が何らかの出生前診断を実施していました。ＤＮＡ診断を取り入れていたのは16施設で、対象疾患は12疾患でした。同書、181-183頁。

56———岡野善行ほか、「フェニルケトン尿症の遺伝子解析——現状と展望」、『特版、1984年、174-186頁。

28————特殊ミルク事務局、『特殊ミルク共同安全開発事業のあゆみ』、社会福祉法人恩賜財団母子愛育会　総合母子保健センター特殊ミルク事務局、1993年。

29————小林登、多田啓也、藪内百治、『出生前小児科学Ⅲ』、中山書店、1985年、299-310頁。

30————同書、305頁。日本臨床心理学会でも、治療に特殊なミルクを用いるという「自然な」治療方法で、中枢神経系の障害を予防できると述べられています。日本臨床心理学会編、『「早期発見・治療」はなぜ問題か』、現代書館、1987年、86頁。一般の人々のあいだだけでなく、早期発見・早期治療のあり方に疑問を抱く人々にいたるまで、新生児マス・スクリーニングの対象疾患についての、同様の考え方が、現在にいたるまで広く浸透してしています。

31————高井俊夫ほか編、『先天性代謝異常症』、診断と治療社、1973年。

32————大和田操、「シリーズ先天性遺伝性疾患の診断に役だつ検査　出生前診断」、『臨床検査』、第29巻・第13号（1985年）、1805頁。

33————同書、1805頁。

34————多田啓也ほか、「胎児診断の現状——先天代謝異常」、『日本医師会雑誌』、第99巻・第9号、1988年、1610-1613頁。

35————同書、1610-1611頁。

36————金森修は、「選択的中絶は、重篤な遺伝病だけではなく、二分脊椎やダウン症などをも対象にしうるし、事実歴史的にもそうなってきた」ことを指摘しています。金森修、『遺伝子改造』、勁草書房、2005年、76頁。この「重篤な遺伝病」に、新生児マス・スクリーニングの対象疾患が含まれることについては指摘されていません。

37————新生児マス・スクリーニングの実施後、10年間の新生児マス・スクリーニングのデータが収集されました。結果は、メープルシロップ尿症は28例発見され、そのうち3例の死亡が確認されています。青木菊麿、「昭和63年度マススクリーニング5疾患の追跡調査——新生児マススクリーニングで発見された疾患の発見頻度と近親婚の関係」、『特殊ミルク情報』、第20号（1990年）、64-68頁。なお、出生前診断を受けたのが4例であったのは、決して少ない数とはいえません。

38————吉田裕慈、「生後4日より治療を開始したメープルシロップ尿症の1例」、『特殊ミルク情報』、第16号（1988年）、24-27頁。

39————同書、26頁。

40————同書、24-27頁。

41————大和田操・北川照男、「マス・スクリーニングで発見された軽症メープルシロップ尿症の同胞例」、『特殊ミルク情報』、第17号（1988年）、18-22頁。同事例では後に、麻疹罹患時に重篤な発作が生じている。この経験から、メープルシロップ尿症が重篤な疾患であることを再認識させられた、と述べられています。大和

14————「不幸な子どもの生まれない運動」の延長として、静岡県で実施された羊水検査について、当時の被検査者の多くがダウン症を出生したことのある妊娠女性であったことは指摘されています。土屋敦、「母子保健行政の転換局面における「先天異常児」出生予防策の興隆——「(少産) 少死社会」における生殖技術論と「胎児」の医療化の諸相」、『三田学会雑誌』、第102巻・第1号(2009年)、110-112頁。

15————本多達雄、「産婦人科における遺伝相談の実際」、『産婦人科の世界』、第29巻・第7号(1977年)、823-828頁。

16————厚生省心身障害研究、『先天異常のモニタリングに関する研究 昭和55年度研究報告書』、1981年、245頁。

17————玉井は、遺伝子診断が可能となる以前から遺伝カウンセリングというかたちでの患者支援は存在しており、それが、優生政策の一端を担ってきたという批判があるとした。しかしながら、当時の遺伝相談が、現在(2019年)よりも保因者が遺伝性疾患の子どもを産むことを抑制するという面をより強くもっていたという点は述べられていない。玉井真理子、「遺伝カウンセリングと倫理」、『小児科診療』、第7巻・第21号(1999年)、989-993頁。

18————馬場一雄、小林登・編、『小児科MOOK9——小児のマス・スクリーニング』、金原出版、1979年、18-19頁。

19————同書、18頁。

20————桜井は、疾患の原因となる遺伝子をもつがゆえに、社会から負の烙印を押され、排除される可能性がある人々の「正義のために」「国家が私的選択に介入することが正当化されることもある」と指摘しています。桜井徹、『リベラル優生主義と正義』、2007年、ナカニシヤ出版、14頁。その「正当化」されてきた要因の一つが、新生児マス・スクリーニングであるといえるでしょう。

21————馬場、小林、前掲(註18)、46頁。

22————馬場、小林、前掲(註18)、22-7頁。ヒスチジン血症については、検出された多くに治療や知能の低下が見られないとされています。厚生省心身障害研究小児慢性疾患研究班、『昭和53年度小児慢性疾患(内分泌、代謝、血液系)に関する研究 研究報告書』、1979年、4-1 – 4-26頁。そのため、1992年には、ヒスチジン血症は、スクリーニングの対象疾患から除外されています。

23————大浦敏明 編、『小児の先天性代謝異常症——フェニルケトン尿症を中心に』、医師薬出版株式会社、1980年、77-79頁。

24————厚生省心身障害研究、前掲(註16)、234頁。

25————厚生省心身障害研究、『先天異常のモニタリングに関する研究 昭和56年度研究報告書』、1982年、263-264頁。

26————厚生省心身障害研究、『先天異常のモニタリングに関する研究 昭和57年度研究報告書』、1983年、241-256。

27————坂元正一、滝一郎、室岡一・編、『産婦人科 MOOK27——羊水』、金原出

第3章

1———厚生省児童家庭局、「先天性代謝異常検査等の実施について」(昭和52年7月12日 児発第441号)、1977年。厚生省児童家庭局、「先天性代謝異常検査等の実施について」(昭和52年7月12日 児母衛第18号)、1977年。

2———厚生労働省子ども家庭局母子保健課長通知、「先天性代謝異常等検査の実施について」(平成30年3月30日 子母発0330第2号)、2018年。ここでは、フェニルケトン尿症などの先天性代謝異常、先天性副腎過形成症、そして先天性甲状腺機能低下症は、早期に発見して早期に治療を行なうことにより、知的障害をはじめとする心身障害を予防することが可能である、と明記されております。

3———北川照男、「先天性代謝異常症の新生児——マス・スクリーニングが実施されるにあたって」、『小児科臨床』、第30巻・第10号(1977年)、1665-1673頁。

4———北川照男、「胎児診断」、朝山新一、林基之、北川照男、一戸健司、『ライフサイエンスにおける——性と生殖』、共立出版、1976年、144頁。

5———同書、141頁。ガラクトース血症の出生前診断は、すでに実施例があり、ホモシスチン尿症、メープルシロップ尿症も出生前診断が可能であるとされていました。福山幸夫、「(福山幸夫教授開講5周年記念論文集)先天異常、遺伝性疾患の胎内診断の進歩」、『東京女子医科大学雑誌』、第42巻第12号(1972年)、871-888頁。後述するヒスチジン血症の出生前診断が可能とされるのは、1980年代半ばです。

6———1996年の母体保護法への名称の改正まで、遺伝条項は、法律改正の影響を受けていません。

7———田中克己、『遺伝相談 気にする人・気にしない人のために』、講談社、1964年、193頁。

8———同書、179頁。

9———佐藤孝道、『出生前診断——いのちの品質管理への警告』、有斐閣選書、1999年、160頁。

10———須川佶他、「わが遺伝クリニックにおける出生前診断」、『産婦人科治療』、第35巻・第1号(1977年)、72-80頁。

11———末原則幸、倉知敬一、「染色体異常の出生前診断」、『臨床科学』、第16巻・第11号(1980年)、1325-1330頁。

12———鈴森薫、小石多紀子、八神喜昭、「羊水診断の意義と穿刺後の後出生児の追跡調査」、『日本産科婦人科学会雑誌』、第30巻・第10号(1978年)、243-252頁。

13———従来の出生前診断や選択的中絶の議論では、胎児診断が可能な障害のなかで、実際の検査での検出数が多いダウン症(21トリソミー)が論点とされていました。しかし、遺伝性疾患を対象とした出生前診断の主眼は元来、遺伝性疾患に置かれていたと言えます。

的・社会的アウトカム」、『特殊ミルク情報』、第47号（2011年）、7-8頁。

90———同論文、7頁。

91———2015年7月から、フェニルケトン尿症は、特定医療費（指定難病）助成制度による医療費助成が開始されています。

92———三渕浩 ほか、「青年期に抑うつ、幻聴、妄想を呈したフェニルケトン尿症の1例」、『特殊ミルク情報』、第47号（2011年）、13-16頁。

93———望月弘、山口修一、「充実した社会生活を送っているフェニルケトン尿症の成人男性」、『特殊ミルク情報』、第47号（2011年）、35-37頁。

94———現在でも、企業のＣＳＲ活動の一環として位置づけられています。明治乳業ホームページ（https://www.meiji.co.jp/csr/society/s_milk/s_milk01.html　2018年7月5日取得）。また、特殊ミルク共同安全開発事業の設立に関与した厚生省児童家庭局母子衛生課長の福渡靖は、後に森永ヒ素ミルクミルク事件の被害者救済を目的に設立された公益財団法人ひかり協会の理事長を務《つと》めていました。

95———この微量元素の添加は、従来の先行研究（黒田浩一郎、「「健康食品」の社会学——序説」、『国際社会文化研究所紀要』、第9号、2007年、289-311頁）で言及されている、人工的なものから自然なものに近づく議論とは、異なる視点です。薬価収載されなかった、ガラクトース血症のための特殊ミルクは、乳糖を除去したものであり、先天性代謝異常症だけでなく、乳糖不耐症（ミルクアレルギー）にも使用されるものでした。

また、2001年には、特殊ミルクを使用した疾患の治療に関して、一定の結論が述べられています。結論では、特殊ミルクは、244種類の疾患に使用され、さまざまな治療効果が得られている、と報告されております。他方で、特殊ミルクによる確実な治療効果や食事療法が確立している疾患は、フェニルケトン尿症以外にないとも報告されています。また、死亡の割合が高い疾患は、有機酸血症と尿路サイクル異常症であると記されています。青木菊麿・木下和子、「登録特殊ミルク使用症例で、これまでに報告された死亡例のまとめ」、『特殊ミルク情報』、第37号(2001年)、54-56頁。

79――――この後、開発・医薬品化されたのは、1985年から開発されて1999年に薬価収載された、フェニルケトン尿症のためのペプチド粉末にとどまっています。また、糖原病の特殊ミルクは、2008年に、医薬品としては製造が中止され、登録特殊ミルクとなっています。詳しくは、特殊ミルク事務局、「平成20年度登録特殊ミルク安定供給事業の運用について」、『特殊ミルク情報』、第44号(2008年)、110頁。

80――――現在においても、フェニルケトン尿症は、治療可能な疾患としては、代表的なものですが、しかし、その治療は決して容易なものではないことも明らかにされています。また、治療基準(血中フェニルアラニン値の維持範囲)は、各国によって異なっています。詳しくは、大和田操、「フェニルケトン尿症治療における血中フェニルアラニン至適濃度は?」、『特殊ミルク情報』、第52号(2016年)、4-7頁。

81――――特殊ミルク事務局、「臨床報告」、『特殊ミルク情報』、第21号(1990年)、10-41頁。特殊ミルク事務局、「臨床報告」、『特殊ミルク情報』、第22号(1991年)、6-30頁。

82――――北川照男 ほか、「フェニルケトン尿症(高フェニルアラニン血症の一部を含む)治療指針の改定の経緯と改定勧告治療指針(平成7年)について」、『特殊ミルク情報』、第30号(1995年)、43-50頁。

83――――特殊ミルク事務局、「臨床報告」、『特殊ミルク情報』、第35号(1999年)、10-49頁。

84――――青木菊麿、「思春期のフェニルケトン尿症――はじめに」、『特殊ミルク情報』、第35号(1999年)、10頁。

85――――佐倉伸夫、溝口信行、「成人となったフェニルケトン尿症の2例の治療上の問題」、『特殊ミルク情報』、第35号(1999年)、25頁。

86――――加治正行、近藤昌子、「20歳を迎えたフェニルケトン尿症の1例」、『特殊ミルク情報』、第35号(1999年)、36頁。

87――――岩本弘子、「マス・スクリーニングで発見されたPKUの年長例4例の臨床経過」、『特殊ミルク情報』、第35号(1999年)、46頁。

88――――特殊ミルク事務局、「特集・成人期のフェニルケトン尿症(PKU)」、『特殊ミルク情報』、第47号(2011年)、6-39頁。

89――――芳野信、渡邊順子、岡田純一郎、「成人フェニルケトン尿症患者の医療

3号（1982年）、253-257頁。
67――――明治乳業株式会社、『有価証券報告書』、1983年、12頁。
68――――北川照男 ほか、「昭和57年度肝型糖原病治療用特殊ミルクの開発に関する共同研究報告」、『特殊ミルク情報』、第7号（1983年）、36-50頁。昭和57年度厚生省心身障害研究小児慢性疾患研究班、『小児慢性疾患（内分泌、代謝、血液系）に関する研究』、1983年、35-42頁。
69――――長谷川秀夫、「登録特殊ミルク（糖原病治療用フォーミュラ No.8002　夜間用及び No.8005　昼間用）の医薬品化」、『特殊ミルク情報』、第17号（1988年）、53頁。
70――――明治乳業株式会社、『半期報告書』、1984年、5頁。開設されたヘルスサイエンス研究所では、代謝・免疫、発生や遺伝子形質の発現という、生命科学の基礎研究が行なわれていたようです。
71――――長谷川、前掲（註69）、53頁。
72――――Chen, Y T, "Cornstarch Therapy in Type I Glycogen-Storage Disease," *The New England Journal of Medicine*, 310(3), 171-175, 1984.　このチェンらのコンスターチ療法は、現在の糖原病治療において、幼児期以降の頻回食とともに、主流の治療法となっています。詳しくは、遠藤文夫 編、『先天代謝異常ハンドブック』、中山書店、2013年、175頁。
73――――長谷川、前掲（註69）、53頁。詳しくは、厚生省薬務局、「稀用医薬品の製造（輸入）承認申請に際し添付すべき資料について」（昭和60年6月29日薬審一第2号厚生省薬務局審査第一・安全・生物製剤課長連名通知）、1985年。
74――――北川照男ほか、「肝型糖原病治療用特殊ミルク（明治8002, 8005, 8007, 8009）の臨床試験成績」、『特殊ミルク情報』、第13号（1986年）、38-49頁。同様の報告は、北川照男ほか、「肝型糖原病治療用特殊ミルク（明治8002, 8005, 8007, 8009）の臨床成績」、『小児科臨床』、第39巻・第5号（1986年）、1165-1176頁でもなされています。
75――――長谷川、前掲（註69）、53頁。
76――――長谷川、前掲（註69）、55-56頁。
77――――特殊ミルク事務局、「昭和63年度の安定供給事業の運用について」、『特殊ミルク情報』、第17号（1988年）、91頁。
78――――大和田操・吉田泰祚、「肝型糖原病の食事療法」、『小児科診療』、第55巻・第8号（1992年）、1575-1582頁。
他の疾患に関しても、新生児マス・スクリーニングの開始とともに、厚生省の研究班で追跡調査が行なわれ、その後、特殊ミルク事務局が追跡調査を引き継いでおります。詳しくは、多田啓也・館田拓、「新生児マス・スクリ-ニング計画により発見された先天性代謝異常症の追跡調査」、『産科と婦人科』、第49巻・第2号（1982年）、167-172頁。

ク情報』、第4号（1982年）、28-30頁。

47———特殊ミルク事務局、前掲（註38）、5-34頁。

48———特殊ミルク事務局、前掲（註38）、12-23頁。

49———1981年の6品目の薬価収載の前に使用されていたフェニルケトン尿症の特殊ミルクは、雪印乳業のロフェミルクと大五栄養のフェニトールです。

50———北川、前掲（註44）、9-15頁。

51———北川照男、「昭和56年度の事業を始めるに当たって」、『特殊ミルク情報』、第2号（1981年）、3頁。

52———曽根敏麿、「先天性代謝異常治療用ミルクの開発に思う」、『特殊ミルク情報』、第4号（1982年）、10頁。

53———同論文、10頁。

54———土屋文安、「特殊ミルクと微量元素」、『特殊ミルク情報』、第3号（1981年）、8頁。

55———厚生省環境衛生局、「食品衛生法施行規則、乳及び乳製品の成分規格等に関する省令及び食品、添加物等の規格基準の一部改正について」（昭和53年8月27日環食化第38号厚生省環境衛生局長通知）、1983年。

56———山本良郎、「特殊用途食品の開発・供給の問題点」、『特殊ミルク情報』、第8号（1984年）、7-9頁。

57———日本先天代謝異常学会編、『新生児マススクリーニング対象疾患等』、診断と治療社、2015年、183-201頁。2014年から導入されたタンデムマス法でも、対象疾患ではありません。パイロット調査がなされている可能性はあります。

58———J. Fernandes and N. A. Pikaar, “Hyperlipemia in Children with Liver Glycogen Disease,” *The American Journal of Clinical Nutrition.*: 22(5), 617-627, 1969.

59———北川照男ほか、「糖原病の治療」、『小児科診療』、第33巻・第6号（1970年）、705-714頁。

60———J. Fernandes, “The Effect of Disaccharides on The Hyperlactacidaemia of glucose-6-phosphatase-deficirnt children,” *Acta Paediatr Scand*, 63-695-698, 1974.

61———Greene, Harry L, “Continuous Nocturnal Intragastric Feeding for Management of Type 1 Glycogen-Storage Disease,” *The New England Journal of Medicine*, 294(8), 423-425, 1974.

62———厚生省心身障害研究、前掲（註39）、237-248頁。

63———北川照男ほか、「昭和56年度肝型糖原病治療用特殊ミルクの開発に関する共同研究報告書」、『特殊ミルク情報』、第5号（1982年）、24-39頁。

64———特殊ミルク事務局、「(1) 登録外」、『特殊ミルク情報』、第2巻（1981年）、11-24頁。

65———山村雄一ほか監修、『新内科学体系』、中山書店、1979年、263-332頁。

66———垂井清一郎、「糖原病の分類——1982年の観点」、『診断と治療』、第70巻・

31――――『朝日新聞』、「先天性代謝異常　新生児6400人に1人　実数・発見率とも急増」、1979年7月11日朝刊10面。

32――――『朝日新聞』、「治療用の特殊ミルク　安定供給やっと見通し　先天性代謝異常の子ども用」、1980年2月6日東京朝刊17面。

33――――日本先天代謝異常学会、前掲(註14)、9頁。

34――――厚生省、「特殊ミルク共同安全開発事業実施要綱」、1980年。2017年11月時点の特殊ミルク共同安全開発事業の役割と厚生労働省との関係については、図4を参照ください。

35――――青木菊麿、「先天性代謝異常症の特殊ミルク治療指針について」、『特殊ミルク情報』、第1号(1981年)、29-32頁。

36――――北川照男 ほか、前掲(註29)、15頁。

37――――北川照男 ほか、前掲(註29)、15頁。

38――――特殊ミルク事務局、『特殊ミルク情報』、第1号(1981年)、5-34頁。

39――――実際に、当時の厚生省の研究班でも、高アンモニア血症の原因となる尿素サイクル異常症の、新生児期での早期発見による治療を目的にした、新しいスクリーニング方法が検討されていました。厚生省心身障害研究小児慢性疾患研究班、『昭和55年度　小児慢性疾患(内分泌、代謝、血液系)に関する研究　研究報告書』、1981年。

さらに、特殊ミルクによる障害の予防に加えて、先天異常の疫学的な状況を把握して対策を講じるために、対象者のデータ収集と解析が必要とされていました。詳しくは、福渡靖、「先天異常と母子保健」、『産科と婦人科』、第49号(1982年)、58-67頁参照。

40――――厚生省心身障害研究小児慢性疾患研究班、『昭和53年度小児慢性疾患(内分泌、代謝、血液系)に関する研究　研究報告書』、1979年、4-1-4-26頁。厚生省心身障害研究小児慢性疾患研究班、『昭和54年度小児慢性疾患(内分泌、代謝、血液系)に関する研究　研究報告書』、1980年、4-1-4-14頁。

41――――厚生省児童家庭局母子衛生課、「新生児マス・スクリーニングの実績報告」、『特殊ミルク情報』、第2号(1981年)、48頁。

42――――多田啓也 ほか、「ヒスチジン血症の治療指針の改定について」、『日本小児科学学会』、第84巻・第6号(1980年)、599頁。

43――――多田啓也 ほか、「ヒスチジン血症の治療指針の改定について」、『日本小児科学学会』、第85巻・第11号(1981年)、1634頁。

44――――北川照男、「先天性代謝異常」、『特殊ミルク情報』、第3号(1981年)、9-15頁。

45――――大浦敏明、「先天性代謝異常症の新生児マス・スクリーニングの現状と問題点」、『日本先天異常学会会報』、第21巻・第1号(1981年)、9-16頁。

46――――青木菊麿、「特殊ミルクによる治療経験1　ヒスチジン血症」、『特殊ミルいて記述し、三野は日本の育児用粉乳の歴史について記述を行なっています。
18———日本先天代謝異常学会、前掲(註14)、35頁。
19———青木菊麿、「先天性代謝異常症」、『小児内科』、第26巻・第12号(1994年)、12頁。
20———西内正彦、『日本の母子保健と森山豊——すべての母と子に保健と医療の恩恵を』、日本家族計画協会、1988年、243頁。
21———高井俊夫・森山豊、「対談 母子保健の諸問題を語る」、『産婦人科の世界』、第17巻・第11号(1965年)、65-72頁。
22———黒田泰弘、「わが国における新生児マス・スクリーニングのあゆみ」、『小児科診療』、第9号(2000年)、1293-1302頁。
23———森山豊、「はじめに」、『産婦人科の世界』、第26巻・第11号(1974年)、1-3頁。
24———高井他、前掲(註8)、64-343頁。
25———厚生省心身障害研究遺伝研究班、『母子の健康と遺伝的要因に関する研究 研究報告書 昭和49年度』、1975年。厚生省心身障害研究遺伝研究班、『心身障害の発生予防に関する遺伝学的研究 研究報告書 昭和50年度』、1976年。厚生省心身障害研究異伝研究班、『心身障害の発生予防に関する遺伝学的研究 研究報告書 昭和51年度』、1977年。
26———メープルシロップ尿症、ホモシスチン尿症、ヒスチジン血症の検出は、ガスリー法によってなされ、ガラクトース血症は、ボイトラー法およびペイゲン法による検出がなされました。
27———厚生省児童家庭局、「先天性代謝異常検査等の実施について」(昭和52年7月12日、児発第441号厚生省児童家庭局)1977年。厚生省児童家庭局、「先天性代謝異常検査等の実施について」(昭和52年7月12日、児母衛第18号)1977年。
1979年に、新生児マス・スクリーニングの対象疾患として「先天性甲状腺機能低下症(クレチン症)」が追加されました。クレチン症の治療には、特殊ミルクは使用しません。乾燥甲状腺末(チラージン)を1日1回服用するのが、代表的な治療法です。1989年には、先天性副腎皮質過形成症も、新生児マス・スクリーニングの検査の対象として追加されました。治療には、特殊ミルクは使用されず、副腎皮質ステロイド薬の補充や、女児の男性化に対する形成術が主な治療となります。ヒスチジン血症は、1992年に、治療の必要がないとして、新生児マス・スクリーニングの対象から除外されています。
28———日本先天代謝異常学会、前掲(註14)、79-80頁。
29———北川照男 ほか、「保健文化賞受賞記念座談会——特殊ミルク共同安全事業を振り返って」、『特殊ミルク情報』、第28号(1994年)、9頁。
30———『讀賣新聞』、「「代謝異常児」救済へ 特殊ミルク開発協 厚生省 来年度に設立」、1978年9月20日朝刊3面。

第2章

1————詳しくは、特殊ミルク事務局、「特殊ミルク分類表」、『特殊ミルク情報』、第52号（2016年）、94-97頁。特殊ミルクのなかで薬価収載され、健康保険の適用となっているものを「医薬品」と表記します。詳しい分類に関しては、**表1**も参照ください。

2————森永乳業50年史編纂委員会、『森永乳業50年史』、森永乳業株式会社、1967年、141-142頁。

3————和光堂株式会社社史編纂室、『和光堂のあゆみ』、和光堂株式会社、1969年、75頁。

4————明治乳業株式会社70年史編集委員会、『おいしさと健康を求めて——明治乳業70年史　激動と変化のこの10年』、明治乳業株式会社、1987年、58-59頁。

5————白井千晶、「自宅出産から施設出産への趨勢的変化——戦後日本の場合」、『社会学年誌』、第40号（1999年）、125-139頁。

6————高井俊夫、武知久幸、『小児の栄養代謝——その生理と異常』、医学書院、1960年。

7————同書、365頁。

8————高井俊夫 ほか編、『先天性代謝異常症』、診断と治療社、1973年、74頁。

9————大浦敏明、「国産低フェニルアラニン乳の作られた頃」、『特殊ミルク情報』、第2号（1981年）、39-40頁。

10————曽根敏麿、「先天性代謝異常治療用ミルクの開発に思う」、『特殊ミルク情報』、（1982年）第4号、9-10頁。

11————大浦敏明 ほか、「4. フェニールケトン尿症治療に関する最近の問題点」、『小児科診療』、第28巻・第6号（1965年）、673-682頁。

12————曽根、前掲（註10）、9頁。

13————大浦敏明・一色玄、「尿検査による精神薄弱の生化学的鑑別診断」、『内科』、第14巻・第5号（1964年）、889-896頁。

14————日本先天代謝異常学会「30年のあゆみ」編集員会 編、『日本先天異常学会雑誌——30年のあゆみ』、日本先天異常学会、1997年、79-80頁。

15————高井俊夫 ほか、「フエルケトン尿症に対する低フエルアラニン食　食餌療法の理論と実際」、『日本小児科学会誌』、第71巻・第8号（1967年）、879-893頁。

16————遠藤文夫 編、『先天代謝異常ハンドブック』、中山書店、2013年。

17————1968年になって、高井俊夫 編、『乳児栄養学——乳の組成と乳児栄養』（朝倉書店、1968年）を刊行しています。この書で注目すべきは、雪印乳業の斉藤健介（雪印乳業株式会社技術研究所第三研究室長）と三野和雄（雪印乳業株式会社開発部長）が、執筆者として加わっている点です。斎藤は、人乳および乳組成につ

74———厚生省心身障害研究遺伝研究班、『心身障害の発生予防に関する遺伝学的研究　研究報告書 昭和51年度』、1977年。

75———同書、7頁。

76———同書、9頁。

77———大倉興司、半田順俊、「遺伝相談センターにおける遺伝相談例の統計的解析」、『臨床遺伝研究』、第1巻・第1号(1979年)、48-58頁。

78———黒田、前掲(註38)、1175頁。

79———成瀬浩、「代謝異常症などのマス・スクリーニングの歴史」、『小児科診療』、第41巻・第1号(1978年)、15頁。

64————厚生省心身障害研究遺伝研究班、前掲書(註49)、268頁。

65————厚生省心身障害研究遺伝研究班、前掲書(註49)、269頁。

66————松永英、「人類遺伝学から見た公衆衛生、とくに小児保健の今後の動向」、『東京都衛生局学会誌』、第53巻(1974年)、3-6頁。

67————厚生省心身障害研究遺伝研究班、『心身障害の発生予防に関する遺伝学的研究　研究報告書 昭和50年度』、1976年。

68————同書、7頁。

69————同書、7頁。

70————厚生省心身障害研究遺伝研究班、前掲書(註49)、15-20頁。班員の坂元は、後に、羊水穿刺について、無用の中絶を避けて健康な子どもをもてるプラス面も多いが、胎児に異常が見つかった場合の処置には、倫理上の共通のコンセンサスが得られていない、とも述べています。詳しくは、坂元正一、「周産期医学の軌跡を語る」、『東京女子医科大学雑誌』、第56巻・第4号(1986年)、285-291頁。

71————アミノ酸遊離分析によって測定できるのは、アミノ酸代謝異常症(フェニルケトン尿症等)です。

72————多田啓也、「先天異常の出生前診断——現状と問題点」、『産科と婦人科』、第42巻・第5号(1975年)、709-713頁。大野剛 ほか、「産婦人科医における遺伝相談——羊水検査を中心に」、『産婦人科の実際』、第26巻・第3号(1977年)、253-259頁。

多田の遺伝相談クリニック受診者に対するアンケートでは、99%が羊水診断を希望すると答えています。大野たちによる調査では、約65%が、羊水検査の必要性について、わからないと回答しています。

73————厚生省心身障害研究、前掲書(註67)、230-233頁。1976年度も同様に、「集団の遺伝的荷重に及ぼす遺伝病治療の影響に関する研究」が行なわれ、伴性劣性遺伝病として、血友病や、Duchenne型の進行性筋ジストロフィーや、多因子性の疾病異常が取り上げられました。以下を参照、厚生省心身障害研究遺伝研究班、『心身障害の発生予防に関する遺伝学的研究　研究報告書 昭和51年度』(1977年、194-198頁)。

この研究報告書の考察において、「われわれの関心度の高い近い将来にとって最も心配なのは、常染色体優生または伴性劣性の重い遺伝病に対する治療が成功して患者が結婚し、正常者と同じように子どもを持った場合である。しかしこの心配は、今後予想される人類遺伝学の進歩と、医療の一環と行われる遺伝相談の普及によって、多少とも緩和されると期待してよいだろう」と記述されています(同書、196-197頁)。

このように、集団を対象とする優生政策は、医療の一環としての遺伝相談として組み込まれながらも、その意思決定は、あくまで個人の意思にもとづくもの、と見なされるようになっていきます。

50————班員：大浦敏明（大阪市立小児保健センター附属病院）、研究協力者：北川照男（日本大学医学部小児科学教室）、川辺昌太（神戸大学理学部）、一色玄（大阪市立大学医学部）。

51————ホモシスチン尿症の主症状の一つが眼症状のため、盲学校でスクリーニングが行なわれたと考えられます。調査内容は論文にされております。大浦敏明ほか、「盲学校における含硫アミノ酸代謝異常症のスクリーニングとその意義」、『臨床眼科』、第24巻・第11号（1970年）、1367-1374頁。

52————厚生省心身障害研究遺伝研究班、前掲書（註49）、237頁。ここで北川は、「現在」（1974年当時）では、実施し得ない「貴重な資料」とし、当時は遺伝学的考慮が不十分でなかったため人権問題の見地から公開されなかったと述べています。

53————同書、241-242頁。

54————日本先天代謝異常学会「30年のあゆみ」編集委員会・編、前掲書（註32）、74-75頁。大浦は、先天性代謝異常の検査をフィールドでやったのは初めてではないか、と語っています。

55————鈴木萠、「精神薄弱および肢体不自由児に於ける先天性代謝異常　特にアミノ酸代謝異常症に関する研究　第一編　先天性アミノ酸代謝異常症のスクリーニングの成績」、『日本小児科学会雑誌』、第76巻・第8号（1972年）、498-513頁。

56————班員：森山豊（東芝中央病院）、研究協力者：荒川雅男（東北大学医学部小児科）、有馬正高（鳥取大学医学部神経小児科）、大浦敏明（大阪市立小児保健センター）、岡田喜篤（愛知県心身障害者コロニー中央病院）、北川照男（日本大学医学部駿河台病院小児科）、高坂睦年（岡山大学医学部脳代謝研究施設）、五味端政人（日本母性保護医協会）、鈴木義之（東京大学医学部小児科）、多田啓也（大阪市立大学医学部小児科）、塚田裕三（慶応大学医学部生理学教室）、成瀬浩（国立精神衛生研究所精薄部）、皆川進（国立国府台病院産婦人科）、松田一郎（北海道大学医学部小児科）、山下文雄（久留米大学医学部小児科）。

57————厚生省心身障害研究遺伝研究班、前掲書（註49）、249頁。

58————同書、261頁。

59————研究成果は、以下の論文にまとめられています。北川照男、「新生児マス・スクリーニング体制のあり方」、『産婦人科の世界』、第26巻・第11号（1974年）、1251-1258頁。同著、「新しい新生児マス・スクリーニング法」、『産婦人科の世界』、第26巻・11号（1974年）、1195-1199頁。成瀬浩、「先天代謝異常の発見と精神薄弱の予防」、『周産期医学』、第4巻（1974年）、961-971頁。鈴木義之、「Tay-Sachs病」、『代謝』、第11巻・臨時増刊・第1号（1974年）、329-339頁。

60————厚生省心身障害研究遺伝研究班、前掲書（註49）、266-269頁。

61————厚生省心身障害研究遺伝研究班、前掲書（註49）、266-267頁。

62————厚生省心身障害研究遺伝研究班、前掲書（註49）、266-269頁。

63————厚生省心身障害研究遺伝研究班、前掲書（註49）、267頁。

30――――多田啓也 ほか、「羊水アミノ酸パターンならびにアミノ酸代謝異常症の出生前診断の可能性」、『先天異常』、第14巻・第3号(1974年)、233-234頁。
31――――青木菊麿、「先天代謝異常症」、『小児内科』、第26巻・第12号(1994年)、12頁。
32――――日本先天代謝異常学会「30年のあゆみ」編集委員会・編、『日本先天異常学会雑誌――30年のあゆみ』、日本先天異常学会、1997年、35-36頁。
33――――同書、35頁。
34――――西内、前掲書(註12)、243頁。
35――――成瀬浩、「先天性代謝異常のマススクリーニングの歴史」、『産婦人科の世界』、第26巻・第11号(1974年)、1183-1186頁。兵庫県衛生部不幸な子どもの生まれない対策室、『幸福への科学』、のじぎく文庫、1973年、2-10頁。
36――――成瀬浩、「先天代謝異常の大量スクリーニング」、『産婦人科の世界』、第24巻・第7号(1972年)、24-25頁。高井と大浦も、尿によるスクリーニング検査の問題性を指摘している。大浦・多田・北川・編、前掲書(註28)、90-93頁。
37――――Robert Guthrie and Ada Susi, "A Simple Phenylalanine Method for Detection of Phenylketonuria in Large Population of Newborn Infants," *Pediatrics*, 32 (3): 338-343, 1963.
38――――黒田泰弘、「マススクリーニングの歴史と成果」、『周産期医学』、第35巻・第9号(2005年)、1175頁。
39――――1965年では、約70%が診療所、病院で出産していたため、確実に新生児とその親に接点をもてる産科医が、スクリーニングの主導権をもつのは、自然な流れだったのでしょう。詳しくは、白井千晶、「自宅出産から施設出産への趨勢的変化――戦後日本の場合」、『社会学年誌』、第40号(1999年)、125-139頁。
40――――大浦、多田、北川 編、前掲書(註28)の「序」を参照。
41――――同書、252頁。
42――――日本先天代謝異常学会「30年のあゆみ」編集委員会編、前掲書(註32)、171頁。
43――――馬場一雄、小林登 編、『遺伝相談』、金原出版、1984年、13-14頁。
44――――アミノ酸代謝異常症とは、通常はフェニルケトン尿症のことを指します。
45――――細川計明、「遺伝相談の実際について」、『先天異常』、第10巻・第4号(1970年)、191頁。
46――――同論文、191頁。
47――――藤木典生 ほか、「遺伝相談の実態」、『先天異常』、第12巻・第2号(1972年)、101-112頁。
48――――大倉興司、「遺伝相談とその複雑さ」、『先天異常』、第10巻・第4号(1970年)、195頁。
49――――厚生省心身障害研究遺伝研究班、『母子の健康と遺伝的要因に関する研究――研究報告書 昭和49年度』、1975年。

ニール焦性ブドウ酸の定性反応を用いる方法です。ろ紙法と試験紙法が用いられました。成瀬浩、「先天代謝異常の大量スクリーニング」、『産婦人科の世界』、第24巻・第7号(1972年)、25頁。

13――――高井俊夫、「先天異常における保因者の発見と遺伝学的カウンセリング」、『小児科診療』、第28巻・第6号(1965年)、631頁。

14――――同論文、631頁。

15――――高井俊夫、「心身障害児を日本から抹消するための医学」、『科学と生物』、第5巻・第1号(1967年)、50-51頁。

16――――同論文、50頁。

17――――同論文、51頁。

18――――同論文、51頁。

19――――高井俊夫、「フェニルケトン尿症と戦って」、『科学朝日』(1968年9月増刊)、98-99頁。

20――――大浦敏明、「新生児期における先天性代謝異常症の臨床――特にフェニールケトン尿症を中心として」、『産婦人科の実際』、第16巻・第6号(1967年)、487頁。

21――――同論文、488頁。

22――――Henry L. Nadler, "Antenatal Detection of Hereditary Disorders," *Pediatrics*, 42(6): 912-918, 1968.

23――――青木菊麿 ほか、「羊水による先天性代謝異常症の胎児診断に関する研究」、『先天異常』、第11巻・第3号(1971年)、143頁。

24――――福山幸夫、「先天異常、遺伝性疾患の胎内診断の進歩」、『東京女子医科大学雑誌』、第42巻・第12号(1972年)、871-872頁。

　この論文の内容の一部は、1972年9月3日に、NHK第2放送で、「次によい子を生むために」という内容で放送されています。また、この放送回は、1971年度のNHK厚生文化事業団精神薄弱研究奨励賞を受賞しています。福山は、「福山型筋ジストロフィー」の発見・報告者でもあります。

25――――同論文、877-881頁。ヒスチジン血症についても実施はされていませんが、出生前診断は可能であると評定した論文もあります。詳しくは、神保利春、「羊水からの胎児情報」、『産婦人科の実際』、第25巻・第4号(1976年)、278-279頁。

26――――大浦敏明、「心身障害の予防と治療――予防」、『脳と発達』、第5巻・第5号(1973年)、34-35頁。

27――――同論文、36-37頁。

28――――大浦敏明、多田啓也、北川照男・編、『フェニールケトン尿症――スクリーニングから治療まで』、金原出版、1971年、107-118頁。

29――――大浦、前掲(註26)、34-38頁。なお、この論文では、フェニルケトン尿症は、技術的に胎児診断が不可能と記されています。

第1章

1────有馬正高、「先天性代謝異常とその頻度について」、『綜合臨床』、第12巻・第12号（1963年）、2256-2262頁。

2────同書、2261頁。

3────角田朋司 ほか、「フェニールケトン尿症の１例」、『小児科臨床』、第19巻・第10号（1966年）、1119頁。

4────北川照男、「先天性代謝異常症──先天性精神薄弱の臨床を中心として」、『小児科』、第7巻・第8号（1966年）、745-756頁。

5────一般書でも先天性代謝異常症と保因者の関係にふれています。例として、森山豊『結婚と出産　新編』（主婦の友社、1969年）、田中克己『遺伝相談──気にする人・気にしない人のために』（講談社、1964年）など。

6────A・フォーリング、「精神薄弱（Imbezillitat）に関する代謝異常としてのフェニール焦性葡萄酸の尿中排泄について」、萬年甫・今野公和訳、『神経研究の進歩』、第12巻・第1号（1968年）、291-294頁。

7────George A. Jervis, Richard J. Block, Diana Bolling and Edna Kanze, “Chemical and Metabolic Studies on Phenylalanine: II. The Phenylalanine Content of The Blood and Spinal Fluid in Phenylpyruvic Oligophrenia,” *The Journal of Biological Chemistry*, 134: 105-113, 1940.

8────Bickel H, Gerrard J, Hickmans E.M, “Influence of Phenylalanine Intake on Phenylketonuria,” *The Lancet*, 265 (6790): 812-813, 1953.

9────Willard R. Centerwall, Siegried A. Centerwall, Phyllis B. Acosta, and , Robert F. Chinnock, “Phenylketonuria. I. Dietary Management of Infants and Young Children,” *The Journal of Pediatrics*, 59(1): 93-101, 1961. Willard R. Centerwall, Siegried A. Centerwall, Virginia Armona, and Leslie B. Manna, “Phenylketonuria. II. Results of Treatment of Infants and Young Children: A Report of 10 cases,” *The Journal of Pediatrics*, 59(1): 102-118, 1961.

10────臺 弘、齋藤徳次郎、「フエニル焦性葡萄酸性精神薄弱について」、『精神神経学雑誌』、第53巻・第7号（1951年）、365-372頁。日本では1950年に岸本が報告したものが第一例とされていますが、発表はされていません。

11────山本高次郎、鈴木英子、「フェニール・ケトン尿症、症例と最近の動向、特に食事療法について」、『小児科診療」、第24巻・第6号（1961年）、777-784頁。

12────西内正彦、『日本の母子保健と森山豊──すべての母と子に保健医療の恩恵を』、日本家族計画協会、1988年、243頁。詳しくは、大浦敏明、一色玄、「尿検査による精神薄弱の生化学鑑別診断」、『内科』、第14巻・第5号（1964年）、889-896頁。高井俊夫、「フェニールケトン尿症──特にその集団スクリーニングならびに治療の実際」、『産婦人科治療』、第12巻・第6号（1966年）、722-729頁。

なお、尿によるスクリーニングで、日本において広く用いられた方法は、フェ命科学の世紀はどこへ向かうのか』、講談社現代新書、2000年、191頁。
93――――『厚生省五十年史』、前掲（註42）、1102-1103頁。
94――――毛利、前掲（註32）、281-282頁。
95――――『厚生省五十年史』、前掲（註42）、1103-1104頁。
96――――母子保健推進研究会、『母子保健の解釈と運用』、中央法規、2008年、3-4頁。

児童局間で、日本の母子保健の向上を目指し、脱脂粉乳（ユニセフミルク）が援助されました。物資は、市町村の母子愛育組織を通じて、妊婦や就学前の児童に配給されております。1962年には、870の母子愛育組織（724市町村）を通じて、妊産婦や就学前児童に配付されました。詳しくは、厚生省児童局・編、『児童福祉白書——児童福祉法施行15周年記念』（厚生省児童局、1963年、142-143頁）。また、脱脂粉乳は、1964年までの15年にわたって、ユニセフから送られています。ユニセフから脱脂粉乳の提供を受けたことで、その後、脱脂粉乳を含む学校給食が全国に普及しました。詳しくは、川崎愛、「第二次世界大戦後の日本への援助物資」、『*Journal of the Faculty of Sociology, Ryutsu Keizai University* 』（第20巻・第2号、2010年、119－128頁）を参照ください。

母子愛育会は、社会福祉法人ではありながら、公的な役割も担い、日本の母子保健を先導しました。ユニセフミルクの配給業務を実現した母子愛育会と厚生労働省の提携関係も、本書の第2章で詳しく扱う、特殊ミルク共同安全開発事業に反映されたと思われます。母子愛育会が特殊ミルク事務局の設置機関に選ばれた理由は、この時点で母子保健活動の実績を積み上げていたためだと推測されます。また、ユニセフミルクの配給の件を通じて、厚生省との関係をすでに確立していたことも、その理由のうちのひとつであろうと考えられます。

76————同書、10頁。

77————同書、10頁。

78————同書、11頁。

79————『厚生省五十年史』、前掲（註42）、781頁。

81————萩野、前掲（註74）、159-160頁。

82————『厚生省五十年史』、前掲（註42）、715-716頁。

83————『厚生省五十年史』、前掲（註42）、716頁。

84————萩野、前掲（註74）、166頁。

85————小関光尚、「優生保護法と精神病」、『産婦人科の進歩』、第1巻・第1号（1950年）、1頁。

86————同論文、3頁。

87————優生保護法における遺伝性疾患の患者及び保因者の出生防止については、第3章での記述を参照ください。

88————『厚生省五十年史』、前掲（註42）、717頁。

89————『厚生省五十年史』、前掲（註42）、726頁。

90————経済企画庁 昭和31年 年次経済報告書（http://www5.cao.go.jp/keizai3/keizaiwp/wp-je56/wp-je56-010501.html　2018年2月25日取得）

91————上林芳夫、『日本の子ども政策の歴史と理論——政策の構造転換と都市自治体の対応』、龍谷大学大学院政策研究科博士学位請求論文、2014年、93-94頁。

92————米本昌平、松原洋子、橳島次郎、市野川容孝、『優生学と人間社会——生

52———『厚生省五十年史』、前掲（註42）、345-367頁。
53———同書、273-274頁。
54———田中利宗、「軍事扶助法について——地方に考療の視点を求めて」、『弘前学院大学社会福祉学部研究紀要』、第3号（2003年）、85-93頁。
55———竹内嘉巳、『児童福祉法母子福祉法 母子保健法の解説』、時事通信社、1951年。
56———『厚生省五十年史』、前掲（註42）、341-343頁。
57———『厚生省五十年史』、前掲（註42）、347-348頁。
58———波多野伸 ほか、「旧国民体力法とスポーツ振興法との比較による国家思想の研究（その一）」、『体育学研究』、第14巻・第5号（1970年）、22頁。
59———川上、前掲（註40）、446-447頁。
60———土井十二、『国民優生法』、教育国書株式会社、1941年、93-94頁。さらに、この法案では、悪質なる遺伝性疾患の素質を有する者は、綿密なる審査を受けた後に、必要と認められるときには優生手術を受けることを認めるものであり、悪性の遺伝的素質が将来の国民の中に増加することを防止するものである、と記述されていました。さらには、避妊手術や妊娠中絶が乱用されることを厳重に取り締まり、健全なる素質を有する国民の人為的減少を除き人口増加にも資せんとするものである、というように、子どもを産める者とそうでない者とを分ける意味あいさえもっていました。同書、95頁。
61———同書、113-114頁。
62———同書、113頁。
63———同書、120-121頁。
64———同書、120-121頁。第三項の例外では、優生手術の対象疾患や素質があっても、患者の血族に「天才」という優秀な素質が併有することが確実な場合には、優生手術を行なわないと規定しています。同書、122頁。
65———『厚生省五十年史』、前掲（註42）、344-345頁。
66———毛利、前掲（註32）、200頁。
67———『厚生省五十年史』、前掲（註42）、344-345頁。
68———武井は、1941年に山口県知事から厚生省に新設された人口局長に転じ、1944年4月に退官しています。
69———武井、前掲（註43）、67頁。
70———毛利、前掲（註32）、200-201頁。
71———毛利、前掲（註33）、205頁。
72———恩賜財団母子愛育会、前掲書（註48）、115頁。
73———『厚生省五十年史』、前掲書（註42）、460頁。
74———荻野美穂、『「家族計画」への道——近代日本の生殖をめぐる政治』、岩波書店、2008年、142-143頁。
75———恩賜財団母子愛育会、前掲書（註48）、31頁。その後、ユニセフと厚生省て）述べているとは、とうてい言い難いでしょう。

たとえば、当時の都市における女子の職工のうち、9.3%が14歳未満であり、14～20歳未満は36.7%、20～25歳未満が19.4%、既婚率の高い25歳以上が12%でした。14歳前後で働き始めた女性たちは、12時間以上の労働と隔週の深夜労働に従事しており、18時間以上の労働も少なくありませんでした。また、女工の91.8%が、無教育か尋常《じんじょう》小学校を中退しています。

1897年の大阪市の入学時就学率が81%であったことを考えると、女子の通学期間は短いといえます。長時間労働によって、炊事、洗濯、家事にかかわれず、子育てについての知識も得ることがないまま結婚したために、育児をめぐる困難を抱えていたと思われます。詳しくは、樋上惠美子、『近代大阪の乳児死亡と社会事業』、大阪大学出版会、2016年、41-42頁。

中産階級と貧困層では、教育や生活状況が異なり、上述の会員が考えるほど、社会情勢は単純ではありませんでした。

38————石川芳次郎、『同志社五十年史』、カニヤ書店、1930年、80-81頁。

39————毛利、前掲（註32）、79-80頁。

40————川上武、『現代日本医療史——開業医の変遷』、勁草書房、1965年、274-275頁。

41————菅谷、前掲（註33）、179-181頁。

42————厚生省五十年史編集委員会、『厚生省五十年史（記述編）』、中央法規出版株式会社、1988年、80-81頁。

43————武井群嗣、『厚生省小史——私の在勤録から』、厚生問題研究会、1952年、66頁。

44————伊藤繁、「戦前日本における乳児死亡問題とその対策」、『社会経済史学』、第63巻第6号（1998年）、14頁。

45————『厚生省五十年史』、前掲（註42）、81頁。

46————川口仁志、「「皇孫御誕生記念こども博覧会」についての考察」、『松山大学論集』、第17巻・第6号（2006年）、125-140頁。

47————斎藤修、「戦前日本における乳幼児死亡問題と愛育村事業」、『社会経済史学』、第73巻・第6号（2008年）、611-633頁。

48————恩賜財団母子愛育会五十年史編纂委員会、『母子愛育会五十年史』、社会福祉法人恩賜財団母子愛育会、1988年、23-31頁。

49————毛利、前掲（註32）、154-158頁。

50————吉長真子、「恩賜財団愛育会による愛育村事業の創設と展開」、『東京大学大学院教育学研究科 教育学研究室 研究室紀要』、第32号（2006年）、1-16頁。

51————吉永長子、「農村における産育の「問題化」——1930年代の愛育事業と習俗の攻防」、川越修・友部謙一・編著、『生命というリスク——20世紀社会の再生産戦略』所収、法政大学出版局、2008年、101-139頁。

み、菅野摂子、石黒眞里、『妊娠――あなたの妊娠と出生前検査の経験をおしえてください』、洛北出版、2009年。菅野摂子、「出生前検査における「女性の意思決定」再考――検査を受けないと言う選択肢から見えるもの」、『人間文化研究所紀要』、第4巻(2010年)、119-133頁。荒木奈緒、「出生前診断相談を受ける妊婦のニーズ――一般病院妊婦健診受診者を対象にとした分析」、『母性衛生』、第53巻・第1号(2012年)、73-80頁。

25――――立岩真也、『私的所有論』、勁草書房、1997年。森岡正博、『生命科学に何ができるか――脳死・フェミズム・優生思想』、勁草書房、2001年。

26――――矢吹康夫、『私がアルビノについて調べて考えて書いた本』、生活書院、2017年。

27――――横山尊、『日本が優生社会になるまで――科学啓蒙、メディア、生殖の政治』、勁草書房、2015年。

28――――藤目ゆき、『性の歴史学――公娼制度・堕胎罪体制から売春防止法・優生保護法体制へ』、不二出版、1998年、358頁。

29――――Daniel J. Kevles, *In the Name of Eugenics: Genetics and the Uses of Human Heredity*. Alfred A. Knopf: New York, 1985(西俣総平訳、『優生学の名のもとに――「人類改良」の悪夢の100年』、朝日新聞社、1993年)。金森修、『遺伝子改造』、勁草書房、2005年。桜井徹、『リベラル優生主義と正義』、ナカニシヤ出版、2007年。

30――――本文では「先天性代謝異常症等の治療に必要な特殊配合ミルク」について、表記を便宜上「特殊ミルク」と表記します。

31――――ここでの医薬品化は、薬価収載されることにより、保険診療の対象となることを指します。

32――――毛利子来、『現代日本小児保健史』、ドメス出版、1972年、34-43頁。日本では、1874年に「恤救《じゅっきゅう》規則」が交付されていますが、吉田久一が指摘するように、「恤救規則」は、近代的救貧法というよりも前近代性が色濃く、「人民相互ノ情誼《じょうぎ》」が前提とされていて、地方の公的救済や五人組制度による救済が「人民」に期待されていました。吉田久一、『新・日本社会事業の歴史』、勁草書房、2004年、135-141頁。

33――――菅谷章、『日本医療制度史』、原書房、1976年、148-149頁。

34――――毛利、前掲(註32)79頁。

35――――一会員が記す、「婦人共立育児会」、『幼児教育』、1921年、29頁。

36――――同書、30頁。

37――――この会員は、論考の中で「無知も悲しいが貧も亦《また》悲しい。そして無知と貧とはこの社会で親子相続してゆくのであろう」というように、貧困が、親の無知のために連鎖していくと書いています。

しかし、貧困の原因のすべてを親の責任(「親の無知」)に帰すこの発言が、当時の状況(労働の条件・環境や、産業・社会の構造など)を直視して(あるいは斟酌《しんしゃく》し

13———遠藤、前掲書（註3）18頁。

14———日本医学会、「医療における遺伝学的検査・診断に関するガイドライン」、2011年（2017年1月27日取得 http://jams.med.or.jp/guideline/genetics-diagnosis.pdf）

15———福嶋義光・監修、『遺伝医療と倫理・法・社会』、メディカルドゥ、2007年、10-12頁。

16———成瀬浩、「代謝異常症などのマス・スクリーニングの歴史」、『小児科診療』、第41巻・第1号（1978年）、10-16頁。北川照男、「新生児マススクリーニングの17年を回顧して」、『小児内科』、第26巻・第12号（1994年）、1951-1954頁。北川照男、「先天性代謝異常症治療の歴史」、『小児内科』、第33巻・第7号（2001年）、901-910頁。黒田泰弘、「新生児マスクリーニングの歴史と成果」、『周産期医学』、第35巻・第9号（2005年）、1175-1178頁。原田正平、「新生児マス・スクリーニングの歴史と意義」、『チャイルドヘルス』、第16巻・第2号（2013年）、76-80頁。

17———成瀬浩 ほか、「新生児マススクリーニング制度管理の歴史」、『日本マス・スクリーニング学会誌』、第16巻・第3号（2006年）、11-25頁。

18———Diane B. Paul, "PKU Screening: Competing Agendas, Converging Stories in The Politics of Heredity," in *The Politics of Heredity: Essays on Eugenics, Biomedicine, and the Nature-Nurture Debate,* State University of New York Press, 1998.（中島理暁訳、「遺伝病スクリーニングのパラドクス」、『現代思想』第28巻・第10号、2000年、118-131頁）

19———Diane B. Paul and Jeffrey P. Brosco, *The PKU Paradox: A Short History of a Genetic Disease,* Johns Hopkins University Press, 2013.

20———Rachel Grob, *Testing Baby: The Transformation of New born Screening, parenting, and Policymaking,* Rutgers University Press, 2011.

21———松原洋子、「日本——戦後の優生保護法という名の断種法」、米本昌平、松原洋子、橳島次郎、市野川容孝、『優生学と人間社会』所収、講談社、2000年、170-236頁。松永真純、「兵庫県「不幸な子どもの生まれない運動」と障害者の生」、『大阪人権博物館紀要』、第5号（2001年）、109-126頁。土屋敦、「母子保健行政の転換局面における「先天異常児」出生予防策の興隆——「（少産）少死社会」における生殖技術論と「胎児」の医療化の諸相」、『三田学会雑誌』、第102巻・第1号（2009年）、91-118頁。

22———利光惠子、『受精卵診断と出生前診断——その導入をめぐる争いの現代史』、生活書院、2012年。

23———坂井律子、『いのちを選ぶ社会——出生前診断のいま』、NHK出版、2013年。玉井真理子・渡部麻衣子、『出生前診断とわたしたち——「新型出生前診断」（NIPT）が問いかけるもの』、生活書院、2014年。

24———荒木奈緒、「羊水検査を受けるか否かに関する妊婦の意思決定プロセス」、『日本助産学会誌』、20巻・第1号（2006年）、89-98頁。菅野摂子、「羊水検査の受検とその決定要因」、『立教社会福祉研究』、第26巻（2006年）、3-12頁。柘植あず

註

序 章

1————山口清次・編、『新しい新生児マススクリーニング——タンデムマスQ&A　2012』、厚生労働科学研究成育疾患克服等次世代育成基盤研究事業、2012年、5頁。

2————受診率については、厚生労働省子ども家庭局母子保健課、「先天性代謝異常等検査実施状況（平成29年度）」、『特殊ミルク情報』（第54号、2018年、67-70頁）を参照。

3————遠藤文夫・編、『先天代謝異常ハンドブック』、中山書店、2013年、2-4頁。

4————以上の疾患について詳しくは、日本先天代謝異常学会・編、『新生児マススクリーニング対象疾患等診療ガイドライン2015』、診断と治療社、2015年。ヒスチジン血症については、成瀬浩、松田一郎・編、『新生児マススクリーニングハンドブック』（南江堂、1989年）を参照しました。

5————ガラクトース血症、先天性副腎過形成、先天性甲状腺機能低下症は、従来の方法で検査され、タンデムマス法では検査されていません。

6————山口清次・編、『タンデムマス・スクリーニング——ガイドブック』、診断と治療社、2013年。ガラクトース血症、先天性甲状腺機能低下症（クレチン症）、先天性副腎過形成症は、従来から、ガスリー法の対象でなく、タンデムマスの対象とはなっていません。

7————厚生労働省雇用均等・児童家庭局母子保健課、「新生児マススクリーニング検査（タンデムマス法）の対象疾患の追加について」、平成29年7月7日、雇児母発0707第2号、2017年。

8————北海道薬剤師会公衆衛生検査センター、「「新生児マス・スクリーニング」って何？——赤ちゃんの健やかな成長を願って」、一般財団法人　北海道薬剤師会公衆衛生検査センター、2014年。10-12頁。出生日を0日とした場合は、4～6日となりますが、出生日を1日目とした場合の5～7日という記載もあります。

9————遠藤、前掲書（註3）12-17頁。

10————Therrell L. Bradfordetal, *et al.*, “Current status of newborn screening world wide: 2015,” *Seminars in Perinatology*, 39(3), pp.171-187, 2015.

11————Loeber J. G, *et al*, “Newborn screening programmes in Europe; arguments and efforts regarding harmonization. Part 1. From blood spot to screening result.” *Journal of Inherited Metabolic Disease,* 35(4), 603-611, 2012.

12————Therrell、前掲（註10）pp.171-187.

終　章

厚生省児童家庭局、「先天性代謝異常検査等の実施について」、昭和52年7月12日・児発第441号、1977年。

――――、「先天性代謝異常検査等の実施について」、昭和52年7月12日・児母衛第18号、1977年。

厚生労働省雇用均等・児童家庭局母子保健課、「先天性代謝異常等検査実施状況（平成26年度）」、『特殊ミルク情報』、第51巻、2015年。

柘植あづみ、加藤秀一 編、『遺伝子技術の社会学』、文化書房博文社、2007年。

福島義光 監修、『遺伝カウンセリングマニュアル――改訂第3版』、南江堂、2016年。

山中浩司、額賀淑郎 編、『遺伝子研究と社会――生命倫理の実証的アプローチ』、昭和堂、2007年。

Collins, Francis Sellers., *The Language of Life: DNA and the Revolution in Personalized Medicine*, Harper Perennial, 2010.（コリンズ，フランシス・S、矢野真千子訳、『遺伝子医療革命――ゲノム科学が私たちを変える』、NHK出版、2011年）

Etchegary, Holly., *et al.*, "Public Attitudes About Genetic Testing in Newborn Period," *Journal of Obsteric, Gynecologic, & Neonatal Nursing*, 41(2), 2012.

Hayeems, Z. Robin., *et al.*,"Expection and values about expended newborn screening: a public engagement study," *Health Expectations,* 18(3), 2015.

NEW YORK STATE Newborn Screening Program（https://www.wadsworth.org/programs/newborn/screening　2017年12月31日取得）

―――――、「先天代謝異常と突然死：その病態」、『小児科診療』、第63巻・第3号、2000年。

―――――、「新生児マススクリーニングの新しい動き――質量分析の導入による新展開」、『日本医事新報』、第4175号、2004年。

―――――、「大きく変わろうとしている新生児マス・スクリーニング」、『日本周産期・新生児医学会雑誌』、第43巻・第4号、2007年。

―――――、「新生児マススクリーニングの新時代――タンデムマス法の導入」、『日本周産期・新生児医学会雑誌』、第48巻・第4号、2013年。

―――――、「タンデムマスを用いた新生児マススクリーニングによる先天代謝異常症の早期診断」、『小児科臨床』、第66巻・第2号、2013年。

――――― 他、「有機酸代謝異常スクリーニングのためのGC-MSデータ自動検索システム」、『日本小児科学会雑誌』、第90巻・第12号、1986年。

――――― 他、「乳幼児に突然死をきたす先天代謝異常――そのアプローチ」、『小児内科』、第30巻・第4号、1998年。

――――― 他、「新生児マス・スクリーニング検査施設基準 日本マス・スクリーニング学会制定（2010年3月）」、『日本マス・スクリーニング学会誌』、第21巻・第3号、2011年。

吉永宗義、仁志田博司、「乳幼児突然死症候群における育児環境のアンケート調査」、『日本小児科学会雑誌』、第100巻・第2号、1996年。

Emery, John L., Variend, Sadick., Alec J. Howat., Alec J, Vawter, Gordon, F., “Investigation of inborn errors of metabolism in unexpected infant deaths,” *The Lancet*. 332(8601), 1988.
Howat, AJ., Bennett, M J., Variend, S., Shaw, L., “Deficiency of medium chain fatty acylcoenzyme A dehydrogenase presenting as the sudden infant death syndrome,” BRITISH MEDICAL JOURNAL. 288(31), 1984.
Marshall, Eliot., “Fast technology Drives New World of Newborn Screening,” *Science*. 294(5550), 2001.
Millington, D. S., Kodo, N., Norwood, D. L., Roe, C. R., “Tandem mass spectrometry: A new method for acylcarnitine profiling with potential for neonatal screening for inborn errors of metabolism,” *Journal of Inherited Metabolic Disease*, 13(3), 1990.
Orphan Net Japan（http://onj.jp/index.html 2017年1月17日取得）

———、「新生児タンデムマス・スクリーニングの全国的導入の意義」、『小児科学会雑誌』、第117巻・第11号、2013年。

———、「タンデムマス・スクリーニングの全国展開」、『小児保健研究』、第72巻・第5号、2013年、605-609頁。

———、畑　郁江、「Ⅲ. マス・スクリーニング異常の対応のポイント タンデムマス・スクリーニング」、『小児科診療』、第76巻・第1号、2013年。

但馬　剛、佐倉伸夫、「タンデムマス新生児スクリーニング——確定診断とフォローアップにおける問題点」、『日本マス・スクリーニング学会誌』、第18巻・第1号、2008年。

田中哲郎 他、「わが国の乳幼児突然死症候群（SIDS）の疫学」、『厚生の指標』、第46巻・第3号、1999年。

寺田直人 他、「Tandem Massによるacylglycine分析」、『日本医用マススペクトル学会講演集』、第17巻、1992年。

——— 他、「ESIMS/MSにおけるアシルカル二チンとアミノ酸の一斉分析」、『日本医用マススペクトル学会講演集』、第20巻、1995年。

特殊ミルク共同安全開発委員会編、「タンデムマス導入にともなう新しいスクリーニング対象疾患の治療指針」、『特殊ミルク情報』、第42号・別刷、2006年。

長尾雅悦、「先天性代謝異常症の遺伝子診断——新生児マススクリーニング陽性例の早期診断への応用」、『IRYO』、第62巻・第2号、2008年。

———、「新生児マススクリーニング陽性例の遺伝子検査を用いた確定診断」、『日本マス・スクリーニング学会誌』、第19巻・第3号、2009年。

成澤邦明、「先天性代謝異常症と突然死」、『小児内科』、第24巻・第8号、1992年。

仁志田博司、『乳幼児突然死症候群とその家族のために』、東京書籍、1995年。

———、「乳幼児突然死症候群（SIDS）に関するガイドラインの意味するところ」、『日本医事新報』、第4238号、2005年。

日本マス・スクリーニング学会精度保証システム委員会・日本マス・スクリーニング学会技術部会、「タンデムマス・スクリーニングの検査施設基準及び検査実施基準」、『日本マス・スクリーニング学会誌』、第23巻・第3号、2013年。

松島富之助、「乳児の突然死の疫学に関する研究」、『日本総合愛育研究所紀要』、第9集、1973年。

松下富之助、木田市治、「小児の突然死の頻度調査」、『日本総合愛育研究所紀要』、第8集、1973年。

松田一郎、「新生児スクリーニングに関する倫理的、法的、社会的問題の歴史的背景」、『日本マス・スクリーニング学会誌』、第19巻・第3号、2009年。

山口清次、「乳児突然死症候群と脂肪酸代謝異常症」、『日本小児科学会誌』、第98巻・第6号、1994年。

――――、『乳幼児突然死症候群（SIDS）における科学的根拠に基づいた病態解明および臨床対応と予防法の開発に関する研究 平成17年度 統括・分担研究報告書』、2006年。

――――、『わが国の21世紀における新生児マス・スクリーニングのあり方に関する研究 平成16～18年度 総合研究報告書』、2007年。

――――、『タンデムマス等の新技術を導入した新しい新生児マススクリーニング体制の確立に関する研究 平成19年度 総括・分担研究報告書』、2008年。

――――、『タンデムマス等の新技術を導入した新しい新生児マススクリーニング体制の確立に関する研究 平成19年度 総括・分担研究報告書』、2008年。

――――、『タンデムマス等の新技術を導入した新しい新生児マススクリーニング体制の確立に関する研究 平成20年度 総括・分担研究報告書』、2009年。

――――、『タンデムマス等の新技術を導入した新しい新生児マススクリーニング体制の確立に関する研究 平成19～21年度 総合研究報告書』、2010年。

厚生労働科学研究費補助金 難治性疾患克服研究事業、『マススクリーニングの効率的実施及び開発に関する研究 平成15年度 統括・分担研究報告書』、2004年。

厚生労働科学研究委託費 難治性疾患実用化研究事業、『新生児行政機関で対象疾患の診療ガイドライン改訂、診療に質を高めるための研究（H26－委託（難）一般－063）平成26年度 委託業務成果報告書』、2015年。

厚生労働省雇用均等・児童家庭局、「全国児童福祉主管課長会議資料」、2001年、http://www.mhlw.go.jp/topics/0104/tp0419-2/13.html#8　2016.12.13日取得
厚生労働省雇用均等・児童家庭局母子保健課長通知、「「先天性代謝異常検査等の実施について」の廃止について」、平成13年3月28日 雇児発第170号、2001年。

――――、「先天性代謝異常の新しい検査法（タンデムマス法）について」、平成23年3月31日 雇児母発0331第1号、2011年。

――――、「先天性代謝異常の新しい検査法（タンデムマス法）の実施にあたって」、平成26年4月9日 雇児母発0409第1号、2014年。

小林弘典、「新生児拡大マススクリーニング――タンデムマス法」、『小児科臨床』、第63巻・第10号、2010年。

―――― 他、「先天代謝異常症13例における新生児期ろ紙血を用いたタンデムマス分析による後方視的検討」、『日本小児科学会誌』、第111巻・第9号、2007年。

小林弘典、山口清次、「タンデムマスによる新生児スクリーニング」、『小児科』、第51巻・第12号、2010年。

坂上正道、小宮弘毅 監修、『SIDSの手引き』、東京医学社、1993年。

重松陽介、「タンデムマス質量分析計による新生児マス・スクリーニング――有機酸・脂肪酸代謝異常症を中心に」、『特殊ミルク情報』、第39号、2003年。

――――、「広がりはじめたタンデムマス・スクリーニングの現況」、『日本マス・スクリーニング学会誌』、第17巻・第3号、2007年。

5年度』、1994年。

———、『小児の心身障害予防、治療システムに関する研究 研究報告書 平成5年度』、1994年。

———、『小児の心身障害予防、治療システムに関する研究 研究報告書 平成6年度』、1995年。

———、『小児の心身障害、疾患の予防と治療に関する研究 研究報告書 平成7年度』、1996年。

———、『新しいスクリーニングのあり方に関する研究 研究報告書 平成7年度』、1996年。

———、『効果的なスクリーニングの施策に関する研究 研究報告書 平成8年度』、1997年。

———、『小児の心身障害・疾患の予防と治療に関する研究 研究報告書 平成8年度』、1997年。

———、『小児の心身障害、疾患の予防と治療に関する研究 研究報告書 平成8年度』、1997年。

———、『効果的なスクリーニングの施策に関する研究 研究報告書 平成9年度』、1998年。

———、『乳幼児死亡の防止に関する研究 研究報告書 平成9年度』、1998年。

厚生統計協会 編、『国民衛生の動向』、財団法人 厚生統計協会1997年。

厚生労働科学研究費補助金 成育疾患克服等次世代育成基盤研究事業、『タンデムマス導入による新生児マススクリーニング体制の整備と質的向上に関する研究 平成22年度 総括・分担研究報告書』、2011年。

———、『タンデムマス導入による新生児マススクリーニング体制の整備と質的向上に関する研究 平成23年度 総括・分担研究報告書』、2012年。

———、『乳幼児突然死症候群(SIDS)における病態解明と臨床的対応および予防法開発とその普及啓発に関する研究 平成20 ～ 22年度 総合研究報告書』、2011年。

———、『乳幼児突然死症候群(SIDS)および乳幼児突発性危急事態(ALTE)の病態解明および予防法開発に向けた複数領域専門家による統合的研究　平成23年～平成25年度 総合研究報告書』、2014年。

厚生労働科学研究費補助金 成育疾患克服等次世代育成基盤研究事業(健やか次世代育成総合研究事業)、『新生児マスマススクリーニングのコホート体制、支援体制、および精度向上に関する研究 平成26年度 総括・分担研究報告書』、2015年。

厚生労働科学研究費補助金 子ども家庭総合研究事業、『わが国における新生児マススクリーニングのあり方に関する研究 平成16年度 統括・分担研究報告書』、2005年。

第5章

青木菊麿、木下和子、「新生児マス・スクリーニングの追跡調査に関する報告」、『特殊ミルク情報』、第35号、1999年。

———、木下和子、「特殊ミルク使用症例で、これまでに報告された死亡例のまとめ」、『特殊ミルク情報』、第37号、2001年。

青木継稔 他、「将来マス・スクリーニングに取りあげられる可能性の高い疾患について」、『小児科診療』、第63巻・第9号、2000年。

石毛（和田）美夏、浦上竜彦、「新生児マス・スクリーニング」、『小児科診療』、第73巻・第9号、2010年。

太神和廣、「わが国のSIDSの疫学」、『小児内科』、第30巻・第4号、1998年。

加藤稲子、「乳幼児突然死症候群——統計」、『周産期医学』、第46巻・第3号、2016年。

北川照男、「新生児マススクリーニングの17年間を回顧して」、『小児内科』、第26巻・第12号、1994年。

——— 他、「新生児マス・スクリーニングで発見された症例のフォローアップシステムの再検討」、『特殊ミルク情報』、第38号、2002年。

黒田泰弘、松田純子、「マス・スクリーニングの費用 - 便益——新生児マス・スクリーニングを中心に」、『小児内科』、第36巻・第12号、2004年。

厚生科学研究（子ども家庭総合研究事業）、『マススクリーニングの見逃し等を予防するシステムの確立に関する研究 平成10年度研究報告書』、1999年。

———、『マススクリーニングの見逃し等を予防するシステムの確立に関する研究 平成11年度研究報告書』、2000年。

———、『マススクリーニングの見逃し等を予防するシステムの確立に関する研究 研究報告書 平成12年度』、2001年。

———、『マススクリーニングの効率的実施及び開発に関する研究 研究報告書 平成13年度』、2002年。

厚生省心身障害研究、『「乳幼児突然死（SIDS）」に関する研究 研究報告書 昭和56年度』、1982年。

———、『代謝疾患・内分泌疾患等のマス・スクリーニング、進行阻止及び長期管理に関する研究 研究報告書 平成3年度』、1992年。

———、『マス・スクリーニングシステムの評価方法に関する研究 研究報告書 平成4年度』、1993年。

———、『小児の心身障害予防、治療システムに関する研究 研究報告書 平成4年度』、1993年。

———、『マス・スクリーニングシステムの評価方法に関する研究 研究報告書 平成

———、『異議あり！母子保健——なにわやかましレポート』、母子保健改悪に反対する女たち・大阪連絡会、1993年、5-10頁。

———、「母子保健法改悪に反対する女たちOSAKAれんらく会ニュースNo.2」、1986年。

———、『異議あり！母子保健——なにわやかましレポート』、母子保健改悪に反対する女たち・大阪連絡会、1993年、5頁。

みんなでしゃべろう会・資料、『母子保健』、主催自治労大阪本部・大阪医療・年金・福祉抜本改革大阪運動センター・母子保健法改悪に反対する女たち・大阪連絡会、1988年。

山村研一、「先天性代謝異常の遺伝子治療と疾患モデル動物」、『蛋白質 核酸 酵素』、第33巻・第5号・臨時増刊、1988年。

読売新聞社、『讀賣新聞』、「未婚女性に「母性手帳」健康診査も厚生省が62年度実現めざす」、1985年8月25日・朝刊22面。

第4章

朝日新聞社、『朝日新聞』、「厚生省、先天異常の監視システム導入へ 発生急増すればすぐ原因究明」、1985年9月23日・朝刊3面。

大阪府衛生部、「質問状に対する回答について（回答）」、1986年。

厚生省心身障害研究、『先天異常のモニタリングに関する研究 昭和54年度研究報告書』、1980年。

———、『先天異常のモニタリングに関する研究 昭和55年度研究報告書』、1981年。

———、『先天異常のモニタリングに関する研究 昭和57年度研究報告書』、1983年。

———、『先天異常のモニタリングに関する研究 昭和59年度研究報告書』、1985年。

———、『先天異常のモニタリングに関する研究 昭和60年度研究報告書』、1986年。

———、『先天異常モニタリングシステムに関する研究 昭和61年度研究報告書』、1987年。

———、『先天異常モニタリングシステムに関する研究 昭和62年度研究報告書』、1988年。

———、『先天異常モニタリングシステムに関する研究 昭和63年度研究報告書』、1989年。

先天性四肢障害児父母の会、「母子保健法改「正」とモニタリングの制度化——父母の会として反対表明へ——ただなお必要な議論」、No.101、父母の会通信、1985年。

利光惠子、『受精卵診断と出生前診断——その導入をめぐる争いの現代史』、生活書院、2012年、100頁。

婦人民主クラブ、『婦人民主新聞』、「母子保健法 厚生省、全面改悪にのりだす 女のからだを生涯管理 障害の“発生予防”狙う」、1985年9月13日・3面。

———、「母子保健法改悪　厚生省説明」、1985年9月27日・3面。

———、「母子保健法改悪に反対する同時多発大行動」、1985年12月6日・1面。

———、「11.23母子保健法改悪阻止　全国同時多発行動」、1985年11月15日・3面。

———、「改悪阻止にむけ全国に運動広がる　母子保健法」、1985年12月27日・3面。

———、「大阪でも反対集会　母子保健法改悪NO！」、1986年2月27日・3面。

———、「母子保健法改悪今国会上程阻止」、1986年3月28日・3面。

母子保健法改悪に反対する女たち・大阪連絡会、「しらぬ間に私たちはモルモット、NO！赤ちゃんや私たちの血液を無断で流用しないで！　母子保健法改「正」の目玉商品先天異常モニタリングシステムのねらいはなにか？」、No.2、1986年。

———、「母子保健法改悪に反対する女たちOSAKAれんらく会ニュース」、1986年。

出版、1979年。

福島久雄、薮内百治、「3.先天性代謝異常症の出生前DNA診断」、『日本臨床』、第47巻・増刊号、1989年。

福山幸夫、「(福山幸夫教授開講5周年記念論文集) 先天異常、遺伝性疾患の胎内診断の進歩」、『東京女子医科大学雑誌』、第42巻・第12号、1972年。

本多達雄、「産婦人科における遺伝相談の実際」、『産婦人科の世界』、第29巻・第7号、1977年。

松田一郎、森川良行 編、『NEW MOOK 小児科8――出生前診断と胎児新生児管理』、金原出版、1994年。

松原洋一、「先天性代謝異常　DNA診断――疾患別に診断技術を有する施設情報」、『小児科診療』、第56巻・第4号、1993年。

丸本百合子、山本勝美、『産む／産まないを悩むとき――母性保護時代のいのち・からだ』、岩波書店、1997年。

森田　潤、「メープルシロップ尿症の治療経験より」、『特殊ミルク情報』、第15号、1987年。

吉田裕慈、「生後4日より治療を開始したメープルシロップ尿症の1例」、『特殊ミルク情報』、第16号、1988年。

米本昌平、『バイオエシックス』、講談社、1985年。

Jonsen, Albert. A., *A Short History of Medical Ethics,* Oxford and New York, Oxford University Press. 2000.（ジョンセン, アルバート・R、藤野昭宏・前田義郎 訳、『医療倫理の歴史――バイオエシックスの源流と諸文化圏における展開』、ナカニシヤ出版、2009年、156-186頁。
ONJ検査情報：http://onj.jp/list/download/PAH.pdf 2017年5月28日取得。
Wertz, Dorothy C., *et al.,*"Guidelines on Ethical Issues in Medical Genetics and The Provision of Genetics Services," 1995, WHO.（松田一郎 監修、小児病院臨床遺伝懇話会有志 訳、『遺伝医学の倫理的諸問題および遺伝サービスの提供に関するガイドライン』、1997年）https://apps.who.int/iris/handle/10665/62048
Woo, Savio. L. C., *et al.*, "Cloned human phenylalanine hydroxylase gene allow prenatal diagnosis and carrier detection of classical phenylketonuria," *Nature*, 306(10), 1983.
Woo, Savio. L.C., "Prenatal Diagnosis and Carrier Detection of Classic Phenylketonuria by Gene Analysis," *Pediatrics*, 74(3) 1984.

究』、1991年。

厚生省心身障害研究小児慢性疾患研究班、『昭和53年度小児慢性疾患（内分泌、代謝、血液系）に関する研究 研究報告書』、1979年。

厚生労働省子ども家庭局母子保健課長通知、「先天性代謝異常等検査の実施について」、平成30年3月30日 子母発0330第2号、2018年。

小林 登、多田啓也、藪内百治、『出生前小児科学Ⅲ』、中山書店、1985年。

衛藤義勝、「先天代謝異常：わが国における出生前診断の現状」、『小児科診療』、第56巻・第4号、1993年。

坂元正一、滝一郎、室岡一 編、『産婦人科 MOOK27――羊水』、金原出版、1984年。

桜井 徹、『リベラル優生主義と正義』、2007年、ナカニシヤ出版。

佐藤孝道、『出生前診断――いのちの品質管理への警告』、有斐閣選書、1999年。

末原則幸、倉知敬一、「染色体異常の出生前診断」、『臨床科学』、第16巻・第11号、1980年。

須川 佶 他、「わが遺伝クリニックにおける出生前診断」、『産婦人科治療』、第35巻・第1号、1977年。

須川 佶、松本雅彦、「先天異常出生前診断――現況と将来」、『産婦人科治療』、第52巻・第2号、1986年。

鈴森 薫、小石多紀子、八神喜昭、「羊水診断の意義と穿刺後の後出生児の追跡調査」、『日本産科婦人科学会雑誌』、第30巻・第10号、1978年。

高井俊夫 他編、『先天性代謝異常症』、診断と治療社、1973年。

多田啓也、「最近の進歩――臨床の立場から」、『最新医学』、第40巻・第11号、1985年。

――― 他、「胎児診断の現状――先天代謝異常」、『日本医師会雑誌』、第99巻・第9号、1988年。

――― 他、「羊水のアミノ酸パターンならびにアミノ酸代謝異常症の出生前診断の可能性」、『先天異常』、第14巻・第3号、1974年。

田中克己、『遺伝相談 気にする人・気にしない人のために』、講談社、1964年。

玉井真理子、「遺伝カウンセリングと倫理」、『小児科診療』、第7巻・第21号、1999年。

土屋 敦、「母子保健行政の転換局面における、「先天異常児」出生予防策の興隆――「（少産）少死社会」における生殖技術論と「胎児」の医療化の諸相」、『三田学会雑誌』、第102巻・第1号、2009年。

土屋貴志、「「bioethics」から「生命倫理学」へ――米国におけるbioethicsの成立と日本への導入」、加藤尚武・加茂直樹編、『生命倫理学を学ぶ人のために』、世界思想社、1998年。

特殊ミルク事務局、『特殊ミルク共同安全開発事業のあゆみ』、社会福祉法人恩賜財団母子愛育会 総合母子保健センター特殊ミルク事務局、1993年。

日本臨床心理学会 編、『「早期発見・治療」はなぜ問題か』、現代書館、1987年。

馬場一雄、小林 登 編、『小児科 MOOK9――小児のマス・スクリーニング』、金原

第3章

青木菊麿、「昭和63年度マススクリーニング5疾患の追跡調査——新生児マススクリーニングで発見された疾患の発見頻度と近親婚の関係」、『特殊ミルク情報』、第20号、1990年。

大浦敏明、「フェニルケトン尿症」、『蛋白質 核酸 酵素』、第33巻・第5号、1988年。

———— 編、『小児の先天性代謝異常症——フェニルケトン尿症を中心に』、医師薬出版株式会社、1980年。

大和田操、「シリーズ先天性遺伝性疾患の診断に役だつ検査 出生前診断」、『臨床検査』、第29巻・第13号、1985年。

————、「メープルシロップ尿症とホモシスチン尿症」、『小児医学』、第22巻・第2号、1989年。

大和田操、北川照男、「マス・スクリーニングで発見された軽症メープルシロップ尿症の同胞例」、『特殊ミルク情報』、第17号、1988年。

岡野善行 他、「フェニルケトン尿症の遺伝子解析——現状と展望」、『特殊ミルク情報』、第24号、1992年。

———— 他、「フェニルケトン尿症の遺伝子解析——100%の遺伝子変異検出システムの構築と臨床症状との相関関係」、『日本小児科学会』、第102巻・第3号、1998年。

金森　修、『遺伝子改造』、勁草書房、2005年。

北川照男、「胎児診断」、朝山新一、林基之、北川照男、一戸健司、『ライフサイエンスにおける——性と生殖』所収、共立出版、1976年。

————、「先天性代謝異常症の新生児——マス・スクリーニングが実施されるにあたって」、『小児科臨床』、第30巻・第10号、1977年。

木村利人、『いのちを考える——バイオエシックスのすすめ』、日本評論社、1987年。

黒田泰弘、「先天異常の研究とその重要性」、『日本小児科学会雑誌』、1988年。

厚生省児童家庭局、「先天性代謝異常検査等の実施について」、昭和52年7月12日 児発第441号、1977年。

————、「先天性代謝異常検査等の実施について」、昭和52年7月12日 児母衛第18号、1977年。

厚生省心身障害研究、『先天異常のモニタリングに関する研究 昭和55年度研究報告書』、1981年。

————、『先天異常のモニタリングに関する研究 昭和56年度研究報告書』、1982年。

————、『先天異常のモニタリングに関する研究 昭和57年度研究報告書』、1983年。

————、『平成2年度厚生省心身障害研究 小児慢性疾患のトータルケアに関する研

Greene, Harry L., "Continuous Nocturnal Intragastric Feeding for Management of Type 1 Glycogen-Storage Disease," *The New England Journal of Medicine*, 294(8), 1974.

———、「平成20年度登録特殊ミルク安定供給事業の運用について」、『特殊ミルク情報』、第44号、2008年。

———、「特集 成人期のフェニルケトン尿症（PKU）」、『特殊ミルク情報』、第47号、2011年。

———、「特殊ミルク分類表」、『特殊ミルク情報』、第52号、2016年。

西内正彦、『日本の母子保健と森山豊——すべての母と子に保健と医療の恩恵を』、日本家族計画協会、1988年。

日本先天代謝異常学会、「30年のあゆみ」、編集員会編、『日本先天異常学会雑誌——30年のあゆみ』、日本先天異常学会、1997年。

——— 編、『新生児マススクリーニング対象疾患等』、診断と治療社、2015年。

長谷川秀夫、「登録特殊ミルク（糖原病治療用フォーミュラNo.8002夜間用及びNo.8005昼間用）の医薬品化」、『特殊ミルク情報』、第17号、1988年。

福渡　靖、「先天異常と母子保健」、『産科と婦人科』、第49号、1982年。

三渕　浩 他、「青年期に抑うつ、幻聴、妄想を呈したフェニルケトン尿症の1例」、『特殊ミルク情報』、第47号、2011年。

明治乳業株式会社、『有価証券報告書』、1983年。

———、『半期報告書』、1984年。

明治乳業株式会社70年史編集委員会、『おいしさと健康を求めて——明治乳業70年史　激動と変化のこの10年』、明治乳業㈱、1987年。

望月　弘、山口修一、「充実した社会生活を送っているフェニルケトン尿症の成人男性」、『特殊ミルク情報』、第47号、2011年。

森永乳業50年史編纂委員会、『森永乳業50年史』、森永乳業株式会社、1967年。

森山　豊、「はじめに」、『産婦人科の世界』、第26巻・第11号、1974年。

山本良郎、「特殊用途食品の開発・供給の問題点」、『特殊ミルク情報』、第8号､1984年。

山村雄一 他監修、『新内科学体系』、中山書店、1979年。

芳野　信、渡邊順子、岡田純一郎、「成人フェニルケトン尿症患者の医療的・社会的アウトカム」、『特殊ミルク情報』、第47号、2011年。

和光堂株式会社社史編纂室、『和光堂のあゆみ』、和光堂株式会社、1969年。

読売新聞社、『讀賣新聞』、「「代謝異常児」救済へ　特殊ミルク開発協　厚生省　来年度に設立」、1978年9月20日・朝刊3面。

Chen, Y T., "Cornstarch Therapy in Type I Glycogen-Storage Disease," *The New England Journal of Medicine,* 310(3), 1984.
Fernandes, J., "The Effect of Disaccharides on The Hyperlactacidaemia of glucose-6-phosphatase-deficirnt children," *Acta Paediatr Scand*, 63, 1974.
Fernandes, J., and N. A. Pikaar, "Hyperlipemia in Children with Liver Glycogen Disease," *The American Journal of Clinical Nutrition*, 22(5), 1969.

昭和49年度』、1975年
———、『心身障害の発生予防に関する遺伝学的研究 研究報告書 昭和50年度』、1976年
———、『心身障害の発生予防に関する遺伝学的研究 研究報告書 昭和51年度』、1977年。

厚生省心身障害研究小児慢性疾患研究班、『昭和55年度 小児慢性疾患（内分泌、代謝、血液系）に関する研究 研究報告書』、1981年。

佐倉伸夫、溝口信行、「成人となったフェニルケトン尿症の2例の治療上の問題」、『特殊ミルク情報』、第35号、1999年。

白井千晶、「自宅出産から施設出産への趨勢的変化——戦後日本の場合」、『社会学年誌』、第40号、1999年。

曽根敏麿、「先天性代謝異常治療用ミルクの開発に思う」、『特殊ミルク情報』、第4号、1982年。

高井俊夫 他、「フエルケトン尿症に対する低フエルアラニン食 食餌療法の理論と実際」、『日本小児科学会誌』、第71巻・第8号、1967年。

——— 編、『乳児栄養学——乳の組成と乳児栄養』、朝倉書店、1968年。

——— 他編、『先天性代謝異常症』、診断と治療社、1973年。

高井俊夫、武知久幸、『小児の栄養代謝——その生理と異常』、医学書院、1960年。

高井俊夫、森山　豊、「対談 母子保健の諸問題を語る」、『産婦人科の世界』、第17巻・第11号、1965年。

多田啓也 他、「ヒスチジン血症の治療指針の改定について」、『日本小児科学学会』、第84巻・第6号、1980年。

——— 他、「ヒスチジン血症の治療指針の改定について」、『日本小児科学学会』、第85巻・第11号、1981年。

多田啓也、館田　拓、「新生児マス・スクリ-ニング計画により発見された先天性代謝異常症の追跡調査」、『産科と婦人科』、第49巻・第2号、1982年。

垂井清一郎、「糖原病の分類——1982年の観点」、『診断と治療』、第70巻・第3号、1982年。

土屋文安、「特殊ミルクと微量元素」、『特殊ミルク情報』、第3号、1981年。

特殊ミルク事務局、『特殊ミルク情報』、第1号、1981年。

———、「(1)登録外」、『特殊ミルク情報』、第2巻、1981年。

———、「昭和63年度の安定供給事業の運用について」、『特殊ミルク情報』、第17号、1988年。

———、「臨床報告」、『特殊ミルク情報』、第21号、1990年。

———、「臨床報告」、『特殊ミルク情報』、第22号、1991年。

———、「臨床報告」、『特殊ミルク情報』、第35号、1999年。

———、『特殊ミルク情報』、第37号、2001年。

——— 他、「糖原病の治療」、『小児科診療』、第33巻・第6号、1970年。

——— 他、「昭和56年度肝型糖原病治療用特殊ミルクの開発に関する共同研究報告書」、『特殊ミルク情報』、第5号、1982年。

——— 他、「昭和57年度肝型糖原病治療用特殊ミルクの開発に関する共同研究報告」、『特殊ミルク情報』、第7号、1983年。

——— 他、「保健文化賞受賞記念座談会——特殊ミルク共同安全事業を振り返って」、『特殊ミルク情報』、第28号、1994年。

——— 他、「肝型糖原病治療用特殊ミルク（明治8002、8005、8007、8009）の臨床試験成績」、『特殊ミルク情報』、第13号、1986年。

——— 他、「肝型糖原病治療用特殊ミルク（明治8002、8005、8007、8009）の臨床成績」、『小児科臨床』、第39巻・第5号、1986年。

——— 他、「フェニルケトン尿症（高フェニルアラニン血症の一部を含む）治療指針の改定の経緯と改定勧告治療指針（平成7年）について」、『特殊ミルク情報』、第30号、1995年。

黒田浩一郎、「「健康食品」の社会学——序説」、『国際社会文化研究所紀要』、第9号、2007年、289-311頁
黒田泰弘、「わが国における新生児マス・スクリーニングのあゆみ」、『小児科診療』、第9号、2000年。

厚 生 省、「特殊ミルク共同安全開発事業実施要綱」、1980年。

厚生省心身障害研究小児慢性疾患研究班、『昭和53年度小児慢性疾患（内分泌、代謝、血液系）に関する研究　研究報告書』、1979年。

———、『昭和54年度小児慢性疾患（内分泌、代謝、血液系）に関する研究　研究報告書』、1980年。

———、『小児慢性疾患（内分泌、代謝、血液系）に関する研究』、1983年。

厚生省薬務局、「稀用医薬品の製造（輸入）承認申請に際し添付すべき資料について」、昭和60年6月29日薬審一第2号厚生省薬務局審査第一・安全・生物製剤課長連名通知、1985年。

厚生省児童家庭局、「先天性代謝異常検査等の実施について」、昭和52年7月12日 児発第441号厚生省児童家庭局、1977年。

———、「先天性代謝異常検査等の実施について」、昭和52年7月12日 児母衛第18号、1977年。

厚生省児童家庭局母子衛生課、「新生児マス・スクリーニングの実績報告」、『特殊ミルク情報』、第2号、1981年。

厚生省環境衛生局、「食品衛生法施行規則、乳及び乳製品の成分規格等に関する省令及び食品、添加物等の規格基準の一部改正について」、昭和58年8月27日環食化第38号厚生省環境衛生局長通知、1983年。

厚生省心身障害研究遺伝研究班、『母子の健康と遺伝的要因に関する研究 研究報告書

第2章

青木菊麿、「先天性代謝異常症」、『小児内科』、第26巻・第12号、1994年、12頁。

———、「先天性代謝異常症の特殊ミルク治療指針について」、『特殊ミルク情報』、第1号、1981年。

———、「特殊ミルクによる治療経験 1.ヒスチジン血症」、『特殊ミルク情報』、第4号、1982年。

———、「思春期のフェニルケトン尿症——はじめに」、『特殊ミルク情報』、第35号、1999年。

青木菊麿、木下和子、「登録特殊ミルク使用例で、これまでに報告された死亡例のまとめ」、『特殊ミルク情報』、第37号、2001年。

朝日新聞社、『朝日新聞』、「先天性代謝異常　新生児6400人に1人　実数・発見率とも急増」、1979年7月11日・朝刊10面。

———、「治療用の特殊ミルク 安定供給やっと見通し 先天性代謝異常の子ども用」、1980年2月6日東京・朝刊17面。

岩本弘子、「マス・スクリーニングで発見されたPKUの年長例4例の臨床経過」、『特殊ミルク情報』、第35号、1999年。

遠藤文夫 編、『先天代謝異常ハンドブック』、中山書店、2013年。

大浦敏明、「国産低フェニルアラニン乳の作られた頃」、『特殊ミルク情報』、第2号、1981年。

———、「先天性代謝異常症の新生児マス・スクリーニングの現状と問題点、『日本先天異常学会会報』、第21巻・第1号、1981年。

——— 他、「4.フェニールケトン尿症治療に関する最近の問題点」、『小児科診療』、第28巻・第6号、1965年。

大浦敏明、一色玄、「尿検査による精神薄弱の生化学的鑑別診断」、『内科』、第14巻・第5号、1964年。

大和田操、「フェニルケトン尿症治療における血中フェニルアラニン至適濃度は?」、『特殊ミルク情報』、第52号、2016年。

大和田操、吉田泰祚、「肝型糖原病の食事療法」、『小児科診療』、第55巻・第8号、1992年。

加治正行、近藤昌子、「20歳を迎えたフェニルケトン尿症の1例」、『特殊ミルク情報』、第35号、1999年。

北川照男、「先天性代謝異常」、『特殊ミルク情報』、第3号、1981年。

———、「昭和56年度の事業を始めるに当たって」、『特殊ミルク情報』、第2号、1981年。

フォーリング，A、萬年甫・今野公和訳、「精神薄弱（Imbezillitat）に関する代謝異常としてのフェニール焦性葡萄酸の尿中排泄について」、『神経研究の進歩』、第12巻・第1号、1968年。

福山幸夫、「先天異常，遺伝性疾患の胎内診断の進歩」、『東京女子医科大学雑誌』、第42巻・第12号、1972年。

藤木典生 他、「遺伝相談の実態」、『先天異常』、第12巻・第2号、1972年)、101-112頁。

細川計明、「遺伝相談の実際について」、『先天異常』、第10巻・第4号、1970年。

松永　英、「人類遺伝学から見た公衆衛生，とくに小児保健の今後の動向」、『東京都衛生局学会誌』、第53巻、1974年。

森山　豊、『結婚と出産（新編）』、主婦の友社、1969年。

山本高次郎、鈴木英子、「フェニール・ケトン尿症、症例と最近の動向、特に食事療法について」、『小児科診療」、第24巻・第6号、1961年。

Bickel, H., Gerrard J., Hickmans E.M., "Influence of Phenylalanine Intake on Phenylketonuria," *The Lancet*, 265 (6790), 1953.
Guthrie, Robert., and Susi, Ada., "A Simple Phenylalanine Method for Detection of Phenylketonuria in Large Population of Newborn Infants," *Pediatrics,* 32(3), 1963.
Jervis, George A., Richard J. Block., Diana Bolling and Edna Kanze, "Chemical and Metabolic Studies on Phenylalanine: II., The Phenylalanine Content of The Blood and Spinal Fluid in Phenylpyruvic Oligophrenia," *The Journal of Biological Chemistry,* 134, 1940.
Nadler, Henry L., "Antenatal Detection of Hereditary Disorders," *Pediatrics*, 42(6), 1968.
Willard R. Centerwall., Siegried A. Centerwall., Phyllis B. Acosta, and, Robert F. Chinnock, "Phenylketonuria. I., Dietary Management of Infants and Young Children," *The Journal of Pediatrics*, 59(1), 1961.
Willard R. Centerwall., Siegried A. Centerwall., Virginia Armona, and Leslie B. Manna, "Phenylketonuria. II. Results of Treatment of Infants and Young Children: A Report of 10 cases," *The Journal of Pediatrics*, 59(1), 1961.

———、『心身障害の発生予防に関する遺伝学的研究 研究報告書昭和51年度』、1977年。

坂元正一、「周産期医学の軌跡を語る」、『東京女子医科大学雑誌』、第56巻・第4号、1986年。

白井千晶、「自宅出産から施設出産への趨勢的変化——戦後日本の場合」、『社会学年誌』、第40号、1999年。

神保利春、「羊水からの胎児情報」、『産婦人科の実際』、第25巻・第4号、1976年。

鈴木　萌、「精神薄弱および肢体不自由児に於ける先天性代謝異常　特にアミノ酸代謝異常症に関する研究　第一編　先天性アミノ酸代謝異常症のスクリーニングの成績」、『日本小児科学会雑誌』、第76巻・第8号、1972年。

鈴木義之、「Tay-Sachs病」、『代謝』、第11巻　臨時増刊　第1号、1974年。

高井俊夫、「先天異常における保因者の発見と遺伝学的カウンセリング」、『小児科診療』、第28巻・第6号、1965年。

———、「フェニールケトン尿症——特にその集団スクリーニングならびに治療の実際」、『産婦人科治療』、第12巻・第6号、1966年。

———、「心身障害児を日本から抹消するための医学」、『科学と生物』、第5巻・第1号、1967年。

———、「フェニルケトン尿症と戦って」、『科学朝日』、1968年9月増刊。

多田啓也、「先天異常の出生前診断——現状と問題点」、『産科と婦人科』、第42巻・第5号、1975年。

多田啓也 他、「羊水アミノ酸パターンならびにアミノ酸代謝異常症の出生前診断の可能性」、『先天異常』、第14巻・第3号、1974年。

田中克己、『遺伝相談——気にする人・気にしない人のために』、講談社、1964年。

成瀬　浩、「先天代謝異常の大量スクリーニング」、『産婦人科の世界』、第24巻・第7号、1972年。

———、「先天性代謝異常のマススクリーニングの歴史」、『産婦人科の世界』、第26巻・第11号、1974年。

———、「先天代謝異常の発見と精神薄弱の予防」、『周産期医学』、第4巻、1974年。

———、「代謝異常症などのマス・スクリーニングの歴史」、『小児科診療』、第41巻・第1号、1978年。

西内正彦、『日本の母子保健と森山豊——すべての母と子に保健医療の恩恵を』、日本家族計画協会、1988年。

日本先天代謝異常学会、「30年のあゆみ」編集委員会編、『日本先天異常学会雑誌——30年のあゆみ』、日本先天異常学会、1997年。

馬場一雄、小林登 編、『遺伝相談』、金原出版、1984年。

兵庫県衛生部不幸な子どもの生まれない対策室、『幸福への科学』、のじぎく文庫、1973年。

第1章

青木菊麿、「先天代謝異常症」、『小児内科』、第26巻・第12号、1994年。

――――他、「羊水による先天性代謝異常症の胎児診断に関する研究」、『先天異常』、第11巻・第3号、1971年。

有馬正高、「先天性代謝異常とその頻度について」、『綜合臨床』、第12巻・第12号、1963年。

臺　弘、齋藤徳次郎、「フエニル焦性葡萄酸性精神薄弱について」、『精神神経学雑誌』、第53巻・第7号、1951年。

大浦敏明、「新生児期における先天性代謝異常症の臨床――特にフェニールケトン尿症を中心として」、『産婦人科の実際』、第16巻・第6号、1967年。

――――、「心身障害の予防と治療――予防」、『脳と発達』、第5巻・第5号、1973年。

―――― 他、「盲学校における含硫アミノ酸代謝異常症のスクリーニングとその意義」、『臨床眼科』、第24巻・第11号、1970年。

大浦敏明、多田啓也、北川照男 編、『フェニールケトン尿症――スクリーニングから治療まで』、金原出版、1971年。

大浦敏明、一色玄、「尿検査による精神薄弱の生化学鑑別診断」、『内科』、第14巻・第5号、1964年。

大倉興司、「遺伝相談とその複雑さ」、『先天異常』、第10巻・第4号、1970年。

大倉興司、半田順俊、「遺伝相談センターにおける遺伝相談例の統計的解析」、『臨床遺伝研究』、第1巻・第1号、1979年。

大野剛他、「産婦人科医における遺伝相談――羊水検査を中心に」、『産婦人科の実際』、第26巻・第3号、1977年。

角田朋司他、「フェニールケトン尿症の1例」、『小児科臨床』、第19巻・第10号、1966年。

北川照男、「先天性代謝異常症――先天性精神薄弱の臨床を中心として」、『小児科』、第7巻・第8号、1966年。

――――、「新生児マス・スクリーニング体制のあり方」、『産婦人科の世界』、第26巻・第11号、1974年。

黒田泰弘、「マススクリーニングの歴史と成果」、『周産期医学』、第35巻・第9号、2005年。

厚生省心身障害研究遺伝研究班、『母子の健康と遺伝的要因に関する研究 研究報告書昭和49年度』、1975年。

――――、『心身障害の発生予防に関する遺伝学的研究 研究報告書昭和50年度』、1976年。

産戦略』所収、法政大学出版局、2008年。
米本昌平、松原洋子、橳島次郎、市野川容孝、『優生学と人間社会——生命科学の世紀はどこへ向かうのか』、講談社現代新書、2000年。

Kevles, Daniel J., *In the Name of Eugenics: Genetics and the Uses of Human Heredity*, Alfred A. Knopf: New York, 1985.（西俣総平 訳、『優生学の名のもとに——「人類改良」の悪夢の100年』、朝日新聞社、1993年）。
Loeber, J. G:, *et al,* "Newborn screening programmes in Europe; arguments and efforts regarding harmonization. Part 1. From blood spot to screening result," *Journal of Inherited Metabolic Disease.* 35(4), 2012.
Paul, Diane. B., "PKU Screening: Competing Agendas, Converging Stories in The Politics of Heredity," in *The Politics of Heredity: Essays on Eugenics, Biomedicine, and the Nature-Nurture Debate*, State University of New York Press, 1998.（ポール，ダイアン・B、中島理暁訳、「遺伝病スクリーニングのパラドクス——フェニルケトン尿症のスクリーニング」、『現代思想』、第28巻・第10号、2000年）
Paul., Diane. B., and Brosco., Jeffrey P., *The PKU Paradox: A Short History of a Genetic Disease,* Johns Hopkins University Press, 2013.
Rachel, Grob., *Testing Baby: The Transformation of New born Screening, parenting, and Policymaking*, Rutgers University Press, 2011.
Therrell, L., Bradfordetal., *et al.*, "Current status of newborn screening world wide: 2015," *Seminars in Perinatology*, 39(3), 2015.

巻・第1号、1978年。

――― 他、「新生児マススクリーニング制度管理の歴史」、『日本マス・スクリーニング学会誌』、第16巻・第3号、2006年。

成瀬　浩、松田一郎 編、『新生児マススクリーニングハンドブック』、南江堂、1989年。

日本医学会、「医療における遺伝学的検査・診断に関するガイドライン」、2011年。（2017年1月27日取得 http://jams.med.or.jp/guideline/genetics-diagnosis.pdf）

日本先天代謝異常学会 編、『新生児マススクリーニング対象疾患等診療ガイドライン2015』、診断と治療社、2015年。

波多野伸 他、「旧国民体力法とスポーツ振興法との比較による国家思想の研究（その一）」、『体育学研究』、第14巻・第5号、1970年。

原田正平、「新生児マス・スクリーニングの歴史と意義」、『チャイルドヘルス』、第16巻・第2号、2013年。

樋上惠美子、『近代大阪の乳児死亡と社会事業』、大阪大学出版会、2016年。

福嶋義光 監修、『遺伝医療と倫理・法・社会』、株式会社メディカルドゥ、2007年。

母子保健推進研究会、『母子保健法の解釈と運用』、中央法規、2008年。

北海道薬剤師会公衆衛生検査センター、「「新生児マス・スクリーニング」って何？――赤ちゃんの健やかな成長を願って」、一般財団法人　北海道薬剤師会公衆衛生検査センター、2014年。

松永真純、「兵庫県「不幸な子どもの生まれない運動」と障害者の生」、『大阪人権博物館紀要』、第5号、2001年。

松原洋子、「日本――戦後の優生保護法という名の断種法」、米本昌平・松原洋子・橳島次郎・市野川容孝、『優生学と人間社会』所収、講談社、2000年。

毛利子来、『現代日本小児保健史』、ドメス出版、1972年。

森岡正博、『生命科学に何ができるか――脳死・フェミズム・優生思想』、勁草書房、2001年。

矢吹康夫、『私がアルビノについて調べて考えて書いた本』、生活書院、2017年。

山口清次 編、『新しい新生児マススクリーニング――タンデムマスQ&A 2012』、厚生労働科学研究成育疾患克服等次世代育成基盤研究事業、2012年。

――― 編、『タンデムマス・スクリーニング――ガイドブック』、診断と治療社、2013年。

横山　尊、『日本が優生社会になるまで――科学啓蒙、メディア、生殖の政治』、勁草書房、2015年。

吉田久一、『新・日本社会事業の歴史』、勁草書房、2004年。

吉長真子、「恩賜財団愛育会による愛育村事業の創設と展開」、『東京大学大学院教育学研究科 教育学研究室 研究室紀要』、第32号、2006年。

吉永長子、「農村における産育の「問題化」――一九三〇年代の愛育事業と習俗の攻防」、川越修・友部謙一 編著、『生命というリスク――二〇世紀社会の再生

厚生省五十年史編集委員会、『厚生省五十年史（記述編）』、中央法規出版株式会社、1988年。

厚生省児童家庭局 編、『改訂新版 児童福祉法母子及び寡婦福祉法 母子保健法 精神薄弱者福祉法の解説』、時事通信社、1987年。

厚生省児童局 編、『児童福祉白書――児童福祉法施行15周年記念』、厚生省児童局、1963年。

厚生労働省雇用均等・児童家庭局母子保健課、「先天性代謝異常等検査実施状況（平成27度）」

――――、「新生児マススクリーニング検査（タンデムマス法）の対象疾患の追加について」、平成29年7月7日 雇児母発0707第2号、2017年。

斎藤　修、「戦前日本における乳幼児死亡問題と愛育村事業」、『社会経済史学』、第73巻・第6号、2008年。

坂井律子、『いのちを選ぶ社会――出生前診断のいま』、NHK出版、2013年。

桜井　徹、『リベラル優生主義と正義』、ナカニシヤ出版、2007年。

菅谷　章、『日本医療制度史』、原書房、1976年。

菅野摂子、「羊水検査の受検とその決定要因」、『立教社会福祉研究』、第26巻、2006年。

――――、「出生前検査における「女性の意思決定」、再考――検査を受けないと言う選択肢から見えるもの」、『人間文化研究所紀要』、第4巻、2010年。

武井群嗣、『厚生省小史――私の在勤録から』、厚生問題研究会、1952年。

竹内嘉巳、『児童福祉法母子福祉法 母子保健法の解説』、時事通信社、1951年。

立岩真也、『私的所有論』、勁草書房、1997年。

田中利宗、「軍事扶助法について――地方に考療の視点を求めて」、『弘前学院大学社会福祉学部研究紀要』、第3号、2003年。

玉井真理子、渡部麻衣子、『出生前診断とわたしたち――「新型出生前診断」（NIPT）が問いかけるもの』、生活書院、2014年。

柘植あずみ、菅野摂子、石黒眞里、『妊娠――あなたの妊娠と出生前検査の経験をおしえてください』、洛北出版、2009年。

土屋　敦、「母子保健行政の転換局面における「先天異常児」出生予防策の興隆――「（少産）少死社会」における生殖技術論と「胎児」の医療化の諸相」、『三田学会雑誌』、第102巻・第1号、2009年。

土井十二、『国民優生法』、教育国書株式会社、1941年。

特殊ミルク事務局、『特殊ミルク情報』、第52号、2016年。

利光惠子、『受精卵診断と出生前診断――その導入をめぐる争いの現代史』、生活書院、2012年。

中山まき子、「日本の母子政策の歴史――「内務省衛生局」の誕生から「児童福祉法」公布まで」、『鳴門教育大学研究紀要（生活・健康編）』、第15巻、2000年。

成瀬　浩、「代謝異常症などのマス・スクリーニングの歴史」、『小児科診療』、第41

参考文献

各章ごとに、日本語の文献は五十音順にまとめ、英語文献はアルファベット順にして日本語文献の後にまとめています。

序　章

荒木奈緒、「羊水検査を受けるか否かに関する妊婦の意思決定プロセス」、『日本助産学会誌』、20巻・第1号、2006年。

―――、「出生前診断相談を受ける妊婦のニーズ――一般病院妊婦健診受診者を対象にとした分析」、『母性衛生』、第53巻・第1号、2012年。

石川芳次郎、『同志社五十年史』、カニヤ書店、1930年。

一 会 員、「婦人共立育児会」、『幼児教育』、1921年。

遺伝医学関連学会、「遺伝学的検査に関するガイドライン」、2003年（2017年1月27日取得 http://jshg.jp/pdf/10academies.pdf）

伊藤　繁、「戦前日本における乳児死亡問題とその対策」、『社会経済史学』、第63巻・第6号、1998年。

遠藤文夫 編、『先天代謝異常ハンドブック』、中山書店、2013年。

荻野美穂、『「家族計画」への道――近代日本の生殖をめぐる政治』、岩波書店、2008年。

小関光尚、「優生保護法と精神病」、『産婦人科の進歩』、第1巻・第1号、1950年。

恩賜財団母子愛育会五十年史編纂委員会、『母子愛育会五十年史』、社会福祉法人恩賜財団母子愛育会、1988年。

金森　修、『遺伝子改造』、勁草書房、2005年。

川上　武、『現代日本医療史――開業医の変遷』、勁草書房、1965年。

川口仁志、「「皇孫御誕生記念こども博覧会」についての考察」、『松山大学論集』、第17巻・第6号、2006年。

川崎　愛、「第二次世界大戦後の日本への援助物資」、『*Journal of the Faculty of Sociology, Ryutsu Keizai University*』、第20巻・第2号、2010年。

上林芳夫、『日本の子ども政策の歴史と理論――政策の構造転換と都市自治体の対応』、龍谷大学大学院政策研究科博士学位請求論文、2014年。

北川照男、「新生児マススクリーニングの17年を回顧して」、『小児内科』、第26巻・第12号、1994年。

―――、「先天性代謝異常症治療の歴史」、『小児内科』、第33巻・第7号、2001年。

木村武夫、『現代日本の児童福祉』、ミネルヴァ書房、1970年。

黒田泰弘、「新生児マスクリーニングの歴史と成果」、『周産期医学』、第35巻・第9号、2005年。

経済企画庁、「経済企画庁 昭和31年 年次経済報告書」（http://www5.cao.go.jp/keizai3/keizaiwp/wp- je56/wp-je56-010501.html 2018年2月25日取得）

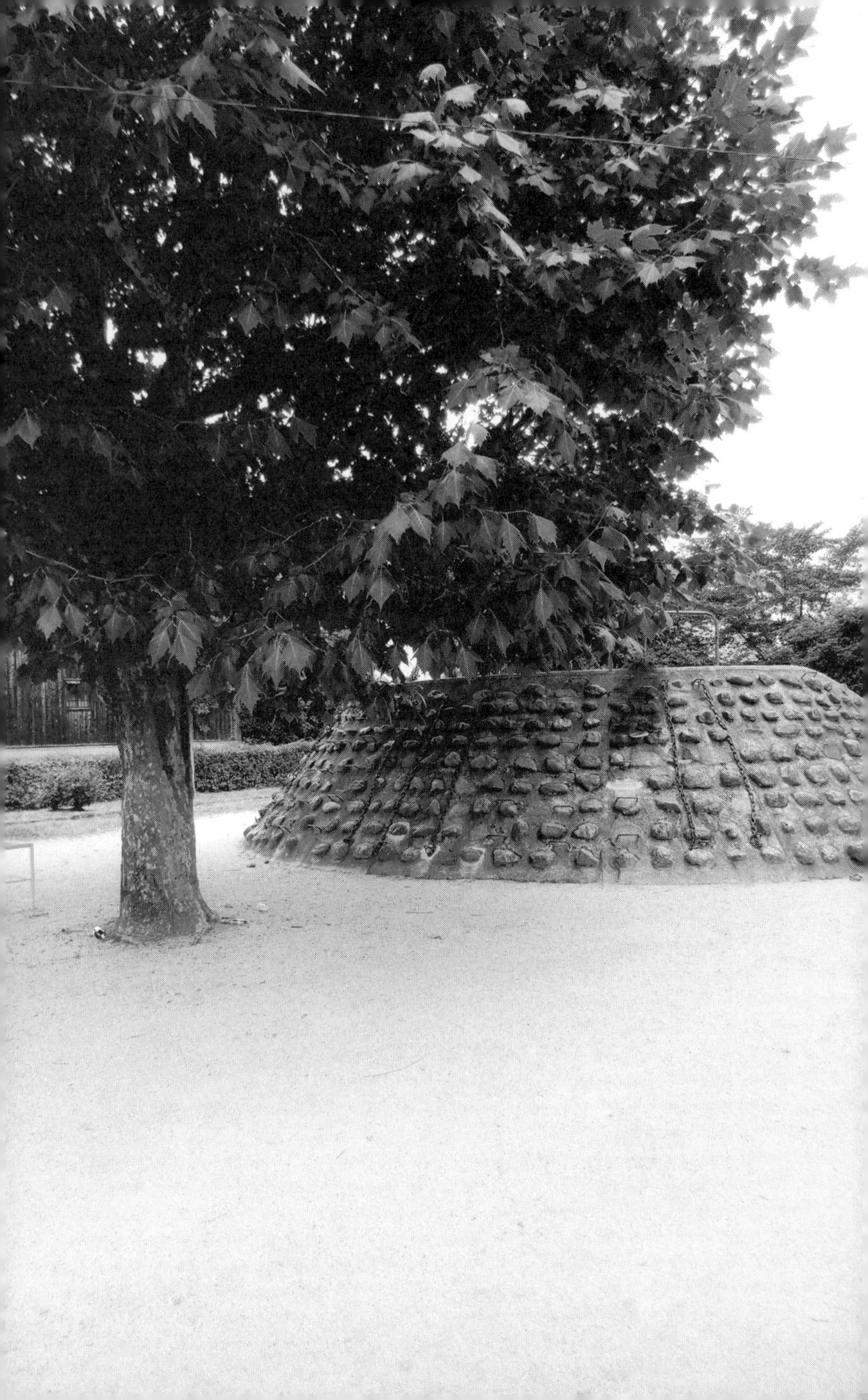

ら

アルファベット

ま

や

な

は

た

さ

か

索　引

「参考文献」「註」のページについてはページ数を拾い上げていません。
(pic) は写真、(fig) は図表を意味します。
→ は関連項目を指しています。

あ

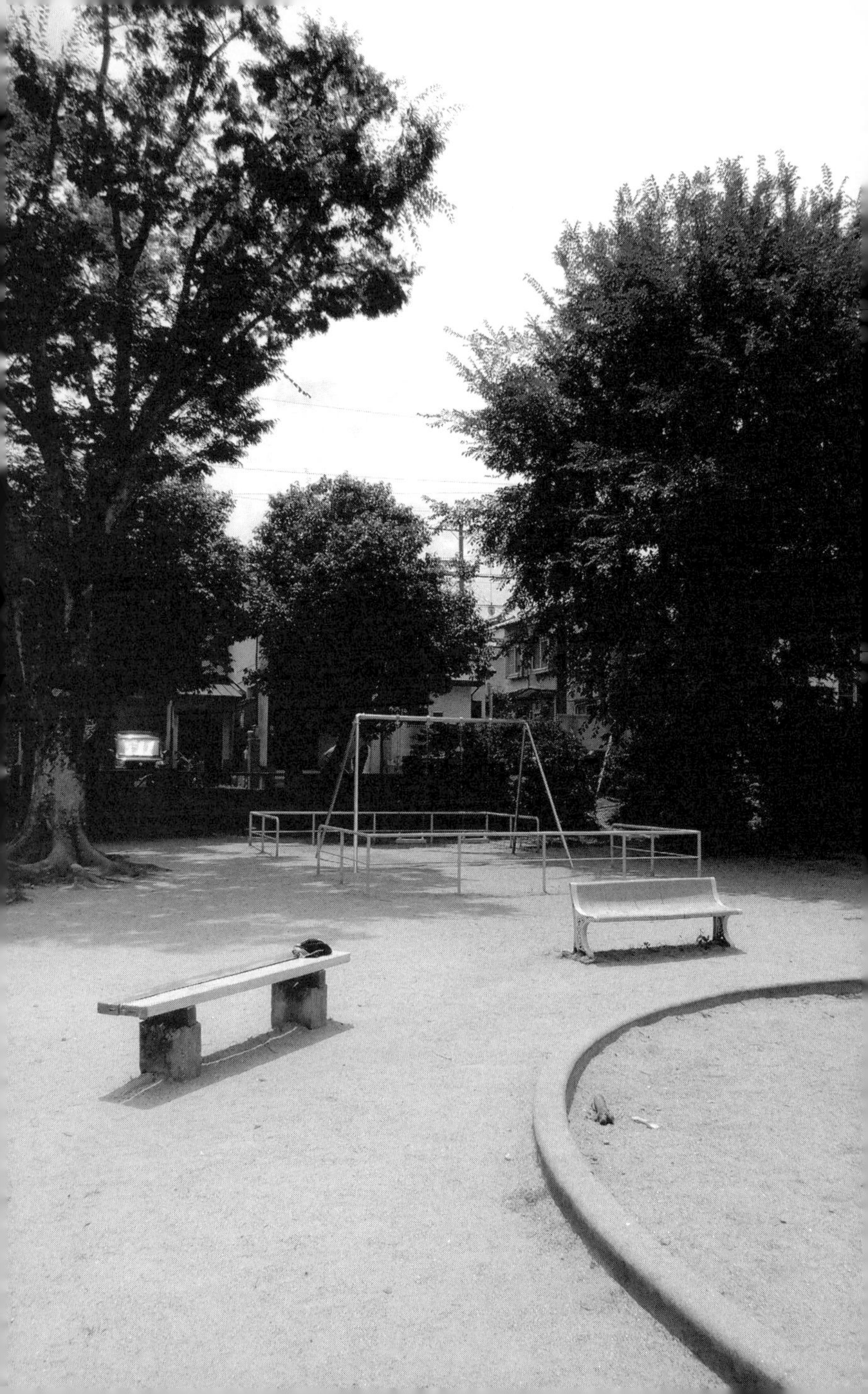

笹谷絵里 Sasatani Eri

1982年生まれ。博士（学術）。現在、花園大学社会福祉学部専任講師。専門は、小児保健、医療史、生命倫理。論文（単著）として、「新生児マス・スクリーニングに対する意識——出産女性の遺伝情報に対する語りから」（『Core Ethics』vol.14、2018年）、「都道府県及び指定都市の新生児マス・マススクリーニングの認識——タンデムマス質量分析計の導入と検出疾患の拡大に着目して」（『保健医療者社会学論集』、第30巻・第1号、2019年）ほか。

新生児《しんせいじ》マス・スクリーニングの歴史《れきし》

2019年9月19日　初版 第1刷発行　　四六判・総頁数364頁（全体368頁）

発行者　竹中尚史
本文組版・装幀　洛北出版

著者　笹谷絵里

発行所　洛北出版
606-8267
京都市左京区北白川西町87-17
tel / fax 075-723-6305
info@rakuhoku-pub. jp
http://www. rakuhoku-pub. jp
郵便振替　00900-9-203939

印刷　シナノ書籍印刷

Printed in Japan

ISBN978-4-903127-28-6 C0036

A History of Neonatal Screening in Japan: Focus on Genetic Disorders

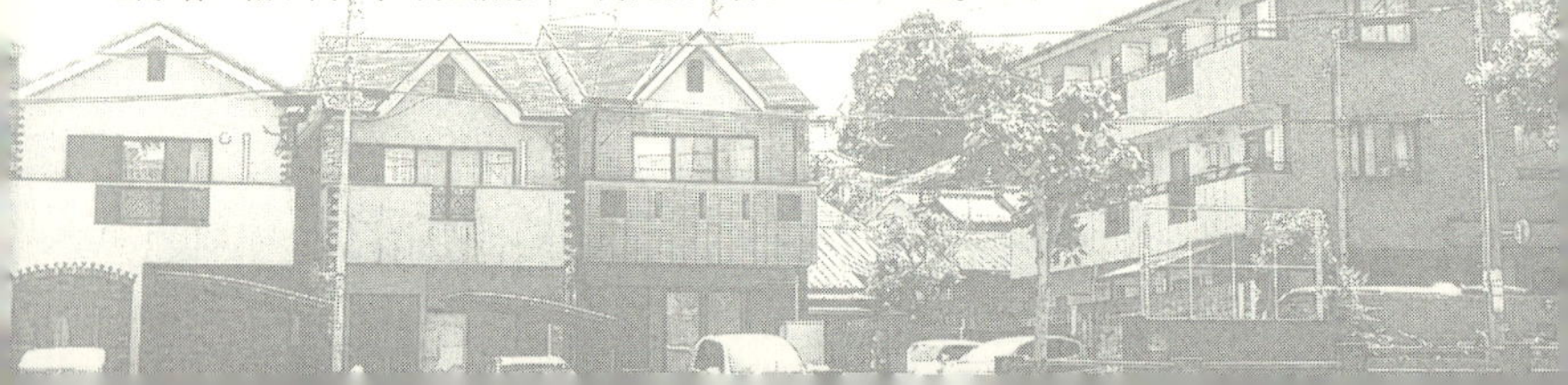

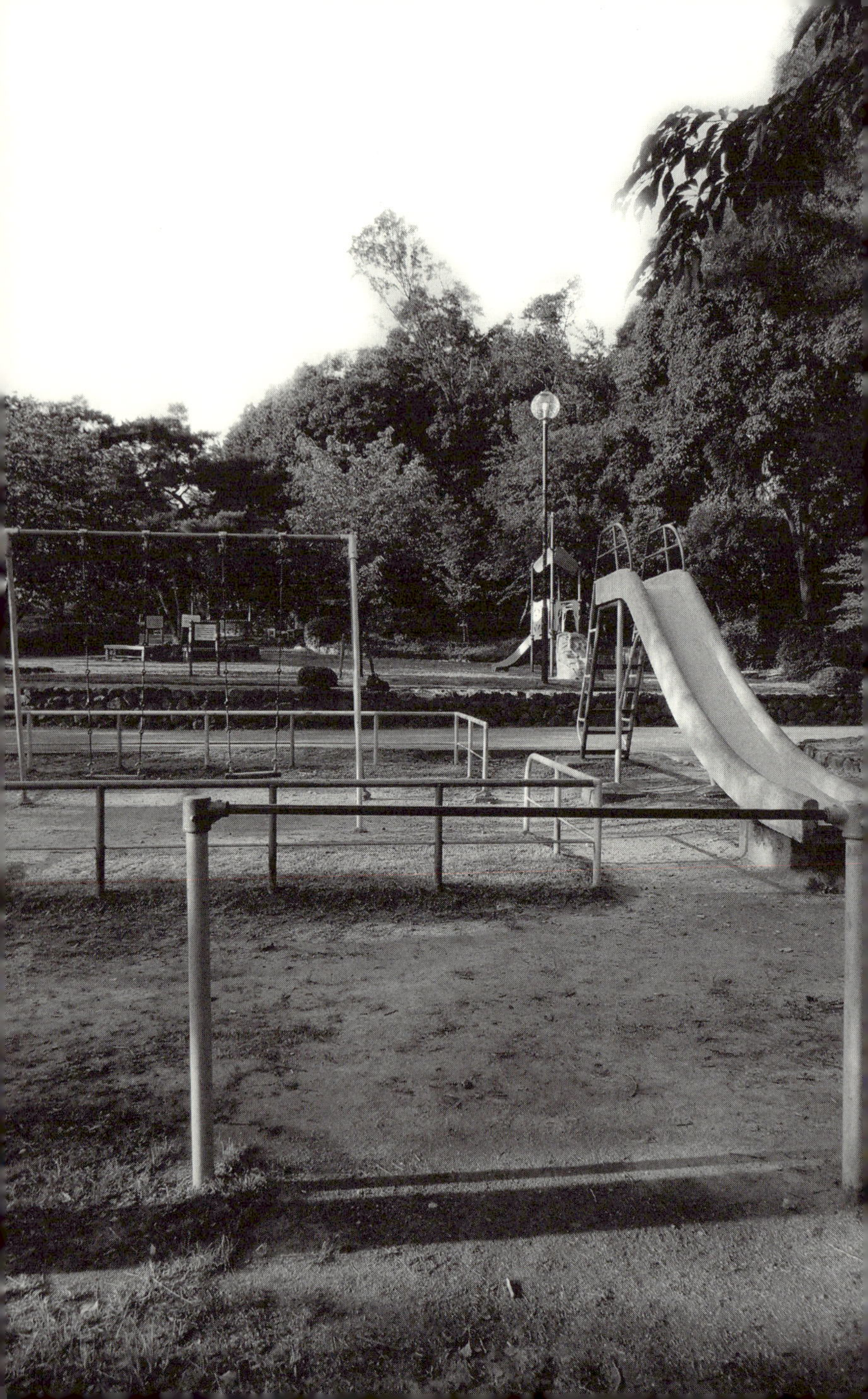